腰椎微创外科学

Minimally Invasive Surgery of the Lumbar Spine

原著　Pier Paolo Maria Menchetti

主译　任龙喜　王占朝　张彤童

译者（按姓氏笔画排序）

王占朝　任龙喜　刘　正

孙浩林　何玉宝　杨增敏

张彤童　郭　函

北京大学医学出版社

图书在版编目（CIP）数据

腰椎微创外科学 /（意）门凯蒂
(Menchetti P. P. M) 原著；任龙喜, 王占朝, 张彤童
主译. -- 北京：北京大学医学出版社, 2018.1
书名原文：Minimally Invasive Surgery of the Lumbar
Spine
ISBN 978-7-5659-1682-3

Ⅰ. ①腰… Ⅱ. ①门… ②任… ③王… ④张… Ⅲ.
①腰椎－脊椎病－显微外科学 Ⅳ. ①R681.5

中国版本图书馆 CIP 数据核字 (2017) 第 242852 号

Translation from the English language edition:
Minimally Invasive Surgery of the Lumbar Spine
edited by Pier Paolo Maria Menchetti
Copyright © 2014 Springer London
Springer London is a part of Springer Science+Business Media
All Rights Reserved.

Simplified Chinese translation Copyright © 2018 by Peking University Medical Press.
All Rights Reserved.

腰椎微创外科学

主　　译：任龙喜　王占朝　张彤童
出版发行：北京大学医学出版社
地　　址：(100191) 北京市海淀区学院路 38 号北京大学医学部院内
电　　话：发行部 010-82802230；图书邮购 010-82802495
网　　址：http://www.pumpress.com.cn
E - mail：booksale@bjmu.edu.cn
印　　刷：北京圣彩虹制版印刷技术有限公司
经　　销：新华书店
责任编辑：冯智勇　责任校对：金彤文　责任印制：李　啸
开　　本：889mm × 1194mm　1/16　印张：16.25　字数：423 千字
版　　次：2018 年 1 月第 1 版　2018 年 1 月第 1 次印刷
书　　号：ISBN 978-7-5659-1682-3
定　　价：138.00 元
版权所有，违者必究
（凡属质量问题请与本社发行部联系退换）

前　言

　　对于腰椎微创手术（minimally invasive lumbar spinal surgery, lumbar MISS）日益增长的兴趣以及目前可实施的各种不同腰椎手术方式的存在，推动我们收集大量文稿并编写这一创新性的著作。由于微创脊柱外科的多学科性，包括整形外科、神经外科、放射科、麻醉科和疼痛管理领域的专家均被邀请参与本书的创作，因为本书涉及腰椎微创手术的各个方面。

　　80% 的成年人一生中至少会经历一次腰痛和（或）神经根性疼痛。当保守治疗无效时，在接受标准开放手术治疗前，腰椎微创手术以其较低的复发率和并发症发生率，以及能够快速恢复日常活动而获得患者的青睐。

　　这本反映腰椎微创手术现状的著作，无论对外科专家还是年轻医师，抑或对在该领域经验欠缺的临床医生都会有所帮助。由于有来自世界各地不同领域且训练有素的专家参与，因此本书的目的就是介绍最先进的手术技术以及它们的适应证。

　　由于通常不需要全身麻醉，其中一章介绍了新的应用于该类微创手术的麻醉方法；事实上，轻微的镇静作用可为伴有心肺疾病或一般情况不佳的患者手术提供安全保障。另有一章致力于介绍使用经皮射频治疗腰痛的方法，其在用于经皮腰椎间盘突出症的治疗和退变性椎间盘疾患的治疗前经过了广泛研究。

　　本书大部分章节中涉及椎间盘疾患的病理学，这是导致 40~60 岁人群患慢性腰痛和（或）神经根性疼痛的主要原因。书中一步一步地展示了最先进的微创脊柱外科技术（内镜下融合）和标准程序，如棘突间装置、旨在保留生理性椎间活动度的微创动态固定系统和经椎板间腰椎椎间融合系统。展望未来，我们专有一章介绍了机器人辅助下的腰椎手术。

　　我要感谢所有作者的贡献，使本书具有很高的学术价值。本书由 ISLASS（国际脊柱激光及经皮手术协会），一个致力于标准和最新脊柱手术的多学科协会推荐。

Pier Paolo Maria Menchetti, MD, FRCS (US)

原著者

Massimo Balsano, MD Department of Orthopaedic, Regional Spinal Department, Santorso Hospital, Santorso, Vicenza, Italy

Rapahel Bartalesi, PhD Department of Bioengineering, University of Pisa, Pisa, Italy

Yair Barzilay, MD Spine Unit, Department of Orthopedic Surgery, Hadassah-Hebrew University Medical Center, Jerusalem, Israel

Lorin Michael Benneker, MD Department of Orthopaedic Surgery, Inselspital Bern, Bern, Switzerland

Walter Bini, MD, FRCS Department of Neurosurgery, The City Hospital, Dubai, UAE

Francesco Cacciola, MD Department of Neurosurgery, Siena University, Siena, Italy

Giuseppe Calvosa, MD Department of Orthopaedics and Traumatology, Santa Maria Maddalena Hospital, Volterra, Italy

Angelo Chierichini, MD Department of Anesthesiology and Intensive Care, Catholic University School of Medicine, Rome, Italy

Riccardo Ciarpaglini, MD Department of Orthopaedic Surgery, Hospital Cantonal Fribourg, Fribourg, Switzerland

Gianluca Cinotti, MD Orthopedic Department, University Sapienza, Rome, Italy

Cesare Colosimo, MD Department of Bioimaging and Radiological Sciences, Institute of Radiology, Catholic University, Rome, Italy

Alessandro Maria Costantini, MD Department of Bioimaging and Radiological Sciences, Institute of Radiology, Catholic University, Rome, Italy

Giuseppe Costanzo, MD Department of Orthopedic Surgery, Polo Pontino, University of Rome Sapienza, Rome, Italy

Roberto Delfini, MD Division of Neurosurgery, Department of Neurology and Psychiatry, University of Rome Sapienza, Rome, Italy

Nicola Di Lorenzo, MD Department of Neurosurgery, Florence University, Florence, Italy

Maurizio Domenicucci, MD Division of Neurosurgery,
Department of Neurology and Psychiatry, University of Rome Sapienza,
Rome, Italy

Carlo Doria, MD U.O.C. Orthopedics and Traumatology,
San Martino Hospital, Oristano, Italy

Luciano Frassanito, MD Department of Anesthesiology and Intensive Care,
Catholic University School of Medicine, Rome, Italy

Matteo Galgani, MD Department of Orthopaedics and Traumatology,
Santa Maria Maddalena Hospital, Volterra, Italy

Charles A. Gauci, MD, KHS, FRCA, FIPP, FFPMRCA Department of Pain
Management, Whipps Cross University Hospital, London, UK

Christian Giannetti, MD Department of Orthopaedics and Traumatology,
Santa Maria Maddalena Hospital, Volterra, Italy

Eyal Itshayek, MD Department of Neurosurgery, Hadassah-Hebrew
University Medical Center, Jerusalem, Israel

Leon Kaplan, MD Spine Unit, Department of Orthopedic Surgery,
Hadassah-Hebrew University Medical Center, Jerusalem, Israel

Alessandro Landi, MD, PhD Division of Neurosurgery, Department
of Neurology and Psychiatry, University of Rome Sapienza, Rome, Italy

Wanda Lattanzi, MD Department of Anatomy and Cell Biology,
Università Cattolica del Sacro Cuore, Rome, Italy

Meir Liebergall, MD Spine Unit, Department of Orthopedic Surgery,
Hadassah-Hebrew University Medical Center, Jerusalem, Israel

Giandomenico Logroscino, MD Department of Orthopaedics
and Traumatology, Università Cattolica del Sacro Cuore, Rome, Italy

Gianluca Maestretti, MD Department of Orthopaedic Surgery,
Hospital Cantonal Fribourg, Fribourg, Switzerland

Pier Paolo Maria Menchetti, MD, FRCS (US) Florence University,
Florence, Italy
Department of Orthopaedics, Rome American Hospital, Rome, Italy

Etienne Monnard, MD Department of Radiology, Hospital Cantonal Fribourg,
Fribourg, Switzerland

Christian Morgenstern, MD, PhD Centrum für Muskuloskeletale Chirurgie,
Charité Universitätsmedizin Berlin, Berlin, Germany
Centrum für Muskuloskeletale Chirurgie, Charitè Hospital, Berlin, Germany

Rudolf Morgenstern, MD, PhD Orthopedic Spine Surgery Unit,
Centro Médico Teknon, Barcelona, Spain

Francesco Muresu, MD Department of Orthopedics, University of Sassari, Sassari, Italy

Alessandro Pedicelli, MD Department of Bioimaging and Radiological Sciences, Institute of Radiology, Catholic University, Rome, Italy

Germano Perotti, MD Department of Bioimaging and Radiological Sciences, Nuclear Medicine Institute, Catholic University, Rome, Italy

Department of Bio-Imaging, Radiology/Neuroradiology Institute – Nuclear Medicine Institute, Catholic University of Sacred Heart, Polyclinic A Gemelli, School of Medicine, Rome, Italy

Marco Pileggi, MD Department of Bioimaging and Radiological Sciences, Institute of Radiology, Catholic University, Rome, Italy

Roberto Postacchini, MD Italian University of Sport and Movement (IUSM), Rome, Italy

Israelitic Hospital Rome, Rome, Italy

Alessandro Ramieri, MD, PhD Division of Orthopedic, Don Gnocchi Foundation, Milan, Italy

Stefano Santoprete, MD Department of Anesthesiology and Intensive Care, Catholic University School of Medicine, Rome, Italy

Josh E. Schroeder, MD Spine Unit, Department of Orthopedic Surgery, Hadassah-Hebrew University Medical Center, Jerusalem, Israel

Bengt Sturesson, MD Department of Orthopedics, Ängelholm County Hospital, Ängelholm, Sweden

Miria Tenucci, MD Department of Orthopaedics and Traumatology, Santa Maria Maddalena Hospital, Volterra, Italy

Anton A. Thompkins, MD Department of Orthopaedic, Lakeshore Bone and Joint Institute, Chesterton, IN, USA

Paolo Tranquilli Leali, MD Department of Orthopedics, University of Sassari, Sassari, Italy

目　录

第一章
微创脊柱外科手术的麻醉与围术期管理

Angelo Chierichini, Stefano Santoprete, Luciano Frassanito

总 则

在微创脊柱外科（minimally invasive surgery of spine, MISS）领域，麻醉医生有着广泛的工作，从轻度麻醉到深度麻醉，从麻醉监护（Monitored Anesthesia Care, MAC）到全身麻醉，甚至某些患者还需要单肺通气和（或）侵入性的全身血压监测及中心静脉压监测。手术技术亦发生了极大的变化，例如从原先的经皮或者小切口后入路到现在的腹腔镜、胸腔镜前入路手术。麻醉方法、所用药物以及合适的仪器设备均需要根据预定的手术步骤和患者的术前状态来决定[1]。尤其是老年人，往往合并多种慢性疾病，而治疗慢性疾病所服用的药物，往往又会干扰麻醉剂的作用，或者会提高手术和麻醉并发症的风险。

众所周知，越来越严重的人口老龄化现象导致了广泛的社会经济学问题。因此，在医疗保健领域的支出越来越多，然而最近几年，世界范围的经济危机却日益加剧。

未来我们可能不得不扩大门诊手术（outpatient，OP）或者日间手术（day-surgery，DS）的适应证，而不再是只有低风险的患者才会进行 OP 或 DS[2]。

显然，微创脊柱外科领域中麻醉医生的目标应该是快速治疗，使患者尽快恢复正常活动（图 1.1）。

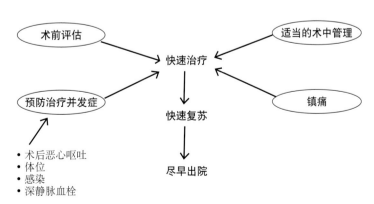

图 1.1 微创脊柱外科快速治疗

在某些病例中，这可能会相当具有挑战性。

现代麻醉药物的可控性、迅速完全恢复的特征以及手术室心肺功能监测的改善，使得大量门诊手术和日间手术患者进行全身麻醉成为可能。

患者的术前评估是至关重要的，这会影响接下来的临床决策和治疗方案的选择。如果在术前能够正确地评估患者的状况，那么很多术后并发症都是可以减少或者避免的。在一些病例中，如果提前意识到患者具有术后恶心呕吐（post operative nausea and vomiting，PONV）或者出院后恶心呕吐（post diacharge nausea and vomiting，PDNV）的危险因素，通过选择合适的麻醉药物和麻醉方式，能够减少这些并发症的发生。脊柱手术后深静脉血栓（deep venous thrombosis，DVT）的发生不容忽视[3]。尽管文献报道中缺乏微创脊柱外科领域相关的数据，但是深静脉血栓造成后果的严重性要求我们必须对其特别关注。我们必须进行血栓栓塞风险的术前评估以决定是否给予预防措施。

在脊柱手术中预防感染极其重要。事实上，治疗已经发生的感染既缓慢又困难，而且治疗结果也并不总是很理想[4,5]。

微创脊柱外科手术中快速康复治疗的秘诀在于一个好的团队。外科医生、麻醉医生、护士、物理康复医生和其他领域的专家共享信息和共同合作必将取得良好的效果[6,7]。

患者术前评估

为了给每一位患者制订合理的治疗方案，应该考虑很多因素。一些因素是与患者本身相关的，例如年龄、合并症以及自理能力级别等。

为了个体化治疗，每一位患者的手术方式都应该仔细斟酌。综合考虑患者相关风险、手术步骤和最合适的麻醉技术，以取得正确的临床决策。

现在对于研究日间手术患者的术前风险评估很热门。如果在这一章节对这个问题进行深入的探讨，那么范围实在是太广了，所以我们仅仅根据近期的经验给出一些简单的提示。

评估风险最简单的方法是美国麻醉医师协会提出的身体物理评分系统（ASA 分级，American Society of Anesthesiologists Physical Status Classification System）。多年来，认为评分高于 ASAI ~ II 级的患者不适合接受门诊手术和日间手术。但是近期研究表明 ASA 评分III级的患者接受门诊手术并没有增加术后并发症的发生[2,8]。ASA 评分IV级的患者一般需接受住院治疗。

相较于 ASA 分级，大多数作者更关注单一的合并症，特别是疾病稳定的程度。老年患者往往患有一种或多种慢性疾病，这往往会导致围术期并发症。患有糖尿病、心血管疾病和（或）慢性阻塞性肺疾病（chronic obstructive pulmonary disease，COPD）的患者需要仔细评估。此外，如果一个确诊或疑诊阻塞性睡眠呼吸暂停（obstructive sleep apnea，OSA）的患者准备进行快速的治疗方案的话，也要特别注意。未经治疗患者或者状态不稳定患者应建议推迟手术或者收入院治疗[9]。

对于糖尿病患者，我们强烈建议根据病史、因低血糖（或高血糖）住院次数等因素评估患者的疾病控制水平。评估患者的依从性也是很重要的。通常来说，良好的依从性应该包括能够自己检测血糖和发现低血糖的早期症状。

手术当天不应该再服用口服降糖药，直到正常的饮食恢复后开始服用。

使用胰岛素的患者往往采用由单一剂量的长效胰岛素和短效餐后胰岛素组成的联合方

案。如果近几个月患者未发生过餐前低血糖的问题，那么在手术当天的早上给长效胰岛素基础剂量的 75% ~ 100% 是安全合理的。最主要的目标是避免低血糖的发生，所以保持血糖水平在控制范围内位于一个较高的水平，同时术前需准备好 5% ~ 10% 的葡萄糖溶液。

高糖化血红蛋白（HbA1c）水平表明糖尿病患者病情控制不佳。根据美国糖尿病协会指南[10]，将糖化血红蛋白控制在 7% 的理想目标以下，能够显著降低术后感染率[11]。

冠心病患者也应该被仔细评估。只有当他们具有很好的冠状动脉储备功能的情况下才能够采取快速治疗的策略，如果近期病情不稳定或者症状有变化，都不应该接受快速治疗策略[8]。

近期研究表明充血性心力衰竭对于围术期发病率和死亡率来说是最重要的危险因素[12]。充血性心力衰竭导致的 NYHA（New York Heart Association，纽约心脏协会）心功能分级高于 II 级者应该住院治疗。

除了少数情况，建议心脏病患者服用治疗用慢性药物直到手术当天的早晨。近期研究建议术前短期暂停所有的肾素 - 血管紧张素 - 醛固酮系统拮抗剂。根据他们的研究结果，这些药物能够显著增加麻醉诱导后和椎管阻滞期间低血压的发生率，同时也增大了术后急性肾衰竭的发生率[13]。

围术期是否应该继续使用抗血小板药物应该慎重考虑。现在普遍认为一级预防中如果存在出血风险，则应该停用抗血小板药物，有些研究也曾报道过在缺血性疾病的二级预防中如果停用抗血小板药物可能会导致严重的并发症[14]。如果患者现在采用两联抗血小板疗法的话，择期手术应该延期。此外，如果手术在一个密闭的空间（例如椎管内）进行，出血的风险也应该被仔细评估。在非心脏手术中单独使用阿司匹林或者氯吡格雷使得出血的风险平均增加了 20%[15, 16]。联用阿司匹林和氯吡格雷则使得出血的基础风险增加到 50% 左右[17]。在这种情况下，一个包括外科医生、麻醉医生、心脏专家和神经学专家组成的多学科合作有助于优化一个案例的临床决策[18, 19]。

慢性阻塞性肺疾病在老年患者中很常见，且常与肥胖相关。尽管微创手术领域缺乏相关的大型研究，但是我们都知道术后肺部并发症的发生概率越来越高[20, 21]。对于一个伴有支气管分泌物增加或者支气管高反应性的严重 COPD 或者失代偿的患者，如果必须全身麻醉或者深度镇静，建议住院治疗。建议预防性应用抗生素。对于依从性好的患者，术前戒烟 6 ~ 8 周能够显著降低术后支气管肺部并发症的产生，且有助于伤口愈合[22]。如果可以，应该尽量采取局部麻醉和麻醉性监护。如果必须行气管插管，尽早撤机有助于降低并发症[23]。

在老年、吸烟和肥胖患者中，阻塞性睡眠呼吸暂停并不少见，且易漏诊。OSA 往往与上呼吸道解剖异常相关，这表明对于可疑困难插管的患者应仔细评估，且应该检查好紧急气道工具[24]。最近几年，和其他的方法相比，通过简单的问卷对可疑 OSA 患者进行评估已经被证实是有效的[25]。

对于已经诊断和治疗的 OSA 患者，如果术后能够熟练地使用持续正压通气（continuous positive airway pressure，CPAP）装置（一种患者可能已经在家使用的装置），也可以接受门诊手术或日间手术。对于没有合并症的可疑 OSA 患者，临床评估和问卷调查都提示低风险且只通过非阿片类药物就可以良好镇痛的，可以接受门诊手术或者日间手术。对于高风险的疑似 OSA 患者或者有合并症者，亦或术后镇痛必须用阿片类药物者，最好收入院治疗[26]。

术后镇痛

脊柱手术术后疼痛往往比其他手术更严重。皮肤切口往往包含多个邻近的皮区，且手术容易触及疼痛敏感的解剖结构（例如骨膜、韧带、关节面和肌肉筋膜组织等）。骨膜似乎是最易疼痛的组织，具有深层躯体结构中痛阈最低的神经纤维[27]。疼痛感受器和脊髓传导通路的敏化作用也会导致持续术后疼痛治疗效果不佳。此外，准备接受脊柱手术的患者术前往往接受慢性镇痛治疗。某些患者术前就已经使用大量吗啡类药物镇痛给术后镇痛造成了很大的困难，因为这些患者对增加阿片剂量的敏感性已经降低[28]。

微创脊柱手术技术通过皮肤小切口及减少对肌肉和深部组织的损伤，有助于减少术后疼痛。疼痛这种手术的"副作用"，是门诊手术或者日间手术患者再入院或延迟出院的最常见原因。目前，通过联合多种途径对疼痛进行治疗被认为是最好的治疗方式，因为它可以减少单一药物的剂量，并最大限度地减少潜在的副作用。多途径或平衡疗法包含术前联合使用阿片类和非阿片类镇痛剂，联合使用能够起到协同作用[29]。

采用药物治疗的同时，使用其他的技术有助于减轻术后疼痛。手术前混合使用长效麻醉药和肾上腺素对皮肤和组织进行浸润麻醉是常用的做法，这能够减少术中出血以及术后对镇痛药的需要。虽然现在应用并不广泛，但是通过各种长度的微导管输注局麻药物对术后伤口进行连续麻醉已经被证明是有效的，且并发症很少[30, 31]。

因为其安全性和低并发症，对乙酰氨基酚在微创脊柱外科手术术后的镇痛中具有特殊的地位。单独使用对乙酰氨基酚或者联用其他非甾体抗炎药物（NSAIDs）和低级别阿片类药物，能够有效控制疼痛和减少术后其他镇痛药物的使用。既可口服又可以静脉给药，使得整个围术期都可以使用，同时，患者出院后的短时间内依然可以使用它来镇痛[29]。

非甾体抗炎药物和环氧化酶2抑制剂（COX-2）导致脊柱融合手术术后不融合的风险性增加，但这种副作用往往是由于长时间（＞14天）或者大剂量使用造成的。每天使用120 mg酮咯酸连用几天或者使用双氯芬酸总剂量超过300mg会显著增加不融合的风险[32]。当采用低剂量和短时间应用的情况下，NSAIDs有助于术后疼痛的治疗。

阿片类药物在中到重度术后疼痛的治疗中依然有重要的地位，但是因为其严重的副作用，特别是在快速治疗策略中，应该尽可能避免使用，或者尽量减少剂量。术前NSAIDs或塞来昔布联用缓释的羟考酮，与静脉使用吗啡相比，能够改善脊柱手术的预后，亦有助于肠道功能的早期恢复[33]。术前就已经应用阿片类药物治疗慢性背痛的患者在围术期可能需要更高剂量的阿片类药物。这部分患者术中应用氯胺酮显著降低了术后阿片类药物的使用，甚至直至术后6周，但吗啡相关副作用减少带来的临床收益却是微乎其微的[34]。

加巴喷丁类（加巴喷丁，普瑞巴林）也已用于术后疼痛的多药物联合治疗，但是它们能否减少阿片类药物用量的作用依然不肯定。此外，嗜睡、镇静、头晕、共济失调等常见副作用会减慢身体和心理的恢复，对老年患者影响尤甚[29]。

预防感染

感染是脊柱手术的严重并发症，其发病率为0.4%～3.5%，这就需要我们重视感染的预防治疗工作[4, 5]。尽管我们试图从文献中找到有效的meta分析数据，但是由于缺乏随机对照研究和一些混杂影响因素的存在，没有取得很好的结果[35]。

解决这个问题的最好的办法就是建立最具敏感性的治疗方案。多学科共同合作是一种有效的方法，这需要综合感染疾病专家的意见、考虑基于细菌培养和耐药性检测的当地流行病学数据[36, 37]。

大多数病例中，一般用便宜的第一代抗生素预防感染。术前即刻头孢唑啉2g静脉注射是最常用的预防措施，有很好的抗葡萄球菌、链球菌和其他革兰氏阳性菌，同时也具有抗革兰氏阴性菌（例如大肠杆菌、肺炎克雷伯杆菌、奇异变形杆菌等）活性。对于青霉素和先锋霉素类抗生素过敏的患者，推荐术前万古霉素1g静脉注射。所有的患者均应该在术前1小时给药。在文献中并未提及术后继续抗生素疗法的明确指征[4, 38]。

感染的预防不仅仅包含抗生素的应用，也离不开整个外科团队（包括外科医生、护士和麻醉医生等）的努力。需要建立适当的规程来规范患者的术前准备，采取合适的行为准则预防手术室感染等等。需要特别注意糖尿病患者，术前血糖水平的控制情况对于减少手术部位细菌的定植有重要作用[4]。

血栓预防

血栓预防是外科医生与麻醉医生理解和团队合作至关重要的完美例证。关于是否进行DVT的药物预防和机械性预防应该进行详细的风险因素评估，而这个评估应该综合患者情况和手术步骤等因素[39, 40]。NSAIDs和抗血小板药物的使用会影响术中止血，如果联合使用低分子肝素（LMWH）或者其他抗凝药物会使得风险更大。

关于微创脊柱外科手术术后并发DVT和肺栓塞（pulmonary embolism，PE）的发生率缺乏相应的研究数据，但是可以估计应该小于普通脊柱手术方式的发生率。近期的一个大型回顾研究中，调查了2004—2007年的100 000个病例。血栓栓塞事件（肺栓塞）的发生率在不同的脊柱手术中是不同的，首次腰椎微创椎间盘切除术中发生率为0.47‰，转移性肿瘤手术中发生率为12.4‰[41]。微创脊柱外科手术不应该忽略DVT和PE的风险。虽然创伤真的很小，但是微创带来的低血栓栓塞事件发生率可能会被患者本身的危险因素（例如年龄、肥胖和合并症等）所抵消。

在微创脊柱外科领域的手术中，应该特别关注经皮椎体成形术（percutaneous vertebroplasty，PVP）的血栓栓塞并发症的问题，因为PVP手术中骨水泥可能会渗漏到椎体静脉中。近期的一个关于78例接受PVP治疗患者的研究发现，经CT扫描发现18例患者（23%）出现了骨水泥肺栓塞问题[42]。幸运的是，大多数病例不出现症状或者说只有轻微可逆的呼吸困难[43, 44]。静脉中骨水泥的存在会导致晚发的栓塞并发症，甚至是数年之后才发生症状[45]。症状在手术之后或者术后几天就出现比较少见。对于这些患者，应该注意其临床表现和进行胸部CT扫描[42]。通过CT扫描偶然发现存在外周栓塞的无症状患者，不需要治疗，但是建议做好随访。有症状的患者应该按照肺血栓栓塞治疗指南进行治疗，以避免栓塞继续加重。开始时用低分子肝素治疗，随后口服6个月抗凝药物以避免血栓进一步进展，同时保证骨水泥栓子的内皮化，以达到防止栓塞形成的目的[46]。

现在不确定是否应该使用低分子肝素对接受PVP的患者进行预防。没有关于PVP中DVT预防的专业指南。

最新的第9版美国胸科医师学会（ACCP，American College of Chest Physicians）指南建议行脊柱手术的患者通过间歇性气压治疗进行机械性预防更合适。对于高静脉血栓栓塞

（VTE）风险的患者（包括恶性疾病和行前后路联合手术的患者），在充分止血和低出血风险的情况下，建议药物预防和机械预防同时进行 [40]。

术后恶心呕吐的预防和治疗

除术后疼痛外，恶心呕吐是造成患者门诊术后或术后一日复诊和延迟出院的第二常见的原因，并且严重影响患者的满意程度。此外，呕吐会造成其他严重并发症，例如误吸。已经有一些致力于这个问题的研究，且已经建立了帮助医生作出临床决策的指南 [47]。

对每一位患者进行术前危险因素评估有助于预防术后恶心呕吐（PONV）的发生。评估全身麻醉后恶心呕吐的风险有一个简单的方法，只需要四个项目就可以进行评估：女性、晕动病或者 PONV 病史、吸烟、术后需要阿片类药物 [48]。如果任意一个上述因素都不存在，那么不需要进行预防。而对于风险评分更高的患者，建议使用一种或多种药物进行预防，也可以采用特殊的麻醉技术。最好采用区域阻滞或者局部麻醉，如果必须行全身麻醉，全凭静脉麻醉（totally intravenous anesthesia，TIVA）的方式比吸入麻醉 PONV 的发生率更低，尤其是术后的第一个小时内 [49, 50]。

如果没有禁忌的情况下，术前和术中进行充分的水化对于预防 PONV、嗜睡、眩晕具有积极的作用 [51]。同样的理由，允许经口摄入液体直到术前 3 小时为止，有助于预防术后恶心，而并不会增加误吸的风险 [7]。

长效糖皮质激素地塞米松已经被证明能够显著减少术后恶心呕吐 [52]。机制可能是多方面的，依然不是很清楚。当静脉注射麻醉诱导期间，给予 0.05 ~ 0.1mg/kg 的剂量，能够显著降低 PONV 发生率，其副作用微乎其微 [53]。尽管有些作者认为治疗药物不应该用地塞米松，但是将地塞米松加入到昂丹司琼和氟哌利多中，能够更加有效地治疗已经出现的恶心呕吐 [54]。

5- 羟色胺 3（5-HT$_3$）受体抑制剂广泛应用于术后恶心呕吐和化疗副作用的预防。昂丹司琼是这个类别里最著名的药物，一般是术后 4mg 静脉注射。帕洛诺司琼是一种具有更长的半衰期和更高的受体亲和力的 5-HT$_3$ 受体抑制剂，对于预防出院后恶心呕吐似乎有更大的作用。即使比昂丹司琼更加有效和安全（不改变 QT 间期），帕洛诺司琼的使用依然有限 [53, 55]。

山莨菪碱经皮给药很有效，虽然副作用一般较轻微，可耐受，但其副作用太多 [56]。在老年患者中，可能会出现意识障碍或者过度镇静，此时应该立刻移除贴剂。因为此贴剂起效时间为 2 ~ 4 小时，应该于手术前一晚开始使用，或者至少要在麻醉诱导前 2 小时使用。

氟哌利多对于预防需治数（number needed to treat，NNT）为 5 的患者术后恶心呕吐具有更好的作用，对于预防需要用阿片类药物镇痛的患者（NNT = 3）的恶心也具有更好的效果。因为美国食品药品管理局（FDA）在 2001 年针对此药发出了药品使用警告（black box warning），过去几年里，这种药物的使用受到了很大的限制。氟哌利多能导致 QT 间期延长和尖端扭转性室性心动过速等不良心脏事件。尽管有的作者已经建议修改当时的警告，但是这个警告现在依然有效，对于其他治疗效果不佳的患者使用氟哌利多依然受限 [47, 50, 57]。

近期的新药，神经激肽 1 受体拮抗剂，似乎对 PONV 有很好的预防作用。通过临床实验发现，对于高风险因素患者 PONV 的预防，阿瑞吡坦、卡索匹坦和罗拉吡坦比昂丹司琼具有更好的效果，且对呕吐的减轻效果较恶心的改善程度更明显。因为罗拉吡坦半衰期长，未来可能是最好的选择，尤其是用于避免呕吐的时候 [53, 58]。

术中管理

椎管内麻醉已经用于腰椎手术（例如微创椎间盘切除术）[59]，同时也可以用于微创腰椎融合术。运动恢复和术前症状减轻程度的评估应该推迟到阻滞恢复后。患者的依从性也应该仔细评估[1]。

除了少数情况，微创脊柱外科手术均能够在麻醉监护（monitored anesthesia care，MAC）下进行，包括意识清醒但是痛觉消失的局部麻醉和全身麻醉。结合手术计划对患者进行准确的术前评估是必需的。所有的特点都应该被考虑以至于能够制订最正确的临床决策。

我们必须知道，MAC 并不总是比全身麻醉安全。分析美国麻醉医师协会近 30 年未公开索赔数据库中资料的趋势，即使缺乏一个由所有麻醉用药组成的分母，结果依然令人印象深刻。MAC 相关索赔在 20 世纪 80 年代占所有损害索赔中的 2%，90 年代增加到 5%，2000年以后增加至 10%，但同期全身麻醉所产生的索赔有所下降。此外，与全身麻醉或者局部麻醉相比，MAC 产生的死亡相关的索赔明显更多，最常见的损伤机制是过度镇静后的呼吸抑制[60, 61]。

在合并有多种并发症的老年患者接受微创脊柱外科手术时往往取俯卧位。因为老年患者对镇静剂和阿片类药物的敏感性较高，以及因为俯卧位造成的气道管理困难，对此我们需要仔细分析[61, 62]。

MAC 可以通过联合使用多种局麻药物（例如利多卡因、马比佛卡因、丁哌卡因和罗哌卡因等）对手术部位进行浸润麻醉和经静脉镇痛以实现快速起效和长时间作用效果。常用镇静药物咪达唑仑，老年人用量为 0.5μg/kg 体重，年轻患者剂量稍增大。异丙酚输注剂量，0.025μg/(kg·min) 或者更大一些，用滴定法控制剂量以达到能够控制焦虑但是不影响对语言刺激和控制呼吸道的能力的目标。常用瑞芬太尼 0.025μg/(kg·min) 来增加镇痛效果[7]。必须精确监测生命体征：连续 ECG、脉搏血氧饱和度、呼吸频率以及无创间断血压监测。可以通过众多的临床评估工具或者方法对镇静深度进行评估，也可以通过脑电双频指数来评估[62, 63]。当麻醉机给氧的时候，通过鼻导管甚至说将感应探头放到呼吸道外面进行测量潮气末 CO_2 浓度（图 1.2），即使测得的绝对值不精确或者波形不规则（图 1.3），相较于脉搏血氧饱和度能够更早地发现呼吸抑制[64]。在麻醉监护过程中，一个有经验且技术熟练的麻醉医生持续参与很重要，尤其是当手术是选俯卧位进行的时候，因为过度镇静和长时间自主呼吸暂

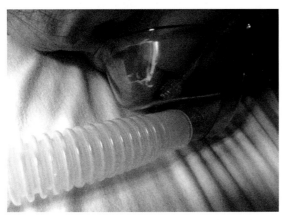

图 1.2　在麻醉监护期间，将一个检测探头放到外呼吸道附近

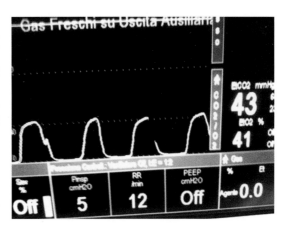

图 1.3　麻醉监护期间二氧化碳描记图呈现有规律的自主呼吸

停的患者气道管理是很困难的。各种型号的喉罩和其他气道管理工具应该能够随时迅速拿到，因为困难气道不只是在麻醉诱导的时候会出现，在整个麻醉过程中都有可能出现困难气道的问题[61]。

当全身麻醉手术的时候，因为微创脊柱外科手术往往取俯卧位，所以气道管理一般采用气管插管的方法。近几年，有些作者也在俯卧位患者上使用喉罩，同时研究了不同类型的声门上气道管理工具的不同点[65-67]。结果显示效果不错，但是这些装置似乎过于依赖操作者的技术。当然，困难气道的术前评估是非常重要的。

因为其众所周知的药效学和药代动力学特性[68]，异丙酚一般用作诱导剂，常与小剂量中效阿片类药物（例如芬太尼0.5 ~ 2μg/kg）联用，也可联用瑞芬太尼静滴（每分钟0.05 ~ 0.2μg/kg）或弹丸注射瑞芬太尼（0.1 ~ 0.5μg/kg）[7]。

肌松剂能够减轻插管困难度。通常，对于微创脊柱外科手术来说，并不需要神经肌肉阻滞，另一方面来说，术中如果需要对下肢神经进行监测，则不能进行神经肌肉阻滞。有些作者描述了不使用肌松剂行气管插管，而是使用基于丙泊酚和阿片类药物的麻醉诱导[69-71]。但是，临床经验和文献资料都表明使用肌松剂更有利于插管和减少并发症（例如术后咽痛、声音嘶哑和声带损伤等）[72]。总而言之，使用肌松剂应该是为了降低气道管理等技术难度，缩短术后恢复时间，避免或减少对术中肌电图监测的干扰。如果选择去极化肌松剂，除了注意观察临床症状，最好选用术中四联刺激监测（TOF监测），有助于减轻术后残留箭毒化等并发症的发生。对于患者来说，四个成串刺激（train of four，TOF）比值＞0.9是安全的，当抬头能力试验超过5s，则要求TOF比值＞0.5。最近有人开始研究逆转剂使用的重要性，这可能跟术后恶心呕吐有关[72]。

麻醉维持可以通过吸入麻醉药物和阿片类药物的平衡来实现，也可以完全依靠全凭静脉麻醉（TIVA）。与TIVA相比，使用挥发性麻醉药物增加了术后恶心呕吐的发生，尤其是术后第一个小时[49, 50]。在老年患者中，使用全凭静脉麻醉，有助于减轻术后焦虑和意识障碍。通过动物实验和临床研究发现，相较于吸入麻醉，静脉麻醉不易造成术后认知障碍[73]。另一方面，相较于丙泊酚，不溶性挥发性药物七氟烷和地氟烷表现出一些优势，能够让患者从术后护理单元尽快出院[74, 75]，尤其是用于预防术后恶心呕吐的时候。

术中为了检测是否存在脊髓传导通路的功能损伤，需要进行体感诱发电位（somatosensory evoked potentials，SSEP）和运动诱发电位（motor evoked potentials，MEP）监测时候，需要仔细斟酌麻醉方式。麻醉药物严重影响监测质量，尤其是影响皮层运动诱发电位（cortical motor evoked potentials，CMEP）。通常应该首选全静脉麻醉，因为即使是低浓度，吸入麻醉也会影响诱发电位[76, 77]。同样，静脉麻醉药物应该仔细选择：相比于对SSEP的影响，低剂量的苯二氮䓬类药物和巴比妥类药物更易导致CMEP抑制，且效果会持续数分钟。近期注意到高剂量的瑞芬太尼也会影响SSEP监测，主要影响信号的振幅[78]。脊髓运动诱发电位（在手术节段平面进行刺激）或者脊髓监测（基于肌电图）期间的椎弓根钉测试实际上对于麻醉药物不太敏感，但却受到肌松剂影响。在所有病例中，因为麻醉与神经电生理监测的相互影响，所有专家之间持续的信息交流有助于改善手术结果[76]。

当采用全身麻醉的时候，患者的体位很重要。俯卧位的患者，头部、颈部和上肢的位置需要仔细检查以减少相关并发症的发生。

对于非眼部手术来说，围术期失明（perioperative visual loss，POVL）是一种灾难性的并发症。在全部手术患者中，POVL的发生率非常低，在1/60000 ~ 1/125000之间，但是心脏手术时发生概率最大（8.64/10000），脊柱手术次之（3.09/10000）。POVL 的原因主要有两个：视网膜中央动脉阻塞（central retinal artery occlusion，CRAO）和缺血性视神经病变（ischemic optic nerve，ION）。CRAO 导致整个视网膜缺血，不太严重的视网膜分支动脉阻塞（BRAO）导致某个视野缺损。心脏手术中出现 POVL 的机制主要是动脉微栓塞，脊柱手术主要的机制是头部位置不合适，导致单侧或者两侧眼睛受压[79]。近期一个 ASA 小组提出了许多预防脊柱手术发生 POVL 的实用性建议。为预防 CRAO 和其他眼睛损伤，应避免压力直接作用于眼睛。俯卧位的患者需要定期检查眼睛，做好记录[80]。ION 发生的机制并不十分清楚，但是应该是多因素共同作用的结果[79]。幸运的是，持续时间较短的脊柱手术术后发生 ION 的概率非常小。一个关于 83 例脊柱术后发生 ION 的病例分析表明，大部分案例（94%）发生于麻醉时间超过 6 小时的情况下，只有一例手术时间小于 4 小时[81]。

　　预防由于不适当体位导致的并发症，可以通过使用橡胶或泡沫材质的专用设备（图 1.4）和普通枕头放在一起，同时还需要外科医生、护士和麻醉医生的共同努力。最终要保证压力均匀分布在较大的组织面上，避免过度和局部受压，避免肘部、肩部和颈部的过度伸展和屈曲。腹部的压力应该避免影响间歇正压通气和气道损伤。此外，胸腔内平均压力的降低有助于静脉回流和减少术中出血。正如上文所述，头部和脸部应该经常调整（图 1.5、图 1.6），以避免压到眼睛和耳朵[82]。

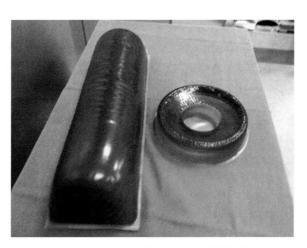

图 1.4　用于调整患者合适体位的硅胶材料的装置

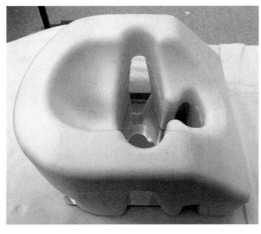

图 1.5　带反光镜的泡沫靠枕

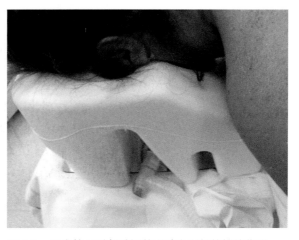

图 1.6　反光镜可以帮助调整眼睛和面部的摆放位置

总　结

由于近几年生物工程的快速发展，以及对脊柱病理生理学认识的提高，微创脊柱外科有了巨大的进步。麻醉技术和药物的进步，以及现代化的监测设备，给我们进行手术提供了条件，经常可以采用快速治疗策略。即使是虚弱的老年患者，或者有合并症的患者，我们也可以进行手术。

进行一个微创手术，手术团队必须尽可能减少手术并发症的发生，并且尽快让患者恢复正常的日常活动能力。

术前应该对患者进行仔细评估，所有的临床决策都必须考虑并发症的预防、术中管理的优化、多模式镇痛及术后恶心呕吐的预防等因素。

为了达到最好的效果，在整个手术过程中，尤其是在 MAC 的状况下，需要一位技能熟练的麻醉医生。总的来说，团队之间的信息沟通是手术成功的关键。

（孙浩林　译　王占朝　审校）

参考文献

1. Schubert A, Deogaonkar A, Lotto M, Niezgoda J, Luciano M. Anesthesia for minimally invasive cranial and spinal surgery. J Neurosurg Anesthesiol. 2006; 18(1):47–56.

2. Bettelli G. Anaesthesia for the elderly outpatient: preoperative assessment and evaluation, anaesthetic technique and postoperative pain management. Curr Opin Anaesthesiol. 2010; 23(6):726–31.

3. Takahashi H, Yokoyama Y, Iida Y, Terashima F, Hasegawa K, Saito T, Suguro T, Wada A. Incidence of venous thromboembolism after spine surgery. J Orthop Sci. 2012; 17(2):114–7.

4. Epstein NE. Preoperative, intraoperative, and postoperative measures to further reduce spinal infections. Surg Neurol Int. 2011; 2:17.

5. Bible JE, Biswas D, Devin CJ. Postoperative infections of the spine. Am J Orthop (Belle Mead NJ). 2011; 40(12):E264–71.

6. Baldini G, Carli F. Anesthetic and adjunctive drugs for fast-track surgery. Curr Drug Targets. 2009; 10(8):667–86.

7. White PF, Eng M. Fast-track anesthetic techniques for ambulatory surgery. Curr Opin Anaesthesiol. 2007; 20(6):545–57.

8. Bettelli G. High risk patients in day surgery. Minerva Anestesiol. 2009; 75(5):259–68.

9. Ankichetty S, Chung F. Considerations for patients with obstructive sleep apnea undergoing ambulatory surgery. Curr Opin Anaesthesiol. 2011; 24(6):605–11.

10. American Diabetes Association. Executive summary: standards of medical care in diabetes –2012. Diabetes Care. 2012; 35 Suppl 1:S4–10.

11. Joshi GP, Chung F, Vann MA, Ahmad S, Gan TJ, Goulson DT, Merrill DG, Twersky R, Society for Ambulatory Anesthesia. Society for Ambulatory Anesthesia consensus statement on perioperative blood glucose management in diabetic patients undergoing ambulatory surgery. Anesth Analg. 2010; 111(6):1378–87.

12. Hammill BG, Curtis LH, Bennett-Guerrero E, O'Connor CM, Jollis JG, Schulman KA, Hernandez AF. Impact of heart failure on patients undergoing major noncardiac surgery. Anesthesiology. 2008; 108(4):559–67.

13. Auron M, Harte B, Kumar A, Michota F. Renin-angiotensin system antagonists in the perioperative setting: clinical consequences and recommendations for practice. Postgrad Med J. 2011; 87(1029):472–81.

14. Biondi-Zoccai GG, Lotrionte M, Agostoni P, Abbate A, Fusaro M, Burzotta F, Testa L, Sheiban I, Sangiorgi G. A systematic review and meta-analysis on the hazards of discontinuing or not adhering to aspirin among 50, 279 patients at risk for coronary artery disease. Eur Heart J. 2006; 27(22):2667–74. PubMed PMID.

15. Burger W, Chemnitius JM, Kneissl GD, Rücker G. Low-dose aspirin for secondary cardiovascular prevention – cardiovascular risks after its perioperative withdrawal versus bleeding risks with its continuation – review and meta-analysis. J Intern Med. 2005; 257(5):399–414.

16. CAPRIE Steering Committee. A randomised, blinded, trial of clopidogrel versus aspirin in patients at risk of ischaemic events (CAPRIE) CAPRIE Steering Committee. Lancet. 1996; 348(9038):1329–39.

17. Chassot PG, Marcucci C, Delabays A, Spahn DR. Perioperative antiplatelet therapy. Am Fam Physician. 2010; 82(12):1484–9.

18. Steib A, Hadjiat F, Skibba W, Steib JP, French Spine Surgery Society. Focus on perioperative management of anticoagulants and antiplatelet agents in spine surgery. Orthop Traumatol Surg Res. 2011; 97(6 Suppl):S102–6.

19. American College of Cardiology/American Heart Association Task Force on Practice Guidelines (Writing Committee to Revise the 2002 Guidelines on Perioperative Cardiovascular Evaluation for Noncardiac Surgery), and other Societies, Fleisher LA, Beckman JA, et al. ACC/AHA 2007 guidelines on perioperative cardiovascular evaluation and care for noncardiac surgery: executive summary: a report of the American College of Cardiology/American Heart Association Task Force on Practice Guidelines (Writing Committee to Revise the 2002 Guidelines on Perioperative Cardiovascular Evaluation for Noncardiac Surgery). Anesth Analg. 2008; 106(3):685–712.

20. Bettelli G. Preoperative evaluation in geriatric surgery: comorbidity, functional status and pharmacological history. Minerva Anestesiol. 2011; 77(6):637–46.

21. Chung F, Mezei G, Tong D. Pre-existing medical conditions as predictors of adverse events in day-case surgery. Br J Anaesth. 1999; 83(2):262–70.

22. Møller AM, Villebro N, Pedersen T, Tønnesen H. Effect of preoperative smoking intervention on postoperative complications: a randomised clinical trial. Lancet. 2002; 359(9301):114–7.

23. Spieth PM, Güldner A, de Abreu MG. Chronic obstructive pulmonary disease. Curr Opin Anaesthesiol. 2012; 25(1):24–9.

24. Porhomayon J, El-Solh A, Chhangani S, Nader ND. The management of surgical patients with obstructive sleep apnea. Lung. 2011; 189(5):359–67.

25. Abrishami A, Khajehdehi A, Chung F. A systematic review of screening questionnaires for obstructive sleep apnea. Can J Anaesth. 2010; 57(5):423–38.

26. Joshi GP, Ankichetty SP, Gan TJ, Chung F. Society for Ambulatory Anesthesia consensus statement on preoperative selection of adult patients with obstructive sleep apnea scheduled for ambulatory surgery. Anesth Analg. 2012. doi: 10.1213/ANE.0b013e318269cfd7 .

27. Buvanendran A, Thillainathan V. Preoperative and postoperative anesthetic and analgesic techniques for minimally invasive surgery of the spine. Spine (Phila Pa 1976). 2010; 35(26 Suppl):S274–80.

28. Sharma S, Balireddy RK, Vorenkamp KE, Durieux ME. Beyond opioid patient-controlled analgesia: a systematic review of analgesia after major spine surgery. Reg Anesth Pain Med. 2012; 37(1):79–98.

29. Elvir-Lazo OL, White PF. The role of multimodal analgesia in pain management after ambulatory surgery. Curr Opin Anaesthesiol. 2010; 23(6):697–703.

30. LeBlanc KA, Bellanger D, Rhynes VK, Hausmann M. Evaluation of continuous infusion of 05% bupivacaine by elastomeric pump for postoperative pain management after open inguinal hernia repair. J Am Coll Surg. 2005; 200(2):198–202.

31. Liu SS, Richman JM, Thirlby RC, Wu CL. Efficacy of continuous wound catheters delivering local anesthetic for postoperative analgesia: a quantitative and qualitative systematic review of randomized controlled trials. J Am Coll Surg. 2006; 203(6):914–32.

32. Li Q, Zhang Z, Cai Z. High-dose ketorolac affects adult spinal fusion: a meta-analysis of the effect of perioperative nonsteroidal anti-inflammatory drugs on spinal fusion. Spine (Phila Pa 1976). 2011; 36(7):E461–8.

33. Blumenthal S, Min K, Marquardt M, Borgeat A. Postoperative intravenous morphine consumption, pain scores, and side effects with perioperative oral controlled-release oxycodone after lumbar discectomy. Anesth Analg. 2007; 105(1):233–7.

34. Loftus RW, Yeager MP, Clark JA, Brown JR, Abdu WA, Sengupta DK, Beach ML. Intraoperative ketamine reduces perioperative opiate consumption in opiate-dependent patients with chronic back pain undergoing back surgery. Anesthesiology. 2010; 113(3):639–46.

35. van Middendorp DJ, Pull Ter Gunne DA, Drmed PM, Cohen DD, Hosman DA, van Laarhoven PC. A methodological systematic review on surgical site infections following spinal surgery part 2: prophylactic treatments. Spine (Phila Pa 1976). 2012. doi: 10.1097/ BRS.0b013e31825f6652.

36. Lazennec JY, Fourniols E, Lenoir T, Aubry A, Pissonnier ML, Issartel B, Rousseau MA, French Spine Surgery Society. Infections in the operated spine: update on risk management and therapeutic strategies. Orthop Traumatol Surg Res. 2011; 97(6 Suppl):S107–16.

37. Meredith DS, Kepler CK, Huang RC, Brause BD, Boachie-Adjei O. Postoperative infections of the lumbar spine: presentation and management. Int Orthop. 2012; 36(2):439–44.

38. Takahashi H, Wada A, Iida Y, Yokoyama Y, Katori S, Hasegawa K, Shintaro T, Suguro T. Antimicrobial prophylaxis for spinal surgery. J Orthop Sci. 2009; 14(1):40–4.

39. Kahn SR, Lim W, Dunn AS, Cushman M, Dentali F, Akl EA, Cook DJ, Balekian AA, Klein RC, Le H, Schulman S, Murad MH, American College of Chest Physicians. Prevention of VTE in nonsurgical patients: Antithrombotic Therapy and Prevention of Thrombosis, 9th ed: American College of Chest Physicians Evidence-Based Clinical Practice Guidelines. Chest. 2012; 141(2 Suppl):e195S–226.

40. Gould MK, Garcia DA, Wren SM, Karanicolas PJ, Arcelus JI, Heit JA, Samama CM, American College of Chest Physicians. Prevention of VTE in nonorthopedic surgical patients: Antithrombotic Therapy and Prevention of Thrombosis, 9th ed: American College of Chest Physicians Evidence-Based Clinical Practice Guidelines. Chest. 2012; 141(2 Suppl):e227S–77.

41. Smith JS, Fu KM, Polly Jr DW, Sansur CA, Berven SH, Broadstone PA, Choma TJ, Goytan MJ, Noordeen

HH, Knapp Jr DR, Hart RA, Donaldson 3rd WF, Perra JH, Boachie-Adjei O, Shaffrey CI. Complication rates of three common spine procedures and rates of thromboembolism following spine surgery based on 108, 419 procedures: a report from the Scoliosis Research Society Morbidity and Mortality Committee. Spine (Phila Pa 1976). 2010; 35(24):2140–9.

42. Kim YJ, Lee JW, Park KW, Yeom JS, Jeong HS, Park JM, Kang HS. Pulmonary cement embolism after percutaneous vertebroplasty in osteoporotic vertebral compression fractures: incidence, characteristics, and risk factors. Radiology. 2009; 251(1):250–9.

43. Stricker K, Orler R, Yen K, Takala J, Luginbühl M. Severe hypercapnia due to pulmonary embolism of polymethylmethacrylate during vertebroplasty. Anesth Analg. 2004; 98(4):1184–6.

44. Monticelli F, Meyer HJ, Tutsch-Bauer E. Fatal pulmonary cement embolism following percutaneous vertebroplasty (PVP). Forensic Sci Int. 2005; 149(1):35–8.

45. Lim KJ, Yoon SZ, Jeon YS, Bahk JH, Kim CS, Lee JH, Ha JW. An intraatrial thrombus and pulmonary thromboembolism as a late complication of percutaneous vertebroplasty. Anesth Analg. 2007; 104(4):924–6.

46. Krueger A, Bliemel C, Zettl R, Ruchholtz S. Management of pulmonary cement embolism after percutaneous vertebroplasty and kyphoplasty: a systematic review of the literature. Eur Spine J. 2009; 18(9):1257–65.

47. Gan TJ, Meyer TA, Apfel CC, Chung F, Davis PJ, Habib AS, Hooper VD, Kovac AL, Kranke P, Myles P, Philip BK, Samsa G, Sessler DI, Temo J, Tramèr MR, Vander Kolk C, Watcha M, Society for Ambulatory Anesthesia. Society for Ambulatory Anesthesia guidelines for the management of postoperative nausea and vomiting. Anesth Analg. 2007; 105(6):1615–28, table of contents.

48. Apfel CC, Läärä E, Koivuranta M, Greim CA, Roewer N. A simplified risk score for predicting postoperative nausea and vomiting: conclusions from cross-validations between two centers. Anesthesiology. 1999; 91(3):693–700.

49. Apfel CC, Kranke P, Katz MH, Goepfert C, Papenfuss T, Rauch S, Heineck R, Greim CA, Roewer N. Volatile anaesthetics may be the main cause of early but not delayed postoperative vomiting: a randomized controlled trial of factorial design. Br J Anaesth. 2002; 88(5):659–68.

50. Kolodzie K, Apfel CC. Nausea and vomiting after office-based anesthesia. Curr Opin Anaesthesiol. 2009; 22(4):532–8.

51. Yogendran S, Asokumar B, Cheng DC, Chung F. A prospective randomized double-blinded study of the effect of intravenous fluid therapy on adverse outcomes on outpatient surgery. Anesth Analg. 1995; 80(4):682–6.

52. Henzi I, Walder B, Tramèr MR. Dexamethasone for the prevention of postoperative nausea and vomiting: a quantitative systematic review. Anesth Analg. 2000; 90(1):186–94.

53. Melton MS, Klein SM, Gan TJ. Management of postdischarge nausea and vomiting after ambulatory surgery. Curr Opin Anaesthesiol. 2011; 24(6):612–9.

54. Ormel G, Romundstad L, Lambert-Jensen P, Stubhaug A. Dexamethasone has additive effect when combined with ondansetron and droperidol for treatment of established PONV. Acta Anaesthesiol Scand. 2011; 55(10):1196–205.

55. Dogan U, Yavas G, Tekinalp M, Yavas C, Ata OY, Ozdemir K. Evaluation of the acute effect of

palonosetron on transmural dispersion of myocardial repolarization. Eur Rev Med Pharmacol Sci. 2012; 16(4):462–8.

56. Apfel CC, Zhang K, George E, Shi S, Jalota L, Hornuss C, Fero KE, Heidrich F, Pergolizzi JV, Cakmakkaya OS, Kranke P. Transdermal scopolamine for the prevention of postoperative nausea and vomiting: a systematic review and meta-analysis. Clin Ther. 2010; 32(12):1987–2002.

57. Halloran K, Barash PG. Inside the black box: current policies and concerns with the United States Food and Drug Administration's highest drug safety warning system. Curr Opin Anaesthesiol. 2010; 23(3):423–7.

58. Gan TJ, Gu J, Singla N, Chung F, Pearman MH, Bergese SD, Habib AS, Candiotti KA, Mo Y, Huyck S, Creed MR, Cantillon M, Rolapitant Investigation Group. Rolapitant for the prevention of postoperative nausea and vomiting: a prospective, double-blinded, placebo-controlled randomized trial. Anesth Analg. 2011; 112(4):804–12.

59. Goddard M, Smith PD, Howard AC. Spinal anaesthesia for spinal surgery. Anaesthesia. 2006; 61(7):723–4.

60. Bhananker SM, Posner KL, Cheney FW, Caplan RA, Lee LA, Domino KB. Injury and liability associated with monitored anesthesia care: a closed claims analysis. Anesthesiology. 2006; 104(2):228–34.

61. Metzner J, Posner KL, Lam MS, Domino KB. Closed claims' analysis. Best Pract Res Clin Anaesthesiol. 2011; 25(2):263–76.

62. Ekstein M, Gavish D, Ezri T, Weinbroum AA. Monitored anaesthesia care in the elderly: guidelines and recommendations. Drugs Aging. 2008; 25(6):477–500.

63. Ghisi D, Fanelli A, Tosi M, Nuzzi M, Fanelli G. Monitored anesthesia care. Minerva Anestesiol. 2005; 71(9):533–8. PubMed PMID.

64. White PF, White LM, Monk T, Jakobsson J, Raeder J, Mulroy MF, Bertini L, Torri G, Solca M, Pittoni G, Bettelli G. Perioperative care for the older outpatient undergoing ambulatory surgery. Anesth Analg. 2012;114(6):1190–215.

65. López AM, Valero R, Brimacombe J. Insertion and use of the LMA Supreme in the prone position. Anaesthesia. 2010; 65(2):154–7.

66. Sharma V, Verghese C, McKenna PJ. Prospective audit on the use of the LMA-Supreme for airway management of adult patients undergoing elective orthopaedic surgery in prone position. Br J Anaesth. 2010; 105(2):228–32.

67. López AM, Valero R, Hurtado P, Gambús P, Pons M, Anglada T. Comparison of the LMA Supreme ™ with the LMA Proseal ™ for airway management in patients anaesthetized in prone position. Br J Anaesth. 2011; 107(2):265–71.

68. Gupta A, Stierer T, Zuckerman R, Sakima N, Parker SD, Fleisher LA. Comparison of recovery profile after ambulatory anesthesia with propofol, isoflurane, sevoflurane and desflurane: a systematic review. Anesth Analg. 2004; 98(3):632–41, table of contents.

69. Collins L, Prentice J, Vaghadia H. Tracheal intubation of outpatients with and without muscle relaxants. Can J Anaesth. 2000; 47(5):427–32.

70. Han JU, Cho S, Jeon WJ, Yeom JH, Shin WJ, Shim JH, Kim KH. The optimal effect-site concentration of remifentanil for lightwand tracheal intubation during propofol induction without muscle relaxation. J Clin Anesth. 2011; 23(5):379–83.

71. Fotopoulou G, Theocharis S, Vasileiou I, Kouskouni E, Xanthos T. Management of the airway without the use of neuromuscular blocking agents: the use of remifentanil. Fundam Clin Pharmacol. 2012; 26(1):72–85.

72. Fink H, Hollmann MW. Myths and facts in neuromuscular pharmacology New developments in reversing neuromuscular blockade. Minerva Anestesiol. 2012; 78(4):473–82.

73. Cottrell JE, Hartung J. Developmental disability in the young and postoperative cognitive dysfunction in the elderly after anesthesia and surgery: do data justify changing clinical practice? Mt Sinai J Med. 2012; 79(1):75–94.

74. Tang J, White PF, Wender RH, Naruse R, Kariger R, Sloninsky A, Karlan MS, Uyeda RY, Karlan SR, Reichman C, Whetstone B. Fast-track office-based anesthesia: a comparison of propofol versus desflurane with antiemetic prophylaxis in spontaneously breathing patients. Anesth Analg. 2001; 92(1):95–9.

75. Song D, Joshi GP, White PF. Fast-track eligibility after ambulatory anesthesia: a comparison of desflurane, sevoflurane, and propofol. Anesth Analg. 1998; 86(2):267–73.

76. Sloan TB, Heyer EJ. Anesthesia for intraoperative neurophysiologic monitoring of the spinal cord. J Clin Neurophysiol. 2002; 19(5):430–43.

77. Nitzschke R, Hansen-Algenstaedt N, Regelsberger J, Goetz AE, Goepfert MS. Intraoperative electrophysiological monitoring with evoked potentials. Anaesthesist. 2012; 61(4):320–35.

78. Asouhidou I, Katsaridis V, Vaidis G, Ioannou P, Givissis P, Christodoulou A, Georgiadis G. Somatosensory evoked potentials suppression due to remifentanil during spinal operations; a prospective clinical study. Scoliosis. 2010; 5:8.

79. Roth S. Perioperative visual loss: what do we know, what can we do? Br J Anaesth. 2009;103 Suppl 1:i31–40.

80. American Society of Anesthesiologists Task Force on Perioperative Visual Loss. Practice advisory for perioperative visual loss associated with spine surgery: an updated report by the American Society of Anesthesiologists Task Force on Perioperative Visual Loss. Anesthesiology. 2012; 116(2):274–85.

81. Lee LA, Roth S, Posner KL, Cheney FW, Caplan RA, Newman NJ, Domino KB. The American Society of Anesthesiologists Postoperative Visual Loss Registry: analysis of 93 spine surgery cases with postoperative visual loss. Anesthesiology. 2006; 105(4):652–9; quiz 867–8.

82. St-Arnaud D, Paquin MJ. Safe positioning for neurosurgical patients. AORN J. 2008; 87(6):1156–68; quiz 1169–72.

第二章
退行性脊柱疾病的影像学诊断

Cesare Colosimo, Marco Pileggi, Alessandro Pedicelli, Germano Perotti,
Alessandro Maria Costantini

引　言

随着技术的进步，用影像学的方法评估退行性脊柱疾病有了长足的发展，尤其是计算机断层扫描（CT）和磁共振成像（MRI）。20 年前，X 线片是退行性脊柱疾病影像学诊断的基础，我们只有在 X 线有异常发现或者有临床证据以后才会进行 CT 或 MRI 的检查。因为 CT和 MRI 能够提供更大的获益、相对成本降低以及更快的扫描速度，如今情况已经完全发生了改变。

在当前临床上，如果临床表现符合退行性脊柱疾病，首选的诊断性影像学检查越来越多地选择 MRI。首选 MRI 可以避免电离辐射的暴露和缩短诊断所需时间。MRI 具有从椎体、椎间盘、关节、韧带和"内容物"（指脊髓、神经根和硬脊膜）等方面显示退行性脊柱疾病的能力。

依据 MRI 不断增强的效果和越来越容易进行 MRI 检查，我们能够勾勒出主要的临床和影像学情况。首先，MRI 能够满足诊断的需求，同时可以独立满足临床要求，不需要额外的检查。第二，MRI 能够用于诊断，但是如果需要看特定部位或者评估术前骨骼状态，定位CT 能够起到互补作用。在某些情况下，需要进一步进行动态影像学检查，X 线片可能是评估不稳定的最简单、廉价的方法。第三，MRI、CT 和 X 线片能够帮助做出诊断，但是有时候为了明确诊断需要做介入检查，或者说 MRI、CT 以及 X 线片是做介入检查的前期准备工作。这种背景下，可能需要鞘内对比增强检查（球囊神经根造影或者脊髓造影 CT）、椎间盘造影以及活检。第四，如果不能进行 MRI 检查（例如患者体内存在不适合 MRI 检查的起搏器），则用 CT 代替 MRI。如果需要观察"内容物"，则进行 CT 脊髓造影。尽管 MRI 的优越性和易接受性，但是当不能够进行 MRI 检查的时候，CT 脊髓造影在其他检查中具有最高的敏感性和特异性。

在介绍脊柱的退行性疾病之前，本章先简要介绍用于评估脊柱退行性疾病的影像学方法。按照历史发展的顺序，我们先从 X 线部分开始，其次是 CT 和 MRI，接下来是鞘内对比增强检查和其他侵入性检查。最后，我们会讲述一点核医学的内容。

X 线检查

传统的 X 线检查是脊柱研究的起点。模拟技术（使胶片直接接触 X 射线）依然被小的影像放射中心使用，但逐渐被数字计算机摄影（computed radiography，CR）和全数字摄影（digital radiography，DR）系统取代[1]。虽然数字系统具有更多的功能和更高的成本效益，但是从质量的角度来说，模拟图像比数字图像具有更大的优势。模拟图像更有利于研究骨骼的细微改变，但是由于其对软组织（椎间盘、韧带）的分辨率很低，所以不是最主要的检查方法。

CR 系统基于对 X 线敏感的感光板建造，感光板替代了磁带和模拟胶片。曝光后，通过一个数字转换器读取磁带包含的信息，然后构建一个数字化图像，存储成 DICOM（即医学数字成像和通信）格式，可以打印，可以储存在数字媒体（DVD，CD）上或者传送到 PACS（picture archiving and communication system，影像归档及通信系统）以供影像医生出报告。不同于 CR，DR 专用系统或者便携式设备的感应面板直接安装在射线发射面板上。高分辨率的图像经过计算机处理后直接传送至 PACS 系统以供查阅。相比于 CR 系统，在成像速度方面，DR 系统具有更快的速度。然而，这两个系统（CR 和 DR）相比于模拟系统，对曝光误差的敏感性较差。此外，相比于模拟系统，数字系统减少了患者的暴露剂量和暴露次数。

然而，我们必须强调，对于传统 X 线摄影用于评价脊柱退行性疾病的作用正在经历一个新的评估，目前还是有争议的[2, 3]。广泛常规行 X 线检查是不正确的，现在往往不是根据临床问题，而是为了避免承担不必要的法律责任或者是因为患者的焦虑而行检查。

考虑到单独只有基本的正位片很难诊断疾病，所以需要拍摄其他角度（斜位片、张口位）的片子，这就显著增加了患者的暴露剂量。应当使用 MRI 和 CT 扫描等方法代替传统 X 线摄影，在几年前，MRI 和 CT 还被视为"二线"方案。接下来分别讲述放射检查技术在颈椎、胸椎和腰椎的应用。

颈　椎

两个正交投影角度进行的常规检查已经基本失去了诊断退行性颈椎疾病的价值。因为 MRI 和 CT 具有综合显示骨性结构和软组织（韧带、椎间盘以及脊髓等）的能力，对于肩颈痛和颈部疼痛的患者，临床医生往往直接进行 MRI 或者 CT 检查。对退化的脊柱进行标准的全数字摄影检查（图 2.1a、b）依然能够提供关于脊柱骨性结构有用的信息，例如退行性改变（椎关节僵硬，骨赘形成，椎体形态不规则，韧带和椎间盘钙化）。这些退行性改变往往与疼痛的原因没有直接联系。X 线不能够很好地显示椎间盘突出和可能存在的椎管狭窄。虽然有的文献中建议患者选择仰卧位拍片，但是从站立位观察患者是很有效的，侧位片更能够看到是否存在脊柱的不稳定性（前移）。检查应该取两个正交平面（正位和侧位），尤其是侧位片，尽可能拍到 C7（经常被肩胛带遮挡）的节段。

斜位片也能够为评估脊柱退变提供一些信息，例如通过侧位片可以观察椎间孔、钩突和关节突关节等。当然，CT 能够提供关于这些结构更清晰的信息。

鉴于操作的复杂性和效果不佳，对于观察齿突的"游泳"位和张口位已经被 CT 取代。

颈椎的功能学影像检查（图 2.1c、d）能够提供评价不稳定性的信息，所以我们建议拍站立前屈位和后伸位 X 线片以评估是否存在不稳定性[4]。在功能影像学检查中，寰枢椎前间隙

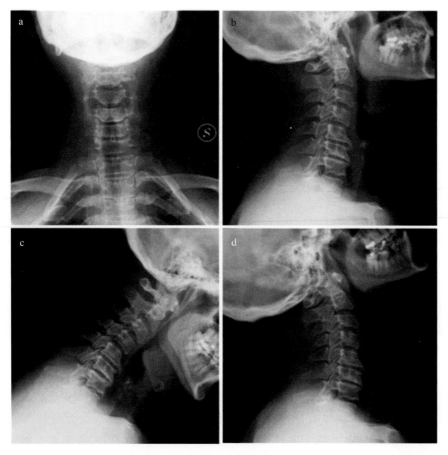

图 2.1 标准颈椎 X 线检查。正位（a）和侧位（b），采用正交平面，标准体位。C5-C7 节段颈椎关节炎改变。X 线线前屈位（c）和后伸位（d）显示颈椎"功能"

（寰椎前弓后缘与齿突前表面之间的空间）成人应该小于 3mm，儿童应该小于 4mm ；如果从 X 线片上测量发现距离增大，则提示存在寰椎关节半脱位。

另一方面，垂直的寰枢椎关节半脱位包含相对于某些确定参考线向头侧移位。例如 Chamberlain 线（硬腭后缘与枕骨大孔后上缘连线）。如果齿突超过此线 3mm，我们认为存在垂直方向的寰枢椎半脱位。

在功能影像学检查中发现的退行性颈椎不稳定的发生，可能是造成疼痛的独立因素，也可能是造成疼痛的多种因素之一。在我们怀疑有韧带松弛或者损伤的时候，我们一定要再进行其他的影像学检查，尤其是 MRI 检查（图 2.2）。

胸 椎

很少专门进行胸椎 X 线检查，因为胸椎对脊柱退行性改变的贡献有限。通常是临床大夫想获得脊柱概览的时候，才会进行胸椎的摄影，一般取仰卧位，拍摄正侧位片。正如上面讲述颈椎时提到的，X 线检查对于显示颈胸交界处（因为肩胛带重叠遮挡）和胸腰交界处（因为 X 线发射球管位于乳头连线水平，导致最后一节胸椎椎体和第一节腰椎椎体最小程度地投影变形）的结构具有固有的限制。X 线检查不能够获得关于椎管宽度、椎间盘（如果没有钙化）以及椎管内容物（脊髓）的诊断性信息。

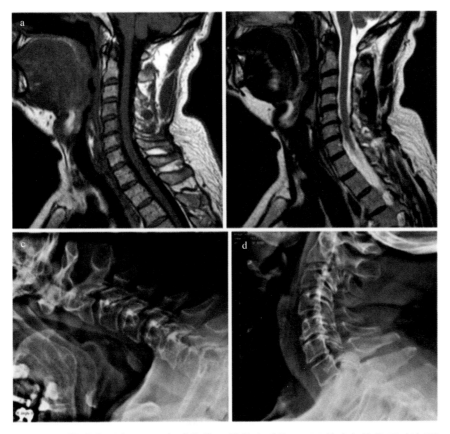

图 2.2　颈椎关节强直 ：MRI 与功能位 X 线检查对比。MRI 检查矢状位 T1 加权图像（a）和 T2 加权图像（b）。C5-C6 椎间盘突出，无脊髓压迫。功能位 X 线前屈侧位片（c）和后伸侧位片（d），从屈曲位上可以看出 C4-C5 颈椎活动度降低

对胸椎进行动态观察很少见，但是当我们怀疑胸 / 腰椎有曲度不稳定（"侧弯"）的时候，也会进行这些检查 [5]。

腰　椎

如上所述，腰椎 X 线平片已经不再是诊断退行性疾病的首选方法，因为往往是功能性的问题，所以首选 MRI 或者 CT 扫描 [6]。习惯拍摄仰卧位正侧位片，射线发射装置一般放在髂棘上方大约 2cm 处 [7]（图 2.3a、b）。其他的摄片角度（例如斜位）基本不做，已经被多层面 CT 重建所取代，CT 重建能够提供更好的信息。但是，对于评估腰椎的稳定性，常规 X 线片还是有意义的。

"动态观察"成本低且容易进行 [8]，主要是拍摄站立位、侧位片观察屈曲和伸展时的情况 [9, 10]（图 2.3c、d）。

有些作者 [11] 报道相对于站立位，平卧位更有利于评估脊椎的变化，这可能是由于减少了站立位时椎旁肌肉和腹部肌肉造成的脊柱运动。此外，站立位所产生的疼痛往往较仰卧位轻。

通过屈曲位和伸展位 X 线片，我们能够测量矢状位椎体的变化和旋转（定义为由两个相邻的椎体终板的两条直线交汇所形成的角度产生变化）。这些测量可能会存在高估的错误，除

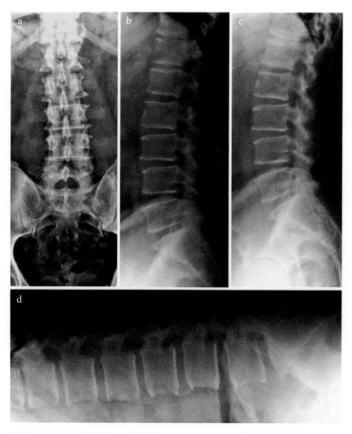

图 2.3　标准的腰椎 X 线检查。站立位，正位片（a）和侧位片（b）。L5-S1 出现退变性影像学表现。同一个患者的"功能性"影像学检查，前屈位（c）和后伸位（d）均未发现退变的表现

非具有严格的标准[12]、标准的测量工具和高质量的图像。有些作者报道这种测量的错误可能会导致不适当的矫正手术。不稳定的"截断"数值大约是矢状位旋转 10° 左右和矢状位移位 4mm[13]。我们也应该注意到，对于一小部分无症状患者，动态监测具有更高的价值。这些人中，脊柱的过度活动完全由肌肉和椎体结构代偿。侧向弯曲和横向弯曲也是脊柱不稳定的影像学指标[14]。

　　横向不稳定的特征表现有棘突的错位、椎体侧前移、活动能力消失以及脊柱侧弯时椎间隙过大[8]。有些作者认为，在前屈位和后伸位检查中，侧屈能够提供补充信息，所以当怀疑有不稳定的时候，尤其应该进行此项检查。

　　我们可以得出这样的结论：进行"功能学"影像学检查的意义依然有争议，但是大部分外科大夫都需要它们。结合 CT 或者 MRI 检查，能够更有效地诊断脊柱的不稳定性（图 2.4）。

计算机断层扫描（CT）

　　计算机断层扫描引入后，逐渐成为脊柱检查的"金标准"[15]。过去的 10 年中，多层 CT 扫描（multidetector CT，MDCT）的引入已经完全改变了脊柱检查领域中 MDCT 的作用。过时的单层扫描机器扫描时间长，扫描层次厚（3mm），探测能力弱。而 MDCT 扫描时间更短（秒级别）、亚毫米级别层厚（0.5 ~ 0.6mm）以及具有一次扫描脊柱全长的能力。现代

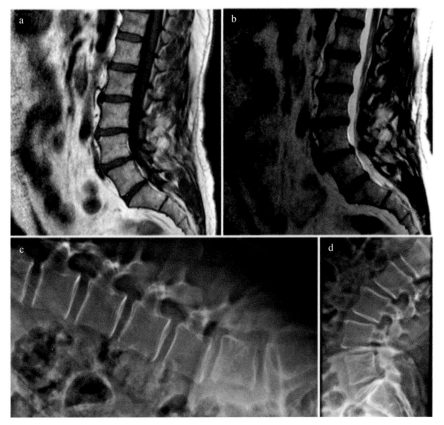

图 2.4　腰椎不稳定：MRI 与"功能性"X 线检查对比。MRI 矢状位 T1 加权（a）和 T2 加权（b）图像。多发腰椎间盘突出，L4-L5 最重，硬膜囊腹侧面微小畸形。仰卧位 MRI 未见明显移位。站立位 X 线摄影功能学检查（侧位）的屈曲位（c）和伸展位（d）显示 L4-L5 节段滑脱，前屈位片上滑脱更严重

MDCT 最多可以有 256 个探测器，使得空间分辨率增加，已经达到比 MRI 更高的水平。脊柱 MDCT 扫描能够提供垂直于脊柱长轴的横切片，通常根据不同的设备和目的选择层面的厚度。0.6 ~ 0.7mm 的层面，每 1mm 和增加 0.5 ~ 0.6mm 进行重建能够解决大多数临床问题。获得的图像，可以用软组织窗进行重建（图 2.5a），也可以用骨窗进行重建（图 2.5b），通过使用卷积滤波器（高分辨率的过滤器提供更好的空间分辨率，但成像信号 / 噪声比很差，一个标准的过滤器，必须可以很好地协调空间分辨率和成像信号 / 噪声比之间的关系），使椎体的骨性结构显示得最理想，例如骨皮质的完整性、椎间盘的满意图像等，尤其是腰椎（相对于颈椎和胸椎，腰椎硬膜外有丰富的脂肪组织）。另一方面，CT 对于显示椎间盘髓核和韧带的能力较差，这依然是 MRI 的优势。轴向 MDCT 获得的层面可以重建，因为重建算法的更新和计算机计算能力的提升，我们很容易看到矢状面和冠状面的图像（图 2.5 c、d）。

三维（3D）重建对于诊断的价值较小，但是它能够给临床医生一个更好的整体感觉，尤其是在手术计划方面[16]。在这方面，最好的 3D 技术是使用表面遮盖法（shaded surface display，SSD）重建的图像，虽然依然无法脱离其本身的限制（空间分辨率和对比度的损失），但可以明显提高图片质量[17]（图 2.5e、f）。对比剂的使用，特别是对于退行性脊柱疾病的检查，只能提供有限的额外信息，或者说对部分病例有用（例如术后评估改变情况和感染性疾病）。因为 MDCT 具有多平面特性、扫描速度快和减少人工植入物伪影（相比于 MRI）的特点，MDCT 可以用于脊柱术后评估。请一位专业的放射学者去解读影像学资料很重要，

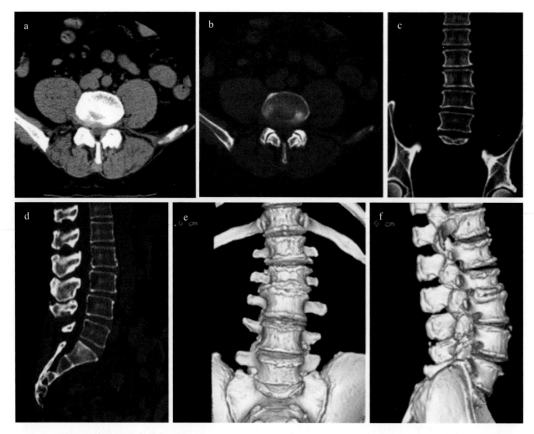

图 2.5　腰椎计算机断层扫描图像。CT 轴位图像，软组织窗（a）和骨窗（b）。图（a）中可以看到宽基底的椎间盘突出，图（b）基本看不到改变。冠状面重建图像（c）和矢状面重建图像（d）能够更好地显示骨骼结构。(e，f）表面三维重建

因为他能够区分是正常的术后改变还是术后并发症（早期或晚期并发症）。

　　CT 的一个特殊用途是 CT 透视[18]，使得在介入的过程中能够获得实时图像，例如神经阻滞、CT 椎间盘造影以及椎体和软组织活检。

　　所谓的"扭转试验"(twist test) 是一个通过 CT 检查是否存在腰椎不稳定的功能学试验。

　　让患者躺在 CT 床上，先将其背部向右转，然后左转，通过位于两个临近椎体之间的关节突关节进行扫描。检查能够显示出躯干转动时候运动的异常增加和关节突关节距离的异常增加（存在一个真空现象），而这些表现是在 X 线平片功能学影像学检查中发现不了的[19, 20]。尽管这个检查能够显示腰椎不稳定性，但是因为其需要显著暴露于电离辐射中，这种方法并不常用。

　　通过所谓的"轴向压力"进行的 CT 检查，我们将在 MRI 部分进行讲述。

　　MDCT 具有很多优势，但是需要进行可靠的电离辐射保护，患者接受到的辐射剂量不容忽视。据估计，平均而言，一个进行腰椎 CT 检查的患者约受到 8.2mSv 的辐射剂量，一个进行颈椎检查的患者约受到 3.4mSv 的辐射剂量。放射医生必须尽量降低暴露剂量（例如通过使用自动程序、减少毫安度），同时建议临床大夫选择可以替代 CT 的影像学检查（例如 MRI）。

磁共振成像（MRI）

无论是正常的还是存在退变的脊柱 MRI 检查是基于使用一个高磁感应强度的设备（相当于或高于 1.5T）、强大且高效的梯度系统和相控阵接受线圈。我们需要观察的可能是整个脊柱，但是我们只能够扫描一个区域，检查的区域一般是根据临床症状、以前用于诊断所做的检查和其他的影像学检查来决定。正如已经提到的 X 线和 CT 一样，根据不同的检查部位，MRI 的检查技术也要相应修改。无论是需要检查脊柱全长，还是只需要检查一个"部位"，都应该采用一个标准的检查方法，这是检查的基础。

对于退行性疾病的脊柱 MRI 检查（图 2.6、2.7、2.8）应该包括矢状位和轴位的 T1 和 T2 加权图像（T1WI 和 T2WI）以及冠状位图像（T1WI 或者 T2WI）[21]。根据不同的成像序列，T1 序列和 T2 序列的重复时间（repetition times，TR）和回

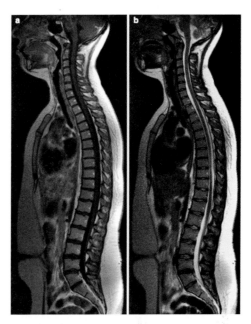

图 2.6 全脊柱的 MRI 评估。TSE 矢状位 T1 像（a）和 TSE 矢状位 T2 像（b）

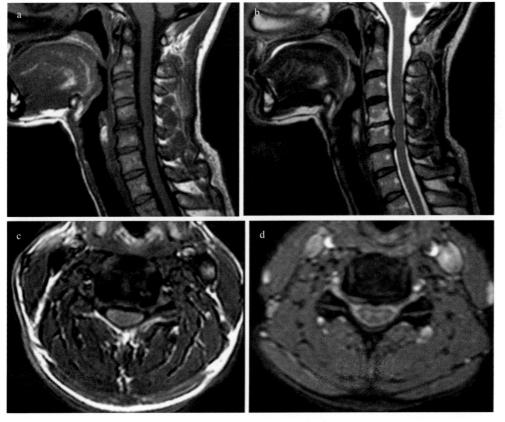

图 2.7 颈椎退行性疾病的 MRI 评估。TSE 矢状位 T1 加权图像（a）和 TSE 矢状位 T2 加权图像（b）；GRE 轴位 T1 像（c），GRE 轴位 T2 三维选择性水成像（d）。伴有椎关节僵硬的退行性椎间盘疾病主要表现在 C4-C5 和 C5-C6 节段。在轴位 T2 3D 图像上没有中央灰质病变的证据

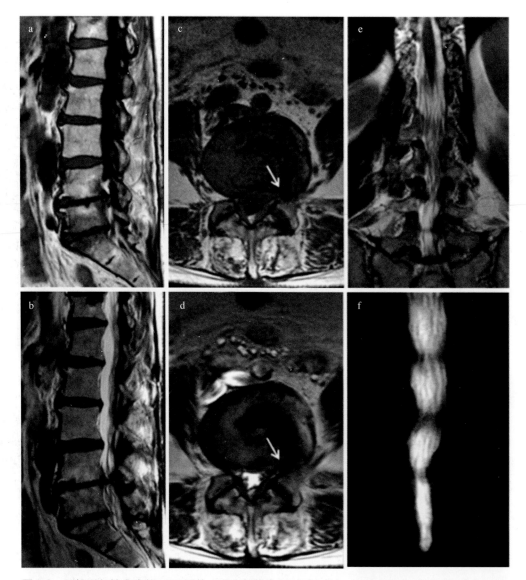

图 2.8　腰椎退行性疾病的 MRI 评估。TSE 矢状位 T1 加权（a）、TSE 矢状位 T2 加权（b）、TSE 轴位 T1 加权（c）、BFE 轴位 T2 加权（d）、TSE 冠状位 T2 加权（e）以及 TSE（2D）冠状位成像（f）。存在弥漫性椎间盘退化和关节突关节改变，尤其是在 L4-L5 和 L5-S1 阶段。L4-L5 椎关节强硬，椎间盘突出及关节突关节病变，导致左侧 L5 侧隐窝狭窄和硬膜囊畸形（白色箭头）

波时间（echo times，TE）可能不同。对于 T1 来说，自旋回波（spin-echo，SE）和快速自旋回波（turbo spin-echo，TSE）序列的范围介于 400～700ms TR 和 15～30ms TE；在 T2WI，变化更大，对于 TSE 来说，基本是不断的，TR 的范围介于 1500～3000ms，有效的 TE 介于 120～150ms。矢状位图像必须能够充分显示解剖结构，应包括两侧的椎间孔。层面的数量取决于层面的厚度。大多数情况下，通常使用自旋回波（SE）技术获得矢状位序列，当然，更多的时候是使用快速自旋回波技术（TSE）。使用 2D 技术获得的层厚在 3～4mm。

对于轴位图像来说，选择什么序列就更加复杂，因为轴位图像与解剖区域的关系更加密切（需要避免脉冲／运动造成的伪影），同时也因为其在很大程度基于临床怀疑病理和矢状位图像重建。轴位成像过程中，尤其是 T2WI，通常使用 3D 技术，即 TSE 和梯度回波

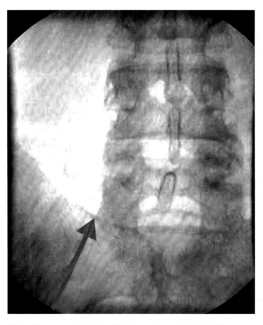 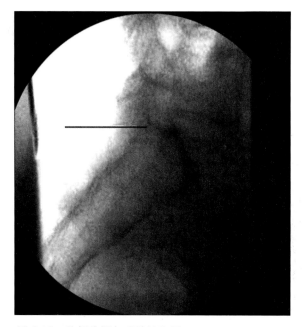

图 3.9　A-P 视角 X 线片，L5 内侧支标记。红色箭头指明了 L5 内侧支的靶点

图 3.10　从侧位视角看针的位置 -2

对于小关节射频去神经化的证据的近期回顾都包含在 van Zundert [3] 和 Cohen 等 [4] 的论文里。

这项技术在最近发布的一个介入疼痛治疗的临床指南中得到了 1B ＋的评级（积极推荐）。

射频和脉冲射频物理学

下文的描述经允许引自 Manual of RF Techniques，第 3 版，Dr. Charles A. Gauci 主编，CoMedical（荷兰）2011 年出版。

第一节

Dr. Eric R. Cosman, Jr., MEng, PhD; Dr. Charles A. Gauci, MD, FRCA, FIPP, FFPMRCA; Prof. Eric R. Cosman, Sr., PhD

射频（RF）损伤指通过 RF 电极将射频范围内（约 500kHz）的高频电流导入患者组织以获得生物学效应，例如对传导疼痛信号的神经进行热损坏。用于疼痛治疗的射频方法依据下面的特征可以再细分，每一种都含有不同的物理和临床考虑。

- 波形／设定温度
    - 热射频（thermal RF, TRF）：组织温度持续超过 42℃。通常采用连续射频（continuous RF, CRF）波形和保持组织温度在 70 ～ 90℃ 范围内。临床目的是热神经消融。这一类别也包含 "冷射频" 方法，即电极内部是冷的，但是增加组织的温度以损坏神经。
    - 脉冲射频（pulsed RF, PRF）：组织温度平均维持在 42℃ 或者低于 42℃。通过传输短的高强度射频以至于射频电场强度增加不伴有明显的热效应。临床目标是通过电场和热效应改善神经功能，但是缓解疼痛的机制依然在研究，将在这本书的后面由 Cahana 等介绍。

- 电极极性
    - 单极射频：电流通过射频针电极和较大面积的地极板。靠近射频针电极的非绝缘末端的射频电流强度最大。单极热射频会产生一个椭圆形的热损伤（图3.12）。将地极板与皮肤充分地黏合在一起，因为地极板的面积很大，所以电流密度很小，因此不足以达到损伤附近组织的水平。
    - 双极射频：电流通过两个射频针电极的末端，两个位置的电流强度都很大。因此，双极热射频靠近两个末端都会产生热损伤。当两根针平行且距离很近的时候，电场聚焦在两个末端之间，会产生一个大的"条带状"损伤（图3.18）。

单极热射频是最常见和最基础的射频治疗，自从20世纪50年代B. J. Cosman、S. Aranow和O. A. Wyss等（Sweet及Mark 1953；Cosman及Cosman 1974，1984）创

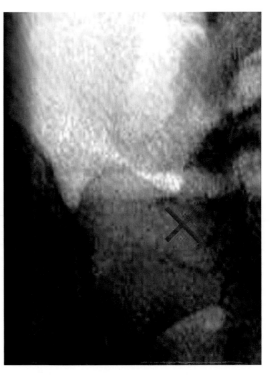

图3.11 X线片中检测S1对L5/S1小关节贡献的标记（十字标记）

造了射频发生器之后，射频已经广泛应用于疼痛治疗和神经外科领域。20世纪90年代，Sluijter，Cosman，Rittman以及van Kleef（1998）等引入单极脉冲射频用以治疗常规热射频有禁忌（例如神经性疼痛）或者常规热射频存在潜在风险（背根神经节损伤）的患者。通过平行电极进行工作的双极热射频是近十年才开始应用于疼痛治疗（Ferrante等，2001；Burnham等，2007），但是直到最近，大面积的双极射频损伤才被认可（Cosman和Gonzalez，2011）。双极脉冲射频已经开始应用于治疗腕管综合征导致的疼痛（Ruiz-Lopez，2008）。依据一个作者的临床经验（CAG），在行射频损伤术的时候，有一些基本的原则应该遵守。热射频仅能用于治疗伤害感受性疼痛。射频不能用于心理负荷过重和药物依赖的患者。射频不应该用于全身疼痛的患者。应该确保患者有合理的期望，因为可能不能完全去除疼痛。在选择RF之前，首先应尝试其他的非损毁性治疗方式，且应该确保前期的预阻滞有明确的效果。

单极热射频

使用标准的设备，单极射频损伤在脊柱上的应用主要包括下面几个步骤：

1. 将地极板放置在治疗部位附近的皮肤上。
2. 经皮将射频套管放置于目标神经附近。
3. 刺激：RF电极传递感觉和运动神经刺激已确认套管的末端位于目标神经附近，且远离其他神经。
4. 通过套管注入麻醉药物以实现损毁期间镇痛。
5. 损毁：电极传送射频电流到套管的末端，周围神经被高温损毁。

RF套管是分为22G、21G、20G、18G和16G粗细的除了末端之外其余全部绝缘的空心针。套管的空心可以（a）放入空心针并能够稳固地插入，还可以（b）注射液体麻醉剂和激

素，（c）亦可以放入 28G 的热电偶（thermocouple, TC）电极测量末端的温度和传递刺激或者 RF 电流。在一些应用中，例如脊髓前侧柱切断术、脊髓后根入髓区损毁、脑甚至是脊柱损毁的时候，电极和套管是集合成单一设备的。我们常规在 X 线引导下依据骨性标志物将套管放入靶位神经附近。一旦定位好，移除空心针，用电极代替。术者通过感觉刺激寻找神经，使用频率为 50Hz（每秒钟的次数）的低电压电脉冲。在低电压条件下出现强烈的感觉反应表明套管的末端已靠近神经。依据一个作者的临床经验（CAG），套管应该在距神经 3mm 以内以便产生充分的热损伤，低于 0.6V 的刺激水平表明套管尖端距神经 3mm 以内。

术者应始终确认套管／电极不会靠近需要损毁的感觉神经附近的运动神经。为确保这一点，低频率运动刺激脉冲以 2Hz 的频率传入。依据一位作者的临床经验（CAG），以实现感觉刺激的 2 倍电压条件下，如果在神经传导区域内没有发现肌肉震颤，说明在针周围的 3mm 范围内没有运动传导通路，因此也就没有损伤任何运动神经的风险。当处理脊神经的时候，例如脊神经后支的内侧支，不用担心射频针附近肌肉的收缩；应该关注更远的地方的运动震颤，例如胳膊和腿。

当术者确认射频针位于安全的位置，射频电流传导到电极和套管。通过射频电流大约 500kHz 频率交变导致非绝缘的套管末端周围组织电解质来回震荡摩擦生热。通过数秒钟的持续射频加热，发热只发生在组织内，电极不发热，在电极／套管末端测量到的温度是组织中最高的温度（Cosman 和 Cosman 2003; Cosman 2010）（图 3.12）。这是由于热量从各个方向汇集到末端部位。术者可以直接控制最大温度。对于冷射频必须注意，因为内部循环水流的存

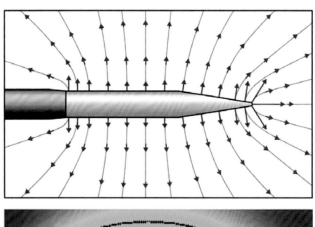

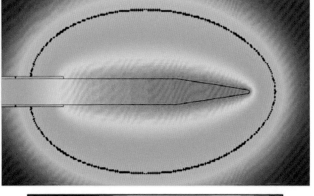

图 3.12 单极热射频：电场（上图），恒定的组织温度（下图），以及热损伤范围（黑线）

37　　44　　51　　58　　65℃

在，电极是冷的，电极不能够测量到最高的组织温度；相反，最高的组织温度发生在远离电极的任何部位，可能会远远高于电极内部或者电极附近测量到的温度（Wright 2007）。在热射频中，因为电流设置在一个适合损毁的水平，只会产生一个很局限的热损伤。电流不断增大直到达到一个稳定的状态；从这点来说，电流的通路只是维持温度。微弱的扩散发生在损伤的边缘，因为（a）随着远离电极，电场和热效率降低，或者是因为（b）损伤范围内的射频热效率是由传递到周围的热效率、传递到电极的热效率和血流冷却等因素维持一个粗略的平衡。

热损伤的形状像一个火柴头（图 3.12），通常温度超过 45 ~ 50℃ 持续 20 秒以上的组织区域被认为是损毁区域（Brodkey 1964; Dieckmann 1965；Smith 1981；Cosman 和 Cosman 1974，1984）。尽管将组织温度升高到 42℃ 后延长持续时间也能够导致永久性的神经损毁（Cosman 等，2009），但从实用性的角度来说，我们讨论的损毁区域大小是指 45℃ 等温线范围内的组织面积（图 3.13）。依据 Abou-Sherif 等的研究（2013），热射频后效应对鼠坐骨神经的影响会持续 6 ~ 8 周：所有神经纤维产生沃勒变性、基膜物理性破坏、神经束膜的局部裂解、肥大细胞脱颗粒、外源性巨噬细胞聚集、局部肌肉坏死、延迟性轴索再生、微血管床长期改变（血流阻滞）及红细胞溢出，后者与缺血再灌注损伤类似。

热损伤范围沿着套管的轴延伸最大，依据套管的直径或者厚度、末端的温度以及损伤时间的不同，扩散范围的直径从 2mm 到 10mm 不等（图 3.14）。损伤既向末端的前侧延伸 1 ~ 2mm，又向针体的位置延伸 1 ~ 2mm，这样就制造了一个比末端本身长度长 2 ~ 3mm 的损伤区域（Cosman 和 Cosman 1984）。因为存在这么一个几何形状，所以很多医生更喜欢在单极热射频损毁的时候，"平行" / "侧面接触"放置套管，这样使得神经位于套管末端的旁边，此处是损伤延伸最大的地方。如果选择"垂直" / "点接触"的方法，神经直接位于套管末端的头侧，因此导致达到神经损毁的温度的面积更小。

对于已经设定好电极或套管末端温度的情况下，如果计划损毁面积依赖作用时间，能够观察到在曲线的早期，面积的增加与时间的延长基本呈现线性关系，当逐渐达到稳定状态的时候，面积增长开始变缓（图 3.15）。对于用于疼痛治疗的电极或者套管，末端温度达到设定温度后，维持 30 ~ 90s 后，才能达到稳定的损毁面积。因此，这期间，末端应该始终保持需求的温度以保证损毁能够充分实现。末端温度和电极或者套管直径对稳定的损毁面积（图 3.16）有着巨大影响（图 3.14）。其他的事情是一样的，通过更大的电极末端和更高的末端温度（假设沸腾不会切断射频电流）能够造成更大的热损毁。此外，组织密度的变化、骨骼附近、脑脊液附近（尤其是三叉神经损毁）以及血管等因素，也会影响损毁的大小和状态。

将组织温度维持在沸腾温度（100℃）是不可取的。沸腾会释放不可控的气体，热蒸气沿着射频针到达皮肤，造成不规则的几何形状的损伤以及造成电极末端碳化。依据　位作者的临床经验（CAG），损毁温度应该维持在 85℃ 以下，给到达 100℃ 留出较宽的温度区间。

来自套管末端电流流动的阻力，即阻抗，能够被测量，并且术者应该关注这个指标。如果存在一个非常高的阻抗或者甚至断路的话，这表明电极或地极板没有与患者正确连接，或者可能是电缆没有正确连接。因为电流不容易通过沸腾的气泡，所以逐渐升高的较大的阻抗表明套管末端附近的组织在沸腾；这是一种非常重要的检查温度传感器损坏或者没有放置到套管末端合适位置的方法，以保证安全（Cosman，2010）。非常低的阻抗或者短路，表示射频设备故障或者表明电极与地极板直接相接了，或者电极与体内大的金属植入物相接了。也可以依据一个确定的规程利用阻抗，因为它能够指明套管末端位置的组织类型。例如，进行经皮脊髓前侧柱切断术期间，当穿刺针在硬膜外组织的时候，阻抗在400Ω，针尖进入脑脊液的时候，阻抗降低到200Ω，当针尖进入脊髓的时候，阻抗升高到超过800Ω。当在椎间盘起作用时，在外环的时候阻抗往往非常高，进入髓核后，阻抗降到200Ω以下。

对于小关节的去神经化，有些医生使用"电极针"。这是不能进行温度监测的，组织穿刺针与电极集成在一起，很灵活，带有液体注入通道。当进行刺激、注射和损毁而电极位置不能够移动的时候往往用这种射频针。通常如果期望产生80℃的热损伤，20V是合适的。然而，生物体内临床试验表明末端的温度并不是恒定在80℃，而是处于低于80℃到超过沸点这个范围内（Buijs等2004；Gultuna等2011）。因此，当使用电极针的时候，如果观察到阻抗上升（表明组织沸腾）应该暂停射频；当需要精确的损伤控制的时候，需要温度监测穿刺电极。

全世界范围内广泛使用的四种标准射频损毁发生器展示在图3.17中。

双极热射频

单极构造的结构中射频电流从电极导电的末端流向远处的地极板，双极构造的结构中射频电流在两个电极的末端之间。随着两个电极逐渐靠近，造成的热损伤的形状由围绕各自针尖的两个损伤变为能够连接两个针尖的单一的损伤（图3.18）。电聚焦和接近的两个非接触的电极末端造成更大的总损伤面积。双极电极既可以共线放置，也可以平行放置，但是平行放置能够制造更大的损伤面积（Cosman等，1984）。平行双极热损毁有如下几个重要特征：

- **大**：在用于疼痛治疗时，相比于冷射频损毁，双极射频损毁能够造成更大的损毁面积（图3.19和图3.20左）。双极射频损毁的面积粗略估计约等于三个常规单极射频损毁并排放置所损毁的面积（图3.20右）。

- **形状合理**：双极射频使用靠近间隔的电极针末端造成的热损毁形状像修圆的砖，或者被认作"条带形损伤"。为了更好地符合解剖，条带的长度和宽度以及损伤的深度均能自由调整（图3.18）。因此，在造成一个大的损毁的情况下，不会对健康组织造成不必要的损伤，同时减低了损伤易损组织的风险。因为损毁的宽度和深度均是固定的，所以对于环绕圆柱形电极的单极射频损伤来说这是不可能实现的。

- **连接形成条带状损伤**：通过交替放置的电极（Ferrante等，2001），能够造成一个接一个没有间隙的砖样的条带状损伤，以致形成一个有固定高度和厚度的狭长损毁区域（图3.20，中；图3.21）。对于冷射频或者常规单极射频，除非将很多电极放置得非常近，否则难以产生这样的效果。

- **稳健**：条带状损毁可以通过平行电极间距10mm，末端温度90℃，损毁时间3分钟这种参数产生。几何形状和射频参数的小的变化不会从根本上影响损毁面积的大小（Cosman和Gonzalez，2011；图3.18）。相比于单极射频，双极射频中需要更高的

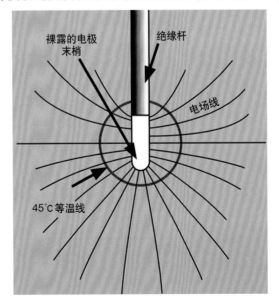

裸露的电极末梢　绝缘杆

电场线

45℃等温线

图3.13　单极热射频损伤区域和45℃等温线（改编自Cosman和Cosman，1984）

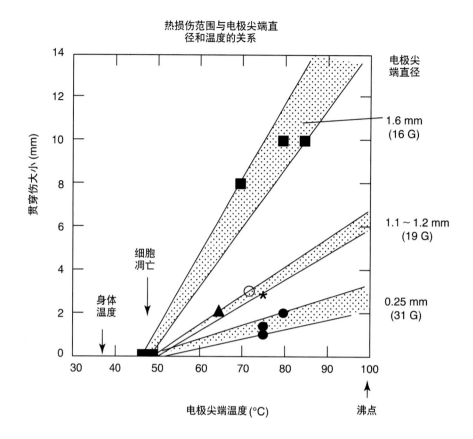

图 3.14 对于不同电极直径以及不同的末端温度，与单极热射频电极热损伤范围的关系（改编自 Cosman 等，1988）

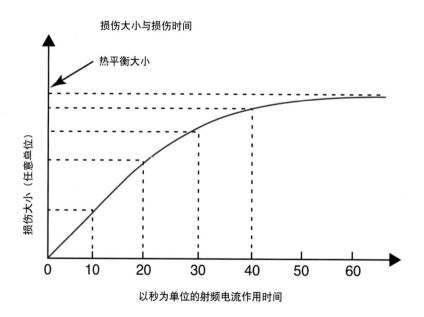

图 3.15 热射频损伤面积与射频电流作用时间关系示意图（改编自 Cosman 和 Cosman，1974）

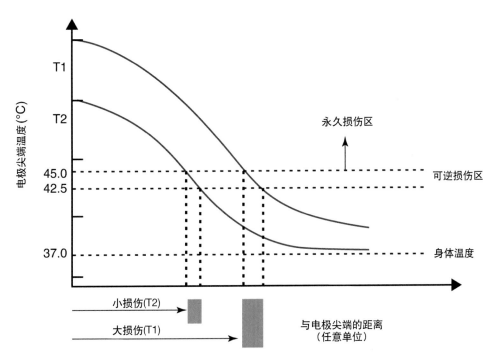

图 3.16　末端温度对于射频损毁面积的影响效果（改编自 Cosman 和 Cosman，1974）

末端温度、更长的损毁时间，因为我们希望制造更大的热损伤。

举个例子，所有的这些特征通过骶髂关节（sacroiliac joint，SIJ）栅栏样射频去神经化来阐明（图 3.21）。通过这种方法，4 ～ 5 个大的双极射频损伤仿佛墙上的砖一样一个接一个排列在一起覆盖骶后孔和骶髂关节线之间的范围，在此区域骶神经后支构成骶髂关节背侧的神经支配。因为每一个损伤在"上下方向"都很大，但是在"左右方向"都是有限的，所以降低了损坏骶神经根的风险。因为针尖间距稍微的变化并不影响损毁的大小以及临近损毁边缘的重叠，所以总的损毁区域距离骶骨表面具有固定的厚度和距离。

图 3.18 所示各种大小的双极射频损毁已经成功地用于疼痛治疗（Ferrante 等，2001；Burnham 等，2007；Cosman 和 Gonzalez 等，2011）。Colman 和 Gonzalez 等（2011）进行的体外实验进一步证明双极射频损毁大小和形状具有极大的灵活性。事实上，通过标准的射频仪器，超过 2cm 的双极损毁很容易实现。在新颖的双极构造应用于临床以前，对于所有的射频损伤，医生都必须评估损毁的大小以确认构造是否能够适合目标位置的解剖。目标神经临近非目标神经、血管、皮肤表面以及其他的敏感结构，应设定一个对任何热损毁都是安全的范围，尤其是对脊柱进行操作的时候。

单极脉冲射频

使用标准的热射频模式制造射频损伤的时候，电极尖端的组织暴露在一个集中的电场内，导致组织受热（图 3.12）。从尖端开始电场（E-field）急剧下降，当超出典型的热损伤范围距离的时候，电场降低到一个很低的程度（Cosman 和 Cosman，2005）。因为热损毁范围内的高温导致细胞凋亡，所以我们可以认为在热射频中电场本身几乎没有临床作用。

脉冲射频的引入（Sluijter 等，1998）是因为人们希望将神经暴露到一个高电场内，且不

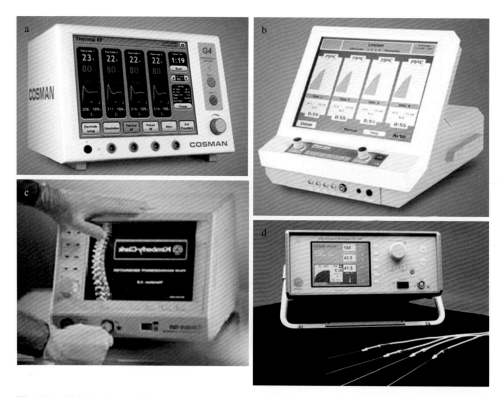

图 3.17   射频发生器。(a) Cosman G4 四电极射频发生器，(b) NeuroTherm NT2000 射频损伤发生器，(c) Kimberly-Clark 疼痛治疗系统，(d) Diros OWL URF-3AP 多用损毁仪

会产生损毁神经的热量，以至于可以降低在敏感的解剖位置（例如背根神经节）进行射频治疗的风险。在 20 世纪 90 年代中期，Cosman 和 Sluijter 改进了一个标准损毁发生器，可以以 2Hz 的频率产生射频电压脉冲。因为每一个脉冲只有 20ms，在暴露到电场后有 480ms 的非活动期间，热量可以消散到周围的组织内（图 3.22、图 3.23）。因此，在保证电极末端温度等于或低于 42℃ 的情况下，射频电压和电场强度得以增强，而这个温度条件不会产生导致神经毁损的效果（图 3.24）。Cosman 和 Cosman（2005）已经表明电极轴旁边的组织暴露于高强度的电场中但是没有大量发热。他们也证明在每一次射频发射的时候，强电场在电极锋利的尖上会产生"热潮"。这一物理几何的详细内容在本书后面会有描述，此处是一些要点：

- 末端的头部：在每一次射频发射期间，电极尖约 0.2mm 范围内，温度将飙升到神经损毁的范围且高于测量到的末端温度（图 3.25）。大于这个距离或者在射频发射间期，温度不会持续超过电极末端温度。尽管电场在电极尖 0.2mm 的范围内很大，但是随着与电极末端头侧距离的增大（超过 0.2mm），电场迅速下降，且相比于电极的两侧，电极末端头侧更小（图 3.26）。
- 针轴的周围：温度不会超过末端测量到的温度。电场随距离增大缓慢下降，且对暴露于电场力下的组织有很高的生物学效应，产生坏死的效果（Erdine 等，2009）；因此，射频针轴周围的影响范围比末端头侧的范围更广（图 3.26、图 3.27）。

在典型的脉冲射频实践中，设置发生器目标脉冲电压 45V，脉冲宽度 20ms，脉冲频率 2Hz。发生器将自动调节脉冲电压、脉冲宽度这两个参数中的一个，很少调整脉冲频率，以维持温度在 42℃ 或者低于 42℃，维持 120s。Sluijter（个人通信，1998）进一步建议通过注

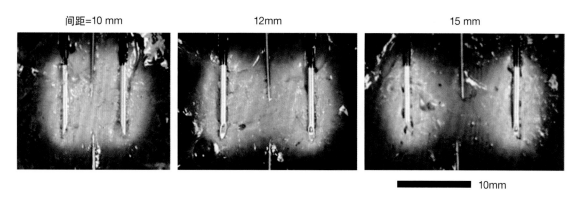

图 3.18　双极损毁面积，20G 射频针，10mm 尖端，90℃，3 分钟，逐渐增加射频针间距：(12×15×8) mm³ 条带（左），(10×17×5) mm³ 条带（中间），以及两个 (12×7×7) mm³ 椭圆形（右）

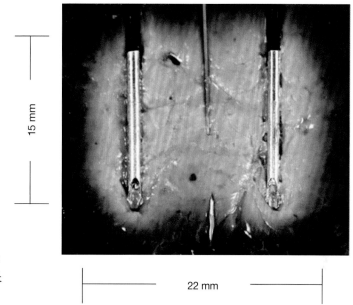

图 3.19　双极热损伤大小 (15 × 22 × 8) mm³。18G 射频针，15mm 尖端长度，15mm 间隔，90℃，3 分钟

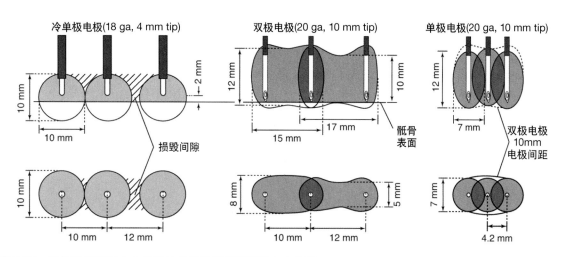

图 3.20　双极射频损毁大小与冷的常规单极射频损毁大小比较

射大约 1ml 局麻药物或者生理盐水以减轻组织的阻抗。通过电场的有限元计算发现盐类液体会扩散到神经，这能够支持这种方法。Bill Cohen 博士（个人通信，1998）也推荐盐类液体注射且通过 X 线对比观察到注射的液体向神经扩散。

脉冲射频的临床疗效和疼痛缓解的机制是正在进行中的科研课题。虽然有越来越多的证据表明脉冲射频对神经有物理疗效（见本书后文 Cahana 等所著内容），但缺乏一个已经建立的 PRF 疼痛缓解机制模型，我们已知的是脉冲射频疼痛缓解的疗效取决于临床试验中所使用的具体参数和控制算法。自从第一次关于脉冲射频治疗疼痛在临床上使用公布以来，大量经过同行评议的脉冲射频技术和疼痛缓解结果的临床研究发表，其中包括一项关于 PRF 治疗颈神经根痛的 RCT 研究（Van Zundert 等，2007）。尽管治疗使用不同的参数，已发表的临床试验通常设定目标电压 45V、脉冲宽度 20ms、脉冲频率 2Hz 以及治疗时间 120s，同时，他们均采用调节脉冲电压或者脉冲宽度去维持温度等于或低于 42℃。除此之外，大量的有关脉冲射频方法的问题依然没有得到解答：

用 PRF 电极接触神经时，是用"侧边接触"的方法更好还是"点接触"的方法更好？

一些临床医生更倾向于使用"点接触"/垂直接触的方法，因为他们觉得这能够更精确地瞄准，具有更大的电场效应。这是有依据的，因为在电极尖附近非常小的范围内（≈0.2mm）电场强度非常大，超过这个范围，电场强度将低于射频针轴周围的部分，所以仅靠针尖部分非常大的电场来实现全部临床效果是不太可能的。此外，由于该点的电场具有强烈的损毁效果，与高温热潮相吻合，所以，"点接触"的方法不能产生一个纯粹的非损毁效果。另一方面，因为在射频针轴两侧电场强度降低相对较缓，所以"侧边接触"/平行接触的方法提供一个更大的受影响的神经的体积以至于可以提升电场，同时热量更少。最近 Erdine 等（2009）通过动物研究发现侧边接触的方法会破坏轴突微管、微丝和线粒体。确定"侧边接触"和"点接触"两种方法的相对效果，必须通过临床试验。

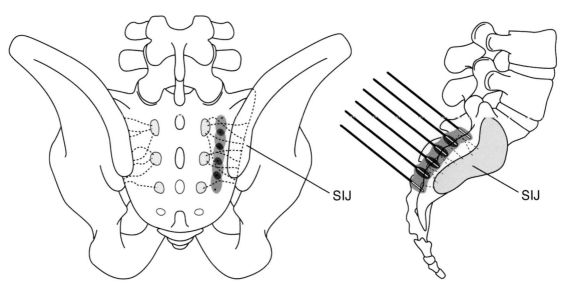

图 3.21　栅栏样骶髂关节（SIJ）去神经化

通过改变经典的设定值可否改善临床效果？

　　电压 45V，脉冲宽度 20ms，脉冲频率 2Hz，治疗时间 120s？ PRF 的发明者出于一个实用的目的选择了这些参数，没有任何临床证据证明在任何情况下，这些参数都是"完美的"。有些医生使用更长的治疗时间（超过 4 分钟），或者选择脉冲宽度为 10ms、脉冲频率 4Hz，因为他们觉得这能够增加电场的暴露，也被称作电场剂量（E-dose）（Cosman 和 Cosman，2005）。尽管这些变化可能被证明有效，但目前为止，没有临床证据能够证明这些变化对愈后有任何改善。

临床效果的变化依赖温度控制算法？

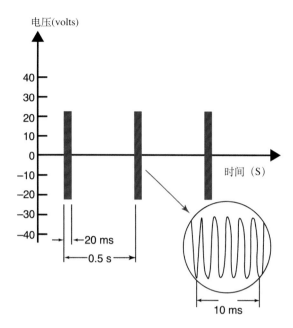

图 3.22　脉冲射频。红色箭头指明检测 L5 内侧支的靶点

　　现代射频发生器（图 3.17）至少包含一种 PRF 温度控制的方法，即调整射频电压、射频宽度，或者调整射频频率，保持其他参数不变。例如，NeuroTherm NT 1100 发生器的促销指南表明其具有特殊的依靠交换决定脉冲剂量的脉冲频率运算法则。Cosman G4 发生器含有一个电场剂量设置，允许术者选择控制法则以调整神经在电场中的暴露。尽管所有的临床研究都表明通过使用调整电压或者射频宽度中的一个参数来控制温度的方法的射频发生器都能够产生确切的临床效果，但是他们并没有与其他的控制方法进行对比。作者都没有意识到进行通过调节射频频率和使用不同脉冲剂量来控制温度能否改变 PRF 愈后的临床试验。如果 PRF 的机制依赖长时程抑制（long-term depression, LTD）的话，有理论依据相信脉冲频率／脉冲剂量这种控制法则可能不会起很大作用。PRF 疼痛缓解的 LTD 假说由 Cosman 和 Cosman （2005）提出，假说的提出是基于 PRF 以 2Hz 的频率刺激动作电位，使得突触后电位降低到阈值以下，这将落到一个已知的能够通过使用条件刺激诱发 LTD 的范围内（Sandkuler 1997；Bear 2003）。因为脉冲频率／脉冲剂量调整法可能会降低脉冲频率至远低于已知的 LTD 范围，所以这也可能降低 LTD 效果。电压和脉冲宽度控制算法未受到关注。然而，因为缺乏强有力的 PRF 的运作模式的模型和临床试验，PRF 温度控制运算法在临床上不能被区分。

第二节

Dr. Eric R. Cosman, Jr., MEng, PhD; Prof. Eric R. Cosman, Sr., PhD

　　目前用于缓解疼痛的射频发生器有两种模式。一种是标准模式，即使用连续正弦波射频输出热射频模式，通常被称为连续射频或者 CRF。第二种是用一系列的射频信号脉冲传递，称为脉冲射频或者 PRF。这些波的振幅、电压（V）均是在电压单元测得的。对于临床实践中经常使用的电压来说，一个连续的射频波形导致热损毁。这意味着，靠近非绝缘的金属电极末端的神经组织被持续加热到损毁温度（高于 45 ～ 50℃），加热是通过通电组织中的离子

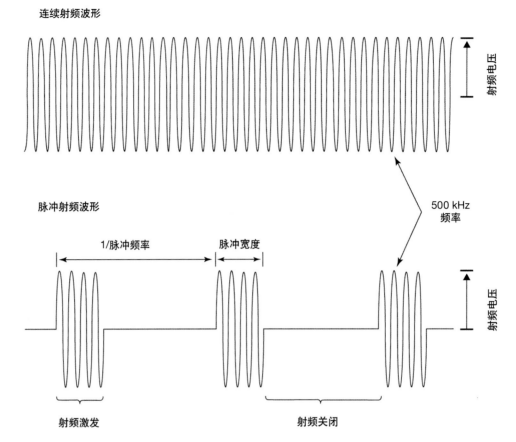

连续射频波形

射频电压

500 kHz
频率

脉冲射频波形

1/脉冲频率

脉冲宽度

射频电压

射频激发

射频关闭

图 3.23 对于 CFR 和 PRF 的射频波形示意图（参数和时间不按比例）

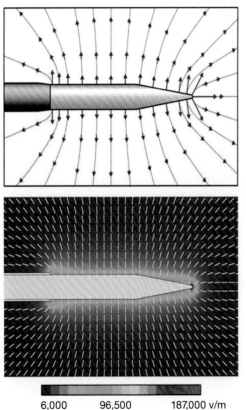

6,000 96,500 187,000 v/m

图 3.24 （上图）电场模式示意图。（下图）射频电压设定
为 45V，使用 22 ~ 射频针，计算出来的组织中的场强

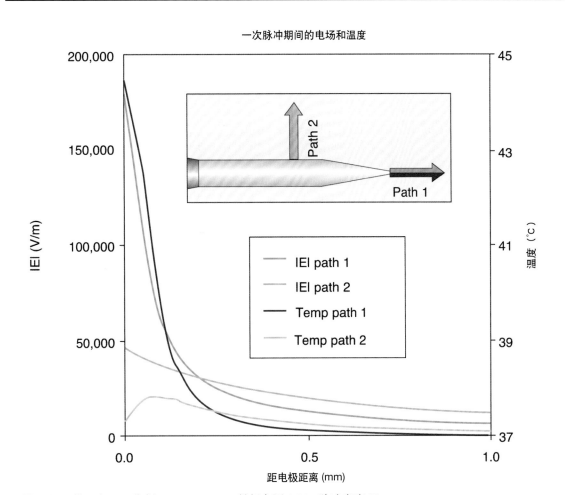

图 3.25 第一次 PRF 期间 E-smdT-fields。射频电压 45V，脉冲宽度 20ms

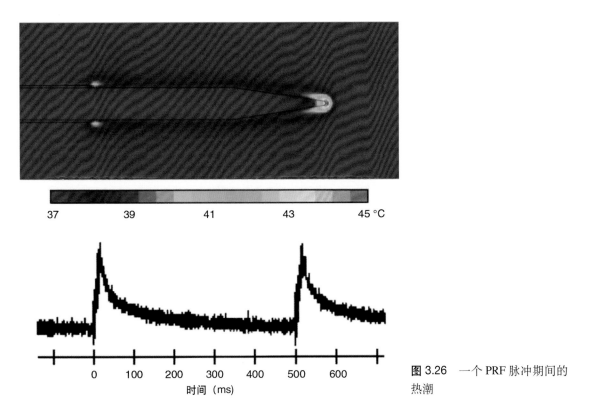

图 3.26 一个 PRF 脉冲期间的热潮

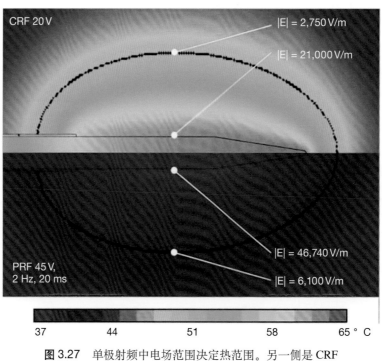

E-field on CRF 50 ℃ 等温线 *t* = 60 s

图 3.27 单极射频中电场范围决定热范围。另一侧是 CRF

的摩擦产生的。因此，连续射频损伤范围包括所有 45 ～ 50℃ 等温线以内的区域，通常是围绕电极末端的一个椭圆形。在这个损毁范围内，所有的细胞结构均被热破坏。作用于神经组织的脉冲射频的作用是不同的。因为相对于不发生作用的间歇期来说，以脉冲方式传递的射频输出的时间很短，电极附近组织温度不会持续升高，在同样电压条件下，也不会像持续射频一样高。由于调节 PRF 电压使得平均电极末端温度维持在一个非损毁性温度范围内，临床上观察到的镇痛效果可能是由其他的机制导致的。

对于脉冲射频和连续射频模式来说，电场（E）都是控制神经组织中射频输出活动的基本物理量。与来自射频发生器的输出电压 V（RF）相连接的射频电极周围产生电场（图3.13）。通过电极末端周围空间每一个点的箭头（矢量）来表示电场，表明力的大小和方向，能够产生带电的结构和组织中的离子。电场线指明了电场在均匀介质中的形态。电场对组织产生的众多不同效果包括：电荷震荡、离子电流、电荷极化、膜电压以及结构 修改力。对于连续射频模式来说，这些效果导致的明显结果就是组织内热量的产生，热量的产生是由于由电场驱动的离子电流的摩擦能量损失。相反的，对于脉冲射频，从热潮到神经亚显微结构的变性，再到神经兴奋现象，电场的效果更复杂且多变。所有的这些效果能够起到导致神经变化的效果，但 PRF 治疗如何起到镇痛效果依然是科学研究的热门领域。

想要理解脉冲射频中电场如何起作用，必须确定电极周围的电场强度。通过使用有限元计算方法（Cosman 和 Cosman），使用典型的电极，一次 PRF 脉冲期间的电场强度已经被计算出来（图 3.13、3.23、3.25）。对于一根 22G 的射频针，在 45V 的条件下，靠近电极针尖的位置，电场强度能够达到 187 000V/m。电场强度随着远离针尖的距离增加迅速降低。电极针的旁侧，电场强度为 46 740V/m，相对而言，电极针侧面电场强度下降相对缓慢。强电场的生物学效应和一系列的不同点神经修饰作用，可能是脉冲射频起到治疗效果的原因。

这些预测的两个推论都可以被实验和临床观察支持。第一，作为电极末端有非常高的电场的推论，电极末端的热潮会对神经造成热损毁。第二，在远离射频针尖的位置有作用于神经细胞的明显的非热电场效应，这与 PRF 的镇痛效果密切相关。

在短暂的脉冲射频期，末端会出现一个比平均组织温度高 15 ～ 20℃的热斑，平均组织温度保持在 37 ～ 42℃的体温附近。这已经通过体外测量和有限元计算证明了。强电场和热源可能会对非常靠近电极针尖的神经组织产生毁损效果。已经在体外观察到这种毁损的证据（Cahana 等）。当电极针的尖端在神经内或者接触到神经的时候，这可能是 PRF 产生临床效果的一个原因。但是，这种病灶效应并不能对 PRF 疼痛效应进行完全的解释，因为高强度电场和热潮的区域局限在电极尖端约 0.2mm 的范围内。

有证据表明直接的非热学效应对于 PRF 是重要的。众所周知，通过电极针末端的侧面靠近轴突或者背根神经节也可以实现镇痛的效果，而不用末端尖部分。当使用常用的 PRF 电压时，每降低 1℃，需要远离尖端的距离小于 0.5mm，在侧面，每降低 1℃，距离需超过 1mm，电场的强度依然足以产生生物学效应。例如，假设射频电压 45V，通过有限元计算电场强度，侧面 0.5mm 处约为 20 000 V/m，1mm 处约为 12 000 V/m。因此，这个范围内的电场强度对神经改造应该具有显著作用。

典型的 CRF 和 PRF 波形之间的比较显示出在这些 RF 模式之间存在着显著不同。CRF 射频电压 20V，作用 60s 后，通过计算得出电极侧面表面电场强度 21 000 V/m、温度 60 ～ 65℃，距离 1.8mm 的地方，电场强度 2750 V/m、温度 50℃。相对的，PRF 射频电压 45V，作用 60s 后，电极侧面表面电场强度 46 740 V/m、温度 42℃，距离 1.8mm 的地方，电场强度 6100 V/m、温度 38℃。换句话说，PRF 主要是直接的电场效应更突出，而对于 CRF，热效应更加突出，且对电场效应有一定的掩盖。

结合考虑到即使电极没有直接放到神经上，PRF 也会有临床效果，这些物理现象表明电场对 PRF 镇痛效果有直接的影响。众所周知，PRF 电场能够在神经元细胞膜和细胞器产生跨膜电位（Cosman 和 Cosman，2005）。电场也能够穿透轴突的细胞膜和背根神经节的胞体，从而破坏必需的细胞内亚结构和功能。例如，对兔的背根神经节进行 PRF 能够造成显著的只能在电镜下观察到的神经元超微结构改变（Erdine 等，2005），这可能会改变或者破坏细胞的功能。此外，选用"平行"/"侧面接触"的方法对大鼠的坐骨神经传入轴突进行 PRF 能够造成微管、微丝和线粒体破坏；C 纤维的中断似乎比 Aδ 纤维和 Aβ 纤维的中断更加显著（Erdine 等，2009）。这表明 PRF 可能会对电极周围空间内的神经细胞产生亚细胞微型损伤，这可能减少痛觉信号的传入。通过在独立的单神经纤维上使用电生理学微电极，已经观察到大鼠腓肠肌和坐骨神经动作电位的轴突传导阻滞（Cosman 等，2009）；相对于采用"平行"/"侧面接触"的方法，采用"垂直"/"点接触"的方法在更低的电压下就可以发生阻滞，这可能是由于电极尖端的高电场和热潮的存在。通过一种称作膜整流（membrane rectification）的过程，PRF 膜电位能导致神经兴奋（动作电位）。通过上述的单神经纤维记录技术，已经在大鼠的腓肠肌和坐骨神经观察到这种兴奋（Cosman 等，2009）。因为 PRF 的脉冲频率与经典条件刺激相似（1 ～ 2Hz），因此 PRF 可能有相同的功能（Cosman 和 Cosman 2005）。条件刺激能够抑制 Aδ 纤维和 C 纤维突触传入伤害性信号的效能（Sandkuhler），这种现象被称为长时程抑制（long-term depression，LTD）。因此，PRF 可能会通过脊髓后角处突触连接的长时程抑制来减少疼痛信号的传递。无论是"微管机制"还是"LTD 机制",对于一个特定的疼痛综合征或者结构上的靶点进行 PRF 时,合适的暴露应该由 PRF "电场剂量(E-dose)"决定(Cosman 和 Cosman,2005)。电场剂量提供一个测量电场强度和总的脉冲/暴露时间的参数。

第三节

Prof. A. Cahana, MD, DAAPM, FIPP; Prof. Philippe Richebé, MD, PhD; Dr Cyril Rivat, PhD

Cosman 和 Cosman(2005)已经证明相对于连续 / 热射频(CRF),脉冲射频(PRF)将组织暴露于更高的电场。CRF 热损毁时射频针末端温度 65℃,射频针周围电场强度 21 000 V/m,PRF 损毁电场强度为 46 740 V/m,电极末端温度为 42℃。在射频针轴位侧面 CRF 热损伤范围的外界限处,CRF 电场强度时 2700V/m,然而 PRF 的电场强度是 6100V/m。此外,由于 PRF 射频针周围的温度较低,在 CRF 中暴露于神经松解温度的组织,在 PRF 中暴露于高电场。如前文所述,电场强度在针尖约 0.2mm 范围内最大;每一次射频,瞬间、局部损毁性质的高温峰值会出现在这个地方。另一方面,因为射频针侧面周围的电场下降速度比末端的头侧下降速度更缓慢,所以相对于末端的头侧,围绕着射频针轴四周更大的范围有更高的电场强度。

结合近期所有关于脉冲射频的工作,有些医生喜欢使用射频针尖端("垂直接触")的方式,因为他们认为这种方式可以更精确地瞄准。他们认为使用针尖既可以降低热效应,又可以有更大的电的力学效果,因此相对于使用射频针的轴,这在理论上会降低神经炎的风险。然而,并没有科学证据来证明这一假说。

Sluijter 描述了脉冲射频治疗过程的四个阶段,即:

- 立刻缓解期,能够立刻缓解。
- 术后不适期,可能会持续长达 3 周。
- 临床起效期,临床效果可能持续变化。
- 疼痛复发期;依然处在早期,但是有些患者在缓解后 4 ~ 24 个月复发。

没有任何脉冲射频导致神经损坏的临床证据。Higuchi 等给出了将脉冲射频用于大鼠颈背根神经节会导致即刻早期基因 c-fos 上调的实验证据[4]。

随着过去 10 年中取得的技术改进,PRF 和 CRF 对于细胞内的超微结构的作用得到了更好的评估。

脉冲射频对于治疗周围神经疼痛似乎是有效的。Hamann(2003)指出这种现象缺乏实验室证据,可能是由于这些诱导了施万细胞的功能的改变[5]。Cahana 等(2003)发现脉冲射频仅在 1mm 的范围内影响细胞结构,同时提出了如果范围如此小,如何将电极靠近目标组织的问题[6]。

Podhajsky 等(2005)使用 CRF、PRF 分别对背根神经节和坐骨神经持续加热到 42℃,比较了 2 天、7 天和 21 天后的组织学变化。在动物身上,PRF 没有引起任何瘫痪或者感觉缺失。PRF 组作用于坐骨神经和背根神经节 2 天及 7 天后,只在神经纤维附近发现存在轻微水肿和一些成纤维细胞活化(胶原沉积在神经弓上和下神经周围区域)。在 PRF 21 天后,轻微的水肿也消失了。CRF 组出现显著水肿、轴突肿胀以及神经退化[7]。Erdine 等(2005)报道动物实验表明 PRF 诱导背根神经节神经元内质网扩增和囊泡数量增加。CRF 表现出同样水平的线粒体变性、核膜完整性中断以及背根神经节细胞中囊泡数量的大幅度增加 [8]。这两个实验得出实现 PRF 的临床效果，不需要依赖热损伤的结论。

1 年后，Hamann 等（2006）对大鼠坐骨神经和 L5 背根神经节进行脉冲射频处理。他们发现，在射频处理后长达 14 天，活化传输因子 3（ATF3）（一个在细胞应激早中期表达的基因）的表达升高。他们发现直接作用于神经节后，ATF3 在背根神经节的小细胞中选择性升高，在处理后的坐骨神经细胞中却没有表达。他们总结认为是脉冲射频选择性刺激含有伤害性感受器的胞体。脉冲射频的主要效果是作用于胞体而不是信号传导过程。这个研究也发现 PRF 优先作用于含有小直径纤维（Aδ 纤维和 C 纤维）组成的轴突的神经元 [9]。

2009 年之后，才有文章开始报道 PRF 后更精确的超微结构层次的神经调节。Tun 等（2009）通过观察超微结构，确认相对于 PRF（42℃，120s），CRF（70℃）会对坐骨神经造成更严重的神经损伤 [10]。Erdine 等（2009）发现 PRF 之后感受疼痛的神经轴突的电镜检查提供了亚显微结构损伤的物理证据。线粒体、微管和微丝表现出不同程度的损伤和破坏。C 纤维的损伤比 Aδ 纤维和 Aβ 纤维更严重。这一结果与临床上 PRF 对细的疼痛传递纤维（C 纤维和 Aδ 纤维）有更好的效果相符合 [11]。Protasoni 等（2009）也报道 PRF 处理后急性期 DRGs 会受到轻微的影响。PRF 之后，光镜（LM）观察结果几乎不存在变化，但是通过投射电子显微镜（TEM）发现，有髓鞘的轴突出现分层和束状结构消失。此外，T 神经节细胞含有异常的光滑型内质网、增大的囊泡以及数不清的空泡。作者认为 PRF 在急性期对神经纤维的髓鞘造成轻微的损伤。这项研究没有提供关于这个效果是持续存在还是短暂的相关信息 [12]。

对于常规 CRF 效果不佳的情况下（例如神经性疼痛），脉冲射频可能会有效，此外，在 CRF 可能会产生潜在危害的地方（例如背根神经节损伤），PRF 也是安全的。

PRF 是一种基于神经调节的神经重塑技术，相对的，CRF 主要是基于神经退化来实现临床效果。

PRF 不产生热量，也几乎不造成疼痛。

（孙浩林 译 王占朝 审校）

参考文献

腰椎小关节去神经化

1. Schwarzer AC, Wang SC, Bogduk N, et al. Prevalence and clinical features of lumbar zygapophysial joint pain: a study in an Australian population with chronic low back pain. Ann Rheum Dis. 1995;54:100–6. doi: 10.1.136/ard.54.2.100.

2. Wilde VE, Ford JJ, McMeeken JM. Indicators of lumbar zygapophyseal joint pain: survey of an expert panel with the Delphi technique. Phys Ther. 2007;87:1348–61. doi: 10.2522/ptj.20060329.

3. Van Zundert J, Vanelderen P, Kessels A, van Kleef M. Radiofrequency treatment of facetrelated pain: evidence and controversies. Curr Pain Headache Rep. 2012; 16(1):19–25. doi: 10.1007/si 1916-011-0237-8. Published online 18 Nov 2011. PMCID: PMC3258411.

4. Cohen SP, Huang JHY, Brummett C. Facet joint pain-advances in patient selection and treatment. Nat Rev Rheumatol. 2013; 9(2):101–16. doi: 10.1038/nrrheum. 2012. 198. Advance on lime publication; 20/11/12.

5. van Kleef M, Vanelderen P, Cohen SP, et al. 12. Pain originating from the lumbar facet joints. Pain Pract. 2010; 10(5):459–69. The evidence rating used is a system that considers the potential burden and benefit of the treatment.

物理学：第一节

6. Cosman Jr ER, Cosman Sr ER. Electric and thermal field effects in tissue around radiofrequency electrodes. Pain Med. 2005; 6(6):405–24.

7. Sweet WM, Mark VH. Unipolar anodal electrolyte lesions in the brain of man and cat: report of five human cases with electrically produced bulbar or mesencephalic tractotomies. Arch Neurol Psychiatry. 1953; 70:224–34.

8. Cosman BJ, Cosman Sr ER. Guide to radiofrequency lesion generation in neurosurgery. Burlington: Radionics; 1974.

9. Cosman Sr ER, Cosman BJ. Methods of making nervous system lesions. In: Wilkins RH, Rengachary SS, editors. Neurosurgery. New York: McGraw-Hill; 1984. p. 2490–9.

10. Cosman ER, Rittman WJ, Nashold BS, Makachinas TT. Radiofrequency lesion generation and its effect on tissue impedance. Appl Neurophysiol. 1988; 51:230–42.

11. Sluijter ME, Cosman ER, Rittman WJ, Van Kleef M. The effects of pulsed radiofrequency fields applied to the dorsal root ganglion – a preliminary report. Pain Clin. 1998; 11(2): 109–18.

12. Ferrante FM, King LF, Roche EA, et al. Radiofrequency sacroiliac joint denervation for sacroiliac syndrome. Reg Anesth Pain Med. 2001; 26:137–42.

13. Burnham RS, Yasui Y. An alternate method of radiofrequency neurotomy of the sacroiliac joint: a pilot study of the effect on pain, function, and satisfaction. Reg Anesth Pain Med. 2007; 32:12–9.

14. Cosman Jr ER, Gonzalez CD. Bipolar radiofrequency lesion geometry: implications for palisade treatment of sacroiliac joint pain. Pain Pract. 2011; 11(1):3–22.

15. Ruiz-Lopez R. Treatment of carpal tunnel syndrome with pulsed radiofrequency. In: Lecture at the invasive procedures in motion conference. Swiss Paraplegic Center, Nottwil; 18–19 Jan 2008.

16. Cosman ER Sr, Cosman ER Jr. RF Electric fields and the distribution of heat in tissue. In: Lecture at the international radiofrequency symposium honoring the 70th birthday of Prof. Menno Sluijter: radiofrequency today. Nottwil; 18–19 Oct 2003.

17. Cosman ER Jr. Physics of radiofrequency. In: Presented at the 15th annual advanced interventional pain conference and practical workshop, and the 17th World Institute of Pain FIPP Examination. Budapest; 31 Aug 2010.

18. Wright RF, Wolfson LF, DiMuro JM, Peragine JM, Bainbridge SA. In vivo temperature measurement during neurotomy for SIJ pain using the Baylis SInergy probe. In: Proceedings of the international spine intervention society 15th annual scientific meeting; Budapest, Hungary. 2007. p. 82–4.

19. Brodkey JS, Miyazaki Y, Ervin FR, Mark VH. Reversible heat lesions with radiofrequency current: a method of stereotactic localization. J Neurosurg. 1964; 21:49–53.

20. Dieckmann G, Gabriel E, Hassler R. Size, form, and structural peculiarities of experimental brain lesions obtained by thermocontrolled radiofrequency. Confin Neurol. 1965; 26:134–42.

21. Smith HP, McWhorter JM, Challa VR. Radiofrequency neurolysis in a clinical model. Neuropathological correlation. J Neurosurg. 1981; 55:246–53.

22. Cosman ER Sr, Cosman ER Jr, Bove G. Blockage of axonal transmission by pulsed radiofrequency fields. In: Proceedings of the society of neuroscience conference. Chicago; 17–21 Oct 2009.

23. Abou-Sherif S, Hamann W, Hall S. Pulsed radiofrequency applied to dorsal root ganglia causes selective increase in ATF-3 in small neurons. In: Proceedings of the peripheral nerve society meeting. Banff; 26–30 July 2003.

24. Buijs EJ, van Wijk RM, Geurts JW, Weeseman RR, Stolker RJ, Groen GG. Radiofrequency lumbar facet denervation: a comparative study of the reproducibility of lesion size after 2 current radiofrequency techniques. Reg Anesth Pain Med. 2004; 29(5):400–7.

25. Gultuna I, Aukes H, van Gorp EJ, Cosman ER Jr. Limitations of voltage-controlled radiofrequency and non-temperature-measuring injection electrodes. Submitted for publication; 2011.

26. Cosman Sr ER, Nashold BS, Ovelman-Levitt J. Theoretical aspects of radiofrequency lesions in the dorsal root entry zone. Neurosurgery. 1984; 15:945–50.

27. Erdine S, Bilir A, Cosman ER, Cosman ER. Ultrastructural changes in axons following exposure to pulsed radiofrequency fields. Pain Pract. 2009; 9(6):407–17.

28. Cosman ER Sr, Cosman ER Jr. RF Electric fields and the distribution of heat in tissue. In: Lecture at the 2nd international symposium on interventional treatment of pain. Swiss Paraplegic Center, Nottwil; 14–15 Jan 2005.

29. Van Zundert J, Patijn J, Kessels A, Lamé I, van Suijlekom H, van Kleef M. Pulsed radiofrequency adjacent to the cervical dorsal root ganglion in chronic cervical radicular pain: a double blind sham controlled randomized clinical trial. Pain. 2007; 127(1–2):173–82.

30. Sandkühler J, Chen JG, Cheng G, Randic M. Low frequency stimulation of afferent Aδ-fibers induces long-term depression at primary afferent synapses with substantia gelatinosa neurons in the rat. J Neurosci. 1997; 17:6483–91.

31. Bear MF. Bidirectional synaptic plasticity: from theory to reality. Philos Trans R Soc Lond B Biol Sci. 2003; 358:649–55.

物理学：第二节

32. Cosman Jr ER, Cosman Sr ER. Electric and thermal field effects in tissue around radiofrequency electrodes. Pain Med. 2005; 6(6):405–24.

33. Cahana A, Vutskits L, Muller D. Acute differential modifi cation of synaptic transmission and cell survival during exposure target position pulsed and continuous radiofrequency energy. J Pain. 2003; 4(4):197–202.

34. Erdine S, Yucel A, Cunan A, et al. Effects of pulsed versus conventional radiofrequency current in rabbit dorsal root ganglion morphology. Eur J Pain. 2005; 9(3):251–6.

35. Sandkuhler J, Chen JG, Cheng G, Randic M. Low frequency stimulation of the afferent A-delta fibers induces long-term depression at the primary afferent synapses with substantia gelatinosa neurons in the rat.

J Neurosci. 1997; 17:6483–91.

36. Erdine S, Bilir A, Cosman Sr ER, Cosman Jr ER. Ultrastructural changes in axons following exposure to pulsed radiofrequency fields. Pain Pract. 2009; 9(6):407–17.

37. Cosman ER Sr, Cosman ER Jr, Bove G. Blockage of axonal transmission by pulsed radiofrequency fields. In: Proceedings of the society of neuroscience conference. Chicago; 17–21 Oct 2009.

物理学：第三节

38. Abou-Sherif S, Hamann W, Hall S. Traumatic injury in the PNS induces increased numbers of endoneural mast cells. In: Abstracts 10th world convention on pain. IASP Press. pp 290–1. see also Hamann W, Hall S. RF-lesions in anaesthetized rats. Br J Anaesth. 1992; 68:443.

39. Sluijter M, et al. The effects of pulsed radiofrequency fields applied to the dorsal root ganglion–a preliminary report. Pain Clin. 1998; II(2):109–17.

40. Cosman Jr ER, Cosman Sr ER. Electric and thermal field effects in tissue around radiofrequency electrodes. Pain Med. 2005; 6(6):405–24.

41. Higuchi Y, Nashold BS, Sluijter M, Cosman E, Pearlstein R. Exposure of the dorsal root ganglion in rats to pulsed radiofrequency currents activates dorsal horn lamina I and II neurons. Neurosurgery. 2002; 50(4):850–6.

42. Hamann W. Mechanisms, indications and protocol for pulsed radiofrequency treatment. In: Meeting at St. Thomas' Hospital. London; 2003.

43. Cahana A, Vutskits L, Muller D. Acute differential modulation of synaptic transmission and cell survival during exposure to pulsed and continuous radiofrequency energy. J Pain. 2003; 4(4):197–202.

44. Erdine S, Yucel A, Cimen A, Aydin Podhajsky RJ, Sekiguchi Y, Kikuchi S, Myers RR. The histologic effects of pulsed and continuous radiofrequency lesions at 42°C to rat dorsal root ganglion and sciatic nerve. Spine. 2005; 30(9):1008–13.

45. Erdine S, Yucel A, Cimen A, Aydin S, Sav A, Bilir A. Effects of pulsed versus conventional radiofrequency current on rabbit dorsal root ganglion morphology. Eur J Pain. 2005; 9:251–6.

46. Hamann W, Abou-Sherif S, Thompson S, Hall S. Pulsed radiofrequency applied to dorsal root ganglia causes a selective increase in ATF3 in small neurons. Eur J Pain. 2006; 10:171–6.

47. Tun K, Cemil B, Gurhan A, Kaptanoglu E, Sargon MF, Tekdemir I, Comert A, Kanpolat Y. Ultrastructural evaluation of pulsed radiofrequency and conventional radiofrequency lesions in rat sciatic nerve. Surg Neurol. 2009; 72:496–501.

48. Erdine S, Bilir A, Cosman ER, Cosman Jr ER. Ultrastructural changes in axons following exposure to pulsed radiofrequency fields. Pain Pract. 2009; 9(6):407–17.

49. Protasoni M, Reguzzoni M, Sangiorgi S, Reverberi C, Borsani E, Rodella LF, Dario A, Tomei G, Dell'Orbo C. Pulsed radiofrequency effects on the lumbar ganglion of the rat dorsal root: a morphological light and transmission electron microscopy study at acute stage. Eur Spine J. 2009; 18:473–8.

第四章
腰椎间盘突出症的经皮治疗

Pier Paolo Maria Menchetti, Walter Bini

引 言

椎间盘突出症的常规手术治疗方法可能会导致严重的并发症（复发、感染、脑脊液漏、医源性不稳定、硬膜外瘢痕）。为了降低上述并发症的发生率，过去的 30 年中，腰椎间盘突出症的经皮治疗方法已经开始应用。所有的经皮方法都是微创的，主要目的是尽量保持脊柱的解剖结构，降低术后并发症，让患者尽快恢复日常活动能力。提高椎间盘手术疗效和降低开放手术并发症的需求促进了经皮治疗方法的发展。主要目标包括去除足够的椎间盘、最低限度的神经根牵拉、确切的止血、处理伴随病理改变以及维持脊柱稳定性。最大限度减少肌肉切开、降低术后疼痛以及避免对老年患者行全身麻醉是其次要目标。目前，虚拟现实技术、机器人辅助技术以及 CT 扫描等给外科医生进行微创脊柱手术创造了条件，相对于开放手术方法，微创方法既降低了并发症又减少了术后恢复时间。

微创治疗的成功完全取决于合适的手术指征，清楚地了解功能、并发症和禁忌证很重要。然而，对于每一次微创治疗后，如果依然存在症状残留的话，进行传统的手术治疗没有任何问题。在过去的 30 年中，经皮腰椎间盘突出症治疗经过了几个阶段，例如化学髓核溶解术、经皮自控式髓核摘除术、经皮手动内镜髓核摘除术、椎间盘内电热疗法（intra diacal electro thermal，IDET）、髓核成形术（低温等离子射频消融术）、经皮激光椎间盘减压术（percutaneous laser disc decompression，PLDD）以及水刀椎间盘切吸术。

背 景

微创脊柱手术可能起源于 1963 年，Smith[1] 对一个坐骨神经痛的患者施行了椎间盘内注射木瓜凝乳蛋白酶。这种方法在 20 世纪 70 年代广泛应用于临床，但是因为严重的并发症（例如横贯性脊髓炎和过敏性休克）不再广泛应用。1978 年，Williams 将显微镜从脑外科手术引入椎间盘切除术，出版了第一套丛书。书中提到了相对于传统脊柱手术方法，微创脊柱外科的优势。优势包括 1 英寸小切口、改善的视野和照明、缩短手术时间以及更快地恢复到日常活动能力从而缩短住院时间。改善椎间盘手术效果，降低发病率、死亡率的需求促进了化学髓核溶解术和显微椎间盘切除术的发展。手术目标包括足够的椎间盘切除、最低限度的神经根牵拉、确切的止血、检测和评估伴随的病理改变，以及脊柱不稳定性的保护。

为了进一步寻找椎板开窗髓核摘除术的替代手术方案，1975 年 Hijikata [3] 在局部麻醉条件下进行了一个经皮髓核摘除术联合后外侧入路椎间盘部分切除术。随着椎间盘中间部位髓核的去除，椎间盘内压力剧烈降低，因此会刺激神经根和椎间盘突出周围的痛觉感受器。然而由于后外侧手术入路以及仪器的改进，可以去除少量的椎间盘。椎管内的解剖结构不能够被直视观察，但是使用咬切钳开窗打孔连续插入型号逐渐增大的套管，通过一次穿刺可以取出 2 ～ 3 g 椎间盘。通过将伊万斯蓝染料注入椎间盘行椎间盘造影后，只去除蓝染的组织。经皮的手术方法通过改良手术器械进一步发展。工作套管的外直径扩大到 6.9 mm，内直径在 1 ～ 5 mm 范围内，可以使用直钳和弯钳。最后，随着小口径玻璃光纤的引入，椎间孔及椎间孔外的区域的可视化成为可能。

到 1985 年，Onik 等 [4] 发明了一个用于自动经皮腰椎间盘切除术的钝头的抽吸切除一体探头。髓核的切除和吸引同时进行，且通过 C 臂监测。随后，他设计了一个可以放入 L5-S1 椎间盘内的弧形穿刺系统。1983 年，Friedman [5] 通过一个 1 英寸的切口越过髂嵴将一个胸管和内镜引入椎间盘。Sheppered [6] 设计了一个反向咬骨钳从椎间盘的后部区域取组织，但是上面提到的方法对于游离型碎片和重要的退行性改变都是无效的。Asher [7] 在 1985 年进行了尸体椎间盘激光治疗前后椎间盘内压力的研究。1990 年，Yonezawa [8] 报道了使用一个尖端带有压力传感器的设备进行的经皮椎间盘内激光髓核切除术，发现激光汽化之后，髓核被软骨纤维组织替代，与椎板开窗髓核摘除术有相似的改变。

考虑到微创脊柱手术需求的日益增多，行经皮髓核摘除术应满足以下条件：（1）年龄小于 45 岁，（2）无后纵韧带穿孔，（3）无退行性椎管狭窄，（4）无神经结构畸形，（5）至少 6 个月保守治疗无效。此外，目标是去除突出椎间盘的后部分，保留中央的组织。

1995 年，Trouser [9] 引入了经皮射频热凝固术。使用双极射频电极和射频交替电流能够导致髓核的凝固坏死，实现神经根减压。微创脊柱外科手术目前非常有吸引力，可以帮助熟练的脊柱外科医生作出准确的诊断和实施效果更佳且更少并发症的手术。

腰椎间盘突出症的经皮治疗方法

髓核化学溶解术

髓核化学溶解术（chemonucleolysis）是一个用于表述髓核化学破坏的术语（chemo-nucleo-lysis）。化学髓核溶解术的历史可以追溯到 Lyman Smith 的研究[10]。椎间盘内注射木瓜凝乳蛋白酶（一种从纸莎草中提取的生物酶），造成髓核内蛋白的凝固溶解，却不会导致周围纤维环的破坏。生物酶起作用的时间大约是 2 ～ 3 周，减少导致临床症状的膨出或者凸出的椎间盘的重量。髓核是椎间盘中间位置柔软的胶状组织，周围环绕结实的纤维层（环状）。椎间盘突出症中，髓核可以从纤维环的薄弱和断裂处流出。突出的椎间盘是完整的，只是膨胀了而已。对于受挤压的椎间盘，纤维环已经断裂，但是却依然与椎间盘相连。对于游离型椎间盘，髓核的碎片已经完全从椎间盘离断，能够在椎管内自由移动。髓核化学溶解术对游离型椎间盘无效。

适应证

1. 18 ～ 50 岁椎间盘突出症患者

2. 无神经功能障碍

3. 腿痛较腰痛更严重

4. 保守治疗失败

5. 患者希望避免手术

　　手术通常在手术室局麻下进行。在 C 臂的监控下，小尺寸的穿刺针置入受影响的椎间盘的中心。一旦穿刺针置入成功，建议行椎间盘造影。接下来注入小的试验剂量的木瓜凝乳蛋白酶，等待 10 ~ 15 分钟以观察是否存在过敏反应。如果没有观察到过敏反应，继续后面的操作。患者可在 24 小时内出院，但是需要绝对卧床 1 周。因为木瓜凝乳蛋白酶是从木瓜中提取的，大约 0.3% 的患者对木瓜凝乳蛋白酶过敏，当接触到这种生物酶的时候，会产生威胁生命的休克。过敏性休克症状发展迅速，但也有可能于术后超过 2 小时才发生。其他不太严重的过敏反应的症状（如皮疹、荨麻疹等）可能立即发生，也有可能术后超过 15 天才出现。神经系统并发症包括急性横贯性脊髓炎／脊髓病（ATM）、瘫痪、下肢疼痛或无力、足下垂以及麻木等[11, 12]。取得良好效果的比例一般在 70% ~ 80%，但是大约有 30% 的患者需要 6 周的时间缓解疼痛[11, 12]。在美国，这种治疗方式只能用于腰椎间盘。据报道并发症的发生率为 0.2% ~ 0.5%。死亡率低于 0.2%[11, 12]。

自控式经皮髓核摘除术

　　Oink 在 1985 年发明了自控式经皮髓核摘除术[13]。

　　1975 年，Hijikata[14] 发明了经皮人工髓核摘除术，随后，放射科医生 Onik 改进了这个手术方式，发明了一种带有一个改良的 2.5 mm 探头的自动装置（髓核摘除器，nucleotome）。探头同时含有切除和吸取装置。第一个髓核摘除器的探头含有一个长 8 英寸（20.3 cm）、直径 2 mm 的针。它一端为椭圆形的封闭端，另一端是一个单边接口（图 4.1）。髓核组织被切碎后抽吸到体外的收集器里。这个探头起作用的确切机制不清楚，但是术后 6 ~ 11 个月的 CT 扫描发现 65% ~ 70% 的患者并没有椎间盘的明显改变[15]。自从 1985 年以来，已经施行了约 200 000 例这种手术，有效率在 70% ~ 80% 之间[16]。生物力学研究表明，为了减轻神经根压迫引起的临床症状，需要降低椎间盘高度和降低椎间盘内压力。

适应证

1. 45 岁以下，腿痛比背部疼痛严重

2. CT 扫描或 MRI 检查提示椎间盘突出

3. 6 周保守治疗无效

4. 没有腰椎滑脱

5. 没有中央型或者侧隐窝型椎管狭窄

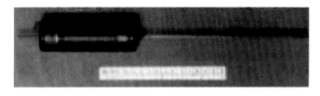

图 4.1 Onik 发明的髓核摘除器

在某些情况下，诱发性椎间盘造影是有意义的。当怀疑椎间盘膨出的时候，可以通过椎间盘造影来观察纤维环以及后纵韧带是否完整。造影剂自由地流动到硬膜外隙表明存在完全撕裂，流到凸出的区域表明与髓核有交通。椎间盘疾病进行 CT 或 MRI 检查，可能会显示很多层次，而诱导性椎间盘造影能够显示进行外科手术操作的层次。椎间盘造影于手术室局麻（伴或者不伴静脉镇静）下进行。在前后位和侧位的 C 臂监控下，通过标准的后外侧入路将 2.5 mm 的探针置入髓核。髓核切除器尖端的开口带有切割刀片，可以将髓核组织切碎，然后转移至吸引装置。探头工作 15 ～ 20 分钟，能够切割吸取 2 ～ 5 g 椎间盘。

很多患者术后疼痛立即缓解，且大多数能够在 24 小时内恢复日常活动能力。可以选择 24 小时住院治疗，因为有些患者可能会存在持续几天的腰部痉挛。术后推荐物理治疗。

据报道，手术本身的成功率很不同，从 29%[17] 到 75%[18] 不等。综上考虑，最适合接受这种手术的是小的隆起型椎间盘突出症患者；椎间盘退化程度较轻且在高度上不应该减少得太多。破裂型椎间盘突出症和游离型椎间盘突出症是绝对禁忌证。术后几天可能会有腰痛。该手术总的并发症发生率很低。

经皮内镜下人工髓核摘除术

经皮髓核摘除术第一次报道是在 1975 年[14]，经过后外侧入路到达椎间盘。在一开始的这类手术中，到达椎间盘的入路可以是单侧或双侧，逐渐增大的扩张管（3.5 ～ 4.5mm）、C 臂等均用于椎间盘的去除。手术中使用环刀、手术钳以及抓钳等器械从椎间盘的中央部分切除髓核。这个手术有个缺点是探针反复进出椎间盘，这对于纤维环不利。该手术仅切除椎间盘内的髓核，不切除突出的部分，通过降低椎间盘内压力，从而使膨出的部分能够回纳回去，解除对神经根的压迫。手术的初步效果令人满意，约 72% 的成功率[19]。因为血管损伤和椎间盘炎等问题，需要进一步改进。

20 世纪 90 年代早期，Kambin[20] 通过一个称为"Kambin 三角"的解剖学标志性结构（图 4.2 a、b），将内镜用于脊柱手术，实现了手术视野的直视化，可以直接看到神经根和突出的椎间盘。Kambin 三角是后外侧入路内镜下椎间盘切除术的手术通道。它是背外侧椎间盘上方的一个直角三角形区域。斜边是出孔神经根，底边（宽边）是靠近尾侧的椎骨的上缘，高是走行神经根。Kambin 最初强调应避开椎管，在三角范围内操作，内镜和器械通过位于行走神经和出孔神经之间的套管进出，该区域被称作 Kambin 三角（图 4.2 a、b）。

适应证
- 根性神经痛超过 3 个月，休息后缓解
- 站立时根性放射痛
- CT 扫描或者 MRI 检查提示椎间盘突出症
- 椎管面积减少超过 50% 但是没有中央型或者侧隐窝型椎管狭窄
- 椎间孔型椎间盘突出症

内镜下椎间盘切除术的器械都是专用的。一个专门设计的带有大的工作通道的多通道椎间盘镜（图 4.3 a）能够提供看清椎间盘病变的高质量图像。水流集成系统能够保持术野干净，即使是有出血的情况下。一个压力和体积控制泵，外加双极电凝，能够有效控制出

血。术前应该在透视监测下进行诱发性椎间盘造影。椎间盘造影后，将导丝插入用于椎间盘造影的 18 G（1.1 mm）脊柱穿刺针中，然后用 11 号刀片切开一个小的切口。用钝型扩张器分离周围的肌肉，使用钝性方法对纤维环开窗然后插入套管，形成到达椎间盘的管状通道。一个带柄的斜面的或开槽的套管用于固定进入纤维环的套管的腹侧部，背侧开窗部分朝向硬膜囊区域。椎间盘、后侧的纤维环以及硬膜外腔可以在 20° 广角内镜的视野里显示出来（图 4.3b）。专用的器械，例如垂体钳和弹簧钳使得在内镜直视下去除椎间盘成为可能。

随着内镜技术的提高，在严格遵守适应证的情况下，该手术取得良好效果的比例能够达到 72% ～ 88%。对超过 2500 例患者的手术结果进行回顾性研究，同时使用 SF-36 量表评估患者状态，超过 70% 的患者效果良好。虽然没有发现感染和神经损伤，但是术者必须遵从手术的学习曲线，以实现内镜的安全使用 [21]。有一个研究 [22] 对比了显微椎间盘切除术和经皮内镜椎间盘切除术术后 2 年的情况，使用内镜的有效率约为 80%，显微椎间盘切除术有效

a

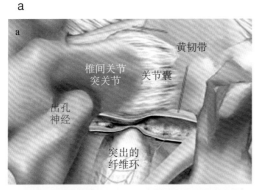

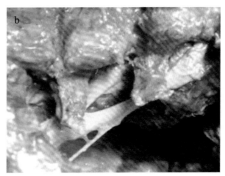

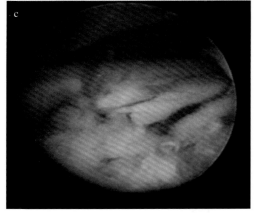

b

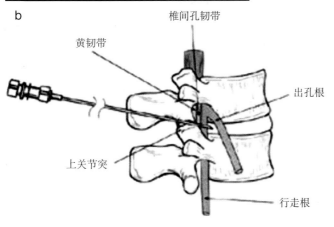

图 4.2 （a）Kambin 三角，椎间盘背外侧的一个直角三角。斜边是出孔神经，底边（宽边）是靠近尾侧的椎骨的上缘，高是行走神经根。（b）脊柱标本中 Kambin 三角解剖标志。（c）椎间盘突出症（6 点钟方向）和神经根（3 点到 9 点之间）的术中内镜视野

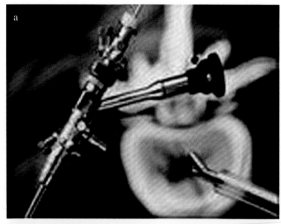

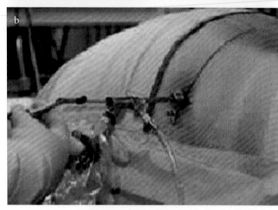

图 4.3 （a）YESS® 脊柱内镜系统（Richard Wolf, Germany）：最初的 Wolf 脊柱内镜，双冲洗通道可以保持更加清晰的视野，杆端光学透镜呈现原始的图像，27mm 的工作通道可以容纳大多数器械，包括脊柱内镜钳、触发式双极探头、刨刀和磨钻以及激光和水流切割器。（b）腰椎间盘切除术经椎间孔入路

率为 65%；内镜椎间盘切除术后，90% 的患者神经症状消失，显微椎间盘切除术后 70% 的患者神经症状消失。相对于显微手术（72%），内镜术后恢复日常活动能力更快且比例更高（95%）。

综上所述，相对于开放手术，经皮椎间盘切除术（手动或者内镜辅助）降低术后并发症和医源性损伤的原因有以下几点：

- 后外侧入路不进入椎管
- 无神经根周围／硬膜外瘢痕形成（据报道开放手术后占 6% ～ 8%）
- 感染率低
- 不会造成术后医源性不稳定
- 日间手术
- 避免全身麻醉
- 更快地恢复到日常活动能力

1993 年，Destandau[23] 设计了一个专用的改良内镜仪器，Destandau Endospine® 系统，Kari Storz 公司（图 4.4 a、b），以实现"内镜辅助下显微腰椎间盘切除术"。这个仪器主要是用于解决内镜椎间盘切除中存在的两个问题。一，工作空间是由机械力创造出来的而不是通过流体压力。二，工作通道与光学通道之间的角提供了必要的三角，以保持仪器的末端始终在视野内。

1988 年，完全标准化的器械已经生产出来（Karl Storz, Tuttlingen, Germany）。全麻以及透视监测条件下，取俯卧位，15 mm 旁正中切口，12 mm 骨凿插入到椎板，然后将带有扩张

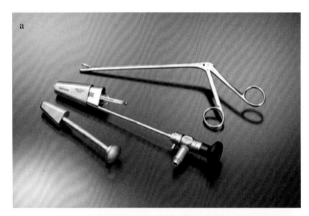

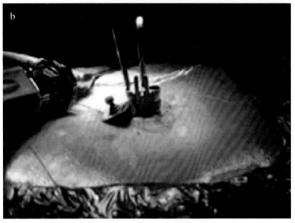

图 4.4　（a）Destandau Endospine® 系 统（Karl Storz）。（b）Destandau Endospine® 系 统（Karl Storz），患者定位和手术器械安装

器的 ENDOSPINETM 手术套管插入椎板。ENDOSPINETM 含有三个路径通道，分别用于插入内镜、吸引器（4mm 直径），以及最大的（9 mm）手术器械通道。前两个通路是平行的，第三个有一个 12° 的角度以汇聚到后纵韧带的平面。角度的存在使得外科医生可以始终将仪器的末端保持在视野内，同时使得吸引器成为第二个手术器械通道。这套系统也包含一个神经根拉钩。切除部分椎板和关节突，显露神经根。只有在内镜的放大下有足够的神经根视野后才能进行神经根的剥离和椎间盘突出的切除。对于硬膜外静脉或者任何血管出血，如果必须止血，电凝烧灼止血。经过充分的长时间学习后，这个手术的总时间从 60 分钟到 120 分钟不等。患者满意度超过 85%。据报道，并发症风险很低，低于 2%。使用同样通路的内镜和用于椎间盘的相同手术技术，减小了皮肤切口和整体组织损伤。这项技术的优势与开放显微椎间盘切除术基本相同，但是即刻术后反应降低，使得患者可以更快速地恢复健康和更早地恢复日常生活能力。通过切除部分峡部骨质、椎间盘突出的部分，该方法可以使用旁正中入路。神经根和神经节的充分的内镜视野显露有利于将神经损坏的风险降至最低。

总之，Destandau 手术方法给外科医生提供了手术部位的直接图像，提高了结构的可视化，相对对于三维立体感的缺失，能够看到手术部位的图像更重要。相对广角的视野也有助于解决椎间孔型椎间盘突出症。旁正中内镜技术也可以用于节段性狭窄的减压，比较宽的视角允许通过单侧通路行双侧减压。

经皮椎间盘切除术自发明以来，已经经过了几次发展，不仅使到达椎管的损伤越来越小，而且已经有几个手术系统具有通过减小突出椎间盘的体积从而实现对受压神经根减压的能力。因为椎间盘可以被看作是一个密闭的含水的空间，从物理学角度来说，一个小的体积的减少就可以大幅度降低椎间盘内压。

因为这些原因，自 1990 年开始，几种物理能量开始用于经皮椎间盘切除术：单极射频、双极射频、激光等。

椎间盘内电热疗法治疗

椎间盘内电热疗法 (intra discal electro thermal,IDET) 于 20 世纪 90 年代末期在临床上用于治疗由于纤维环破裂或者小的包容型椎间盘突出导致的慢性盘源性腰痛。1997 年，Saal [24] 提出用电阻丝产热修复破损的纤维环。关节镜检查中射频电流通过胶原收缩和肉芽组织烧灼来稳定关节囊，这可能会伴随有周围神经组织损伤。椎间盘内电阻丝产生热量升高纤维环的温度，使得伤害性感受器失去作用，达到有效缓解疼痛的效果。原先的仪器含有在透视监测下帮助易弯曲导管进入椎间盘的经皮导丝（图 4.5 a、b）。由热敏电阻丝组成的导管加热椎间盘纤维环的后部，造成胶原纤维收缩，破坏传入神经感受器。我们认为 IDET 主要通过两种不同的机制减少盘源性疼痛：

- 胶原纤维的热变性

- 椎间盘痛觉感受器破坏

胶原纤维的热变性是由于胶原蛋白中对热敏感的氢键受热断裂的结果，导致胶原蛋白收缩至原来的 35%。环形组织收紧可增强退变的椎间盘的完整性和修复纤维环的断裂。纤维环中伤害性感受器的破坏有助于疼痛缓解。一个特制的能够产热导管用于这个手术 (SpineCATH System, Oratec Interventions, Inc., Menlo Park, CA)。IDET 通常是在局麻或者静脉镇静的条件下进行。直径 1.3mm 的导管应该环绕放置在纤维环后部的内表面（图 4.5 a、b），正确定位后，从 37℃ 加热到 65℃。然后将温度维持 1 分钟，如果没有疼痛的话，每 30 秒升高 1℃，直到 80℃ 或者 90℃。当导管尖端温度为 90℃ 的时候，椎间盘内最高温度为 72℃，外周纤维环温度为 46℃。我们必须理解组织温度与组织和热源的距离高度相关。一项有趣的研究 [25] 绘制了距离导管针尖不同距离的预测温度图。使用人体椎间盘标本，多个传感器放置在纤维环前侧、后侧以及终板上。温度高于 65℃ 的组织均在距离 SpineCATH 2 mm 之内。

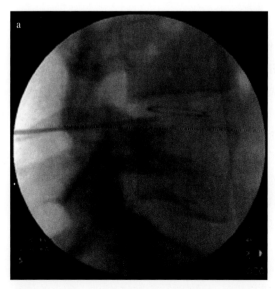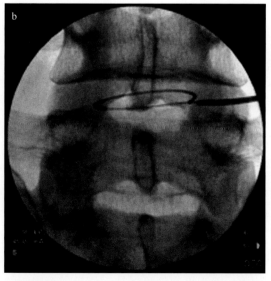

图 4.5　(a) 在透视监控下，SpineCATH 系统插入椎间盘（侧位视野）。(b) 在透视监控下，SpineCATH 系统插入椎间盘（前后位视野）

所有椎间盘内高于 60℃ 的组织位于距离 SpineCATH 2 ～ 4 mm 范围内。高于 45℃ 的组织位于距离导管 9 ～ 14mm 的范围内。因为胶原变性发生的温度为 60 ～ 65℃，所以有效的变性区域为距离 SpineCATH 2 ～ 4mm 的范围。

适应证

- 患者年龄 18 ～ 50 岁
- 慢性腰痛，保守治疗 6 个月无缓解
- 相对于腿痛，腰痛更易出现
- 站立位或者坐位腰痛增加
- 侧位 X 线片显示椎间盘高度正常
- MRI 检查或 CT 扫描提示包容型椎间盘突出但突出不超过椎管的 30%

术后，患者可能会经受一段疼痛明显增加的时期。明显的疼痛缓解可能需要经过 8 ～ 12 周，在术后 4 个月达到高峰。一般来说，患者在术后 4 个月可以参加重体力劳动。建议术后逐渐增加日常活动，术后前 6 周建议带腰围活动。满足手术指征且经过仔细筛选后接受该手术的患者，70% 的手术结果是满意的 [24]。总之，慢性盘源性腰痛的患者接受 IDET 是安全的，此外，相对于更激进的手术方式（例如融合或椎间盘置换），对于合适的患者，IDET 应该首先考虑。

必须强调，IDET 是用于治疗慢性腰痛，而不是用于缓解腿痛。

髓核成形术（射频髓核成形术）

髓核成形术发明于 2000 年，似乎是 IDET 的自然进化。因为慢性腰痛的发病率很高但 IDET 适应证很严格，以及导管管理方面的手术困难，导致 IDET 没有被广泛地采用。低温等离子射频消融（可控的消融）技术通过一个称为 PercDCWand™ 的特殊的专用导管发射射频电波（图 4.6），仪器产生一种独特的低温等离子体场，获得可控的消融，避免椎体终板和周围组织热损伤的风险。通过使用双极射频，仪器可以产生一系列的孔道进入椎间盘，造成组织消融和凝结，温度在 40 ～ 70℃ 之间。组织被分解为低分子量的气体，通过 17G 的穿刺针导出。等离子区半径大约有 1 mm，在制造 6 个孔道后大约可以去除 1cc 的椎间盘组织。ApineWand™ 从组织中退出期间，双极射频凝固使得髓核内相邻的胶原蛋白和蛋白多糖变形，从而导致髓核体积的减少和压力的降低。孔道的外部有存活的细胞。通常选用 120V 的总能量，尖端温度在 50 ～ 70℃。如此，在高能量粒子的尖端产生等离子场，导致尖端正前方椎间盘组织分子解离。在这个过程中，一个孔道从纤维环的后外侧到前侧被制造出来。退出时，凝固模式使用 60V 能量，尖端温度 70℃。离开导管尖端 1 mm 的地方，50℃ 用于凝固，40℃ 用于消融。通过使用高电压（100 ～ 300 V）、120 kHz 的双极射频能量，消融髓核组织。电流创造出由电离粒子组成的大约 75μm 大小的等离子场，等离子场有足够的能量打断椎间盘髓核组织的有机分子链接，并导致髓核组织汽化。

已经发现术后椎间盘内存在生化改变，白介素 -1（与椎间盘退变相关）降低，白介素 -8（与血管新生相关）升高。ApineWand™ 从组织中退出期间，双极射频凝固使得髓核内相邻的胶原蛋白和蛋白多糖变形，从而导致髓核体积的减少和压力的降低。在创造出来的孔道两侧，通过组织学检查均发现存在活细胞，损伤终板的概率是很小的 [26]。

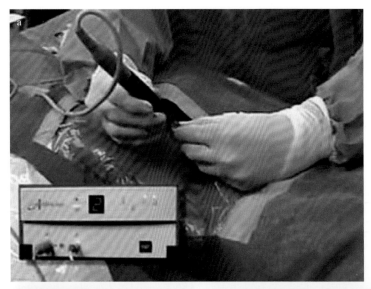

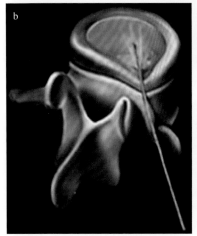 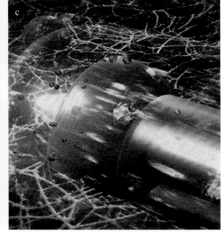

图 4.6　(a) PercDCWand^TM (ArthroCare® Spine) 插入 19G 穿刺针。(b, c) 由 PercDCWand^TM 制造的等离子场的作用

　　手术在局麻和（或）静脉镇静的条件下进行。在透视监测下，17G 穿刺针通过后外侧入路置入椎间盘。穿刺针用作 SpineWand^TM 的套管。对于椎间盘减压，通常在 2、4、6、8、10 以及 12 点方向制造 6 个孔道，均从纤维环的后外侧向前内侧方向延伸。6 个孔道使髓核的一个锥形区域减压。潜在并发症包括感觉过敏（10% 的患者穿刺针插入时暂时性疼痛加重）、神经损伤（罕见）、出血以及感染。患者往往是手术当天出院，可以自由行走、站立或者坐着，但是严禁俯身、举重物和弯腰。术后 7 天允许恢复工作，术后 3 周开始利于腰椎稳定性的理疗。为保证手术结果成功，必须结合病史和影像学进行术前评估。体格检查提示神经根刺激及直腿抬高试验阳性，但是交叉直腿抬高试验阳性表明存在突出型椎间盘或者破裂型椎间盘，这不适合接受低温等离子射频消融术。MRI 应该显示髓核组织小于硬膜囊空间前后径的 50%，且不存在椎间隙变窄。

适应证

- 20 ~ 55 岁患者
- 经常发作的腰部根性疼痛，至少保守治疗 8 周无明显改善

能够同时看到神经根和穿刺针（图 4.8）。据文献报道，曾经出现过如下几种并发症：
- 椎间盘穿刺后出现的并发症：据报道神经根损伤发生率为 0.46%[40]，而显微椎间盘切除术发生神经根损伤的比例高达 8%。
- 血肿：经过反复穿刺尝试，据报道腰大肌血肿的发生率为 1.7%[41]，开放性脊柱手术约 1%。
- 腹腔内损伤：腹部的损伤包括血管损伤和输尿管损伤，发生率约 1/3000[42]。
- 感染：经皮激光椎间盘减压和髓核摘除术后椎间盘内脓肿[43]的发生率低于 1/3000，与以前的报道相符[28, 44, 45]。
- 神经并发症：在腰椎病例中，4 例先前存在足下垂的患者恶化，6 例出现暂时性肌力下降。

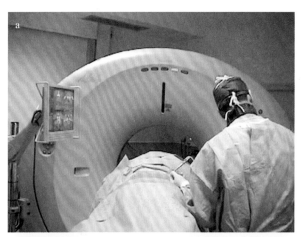

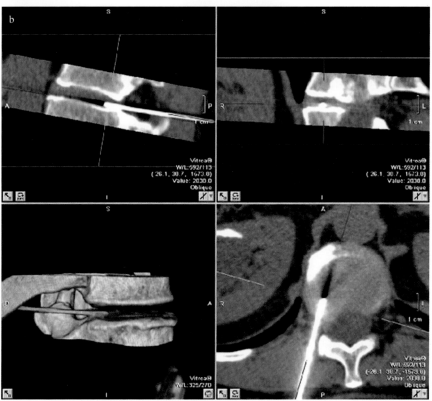

图 4.8 （a，b）CT 引导下，经皮激光椎间盘减压和髓核切除术

其他作者[40]报道超过3000例手术中有5例出现了神经根损伤。对于腰椎开放手术，据报道神经并发症约为2%[46]。

- 终板损伤：热损伤导致，已经发现经过Nd: YAG激光治疗后可能出现终板损伤，但是未出现不稳定[43, 44]。

总之，使用Nd: YAG激光和二极管激光（940～980 nm）[47]的非内镜辅助经皮激光椎间盘减压和髓核摘除术应用于临床，将隆起型椎间盘突出症的治疗提升到新的高度。椎间盘内微创治疗的优点包括经皮微创、小口径器械（小于1 mm）、可记录的椎间盘内压力降低、并发症发生率低于1%，以及不会导致脊柱不稳定。

水刀椎间盘切吸术

2003年，出现了一种经皮使用高速水流切除突出椎间盘的手术。这项技术能够实现与直接使用能量的手术（射频、激光）相同的作用，但是却不会加热周围的组织。使用高压流体射流技术的SpineJet® Hydrosurgery系统（HydroCision, Inc., Billerica, MA, USA）（图4.9），已经用于经皮椎间盘突出切除。SpineJet®系统喷射高速（900 km/h）生理盐水以安全、快速、有效地实现断裂椎间盘组织的切除、消融和排出。通过尸体模型，已经证明通过使用SpineJet® XL（SpineJet®微型切除器的一次性手机）能够从后外侧区域切除接近96%的髓核。

局麻、前后位和侧位透视监测下，将引导穿刺针穿刺进入椎间盘，沿穿刺针插入扩张器，最后将引导套管插入合适位置。移除扩张器和引导穿刺针，通过工作套管插入SpineJet Micro-Resector®切除突出的椎间盘组织，进行神经根减压。整个手术过程中，外科医生必须始终通过连续透视监测每一个仪器的精确位置，以避免损伤前纵韧带和避免凶险的出血。该手术用于隆起型椎间盘突出症、根性疼痛比腰痛更严重、保守治疗6个月无效、没有椎体移位和椎管狭窄的患者。早期结果[49, 50]很有意思，被认为能够替代使用能量的经皮手术方式，因为该方法能够避免对内部结构和周围组织造成热损伤等潜在并发症。

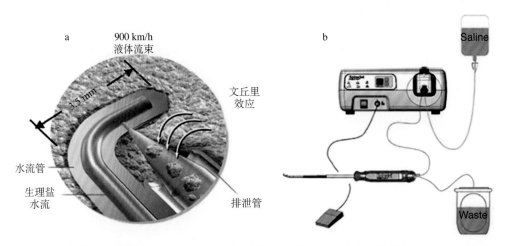

图4.9　SpineJet® 水流手术系统（HydroCision，Inc）。（a）高速水流系统和破坏的椎间盘流出；（b）水刀椎间盘切吸术的专用仪器

总 结

总之，在脊柱医学和外科学的历史中，"最小损伤主义"已经飞速向前发展。过去的 30 年中，磁共振成像能够显示椎管内结构，非手术疼痛管理领域取得了很多进展（包括 CT 引导下治疗）。Kambin[20] 将内镜用于治疗椎间盘突出症，大大增加了经皮微创手术的安全性。通过对包括恢复椎间盘减震功能、柔韧性以及稳定性的恢复性外科手术在内的脊柱疾病的人体工程学研究，使得我们可以通过几个步骤对退化进行干预，从而维持脊柱的链段运动和保持脊柱关节的完整性。

现如今，微创脊柱手术经常替代开放手术。微创手术安全、损伤小，且因为住院天数短、失血少、早期活动和恢复更快等原因易被患者接受。此外，一些老年人可以避免全身麻醉而得到治疗，能够降低手术伤口相关术后并发症、感染风险和术后疼痛。所有治疗椎间盘突出症的经皮手术方式所取得的临床效果与选择适当的适应证直接相关。只有没有神经功能障碍的隆起型椎间盘突出症、保守治疗 6 周无效才应该接受该类手术并且从治疗中获益。

椎间盘突出症经皮治疗的主要优势有保持脊柱稳定性、组织损伤小、不进入椎管、出血少、较少的斑痕行程以及术后并发症少。此外，如果经皮微创治疗失败，并不会影响开放手术。

（孙浩林 译 王占朝 审校）

参考文献

1. Smith L. Enzyme dissolution of nucleus polposus in humans. JAMA. 1964; 18:137–43.

2. Williams RW. Microlumbar discectomy: a conservative surgical approach to the virgin herniated disc. Spine. 1978; 3:175–82.

3. Hijikata S, et al. Percutaneous nucleotomy. A new treatment method for lumbar disc herniation. J Toden Hosp. 1975; 5:5–13.

4. Onik G, Helms CA, Ginsburg L, et al. Percutaneous lumbar discectomy using a new aspiration probe. Am J Neuroradiol. 1985; 6:290–6.

5. Friedman WA. Percutaneous discectomy. An alternative to chemonucleolysys. J Neurosurg. 1983; 13:542–7.

6. Shepperd J, James S, Leach B. Percutaneous disc surgery. Clin Orthop. 1989; 238:43–8.

7. Asher PW. Application of the laser in neurosurgery. Lasers Surg Med. 1986; 2:91–7.

8. Yonezawa T. Percutaneous nucleotomy: an anatomic study of the risk of root injury. Spine. 1990; 15:1175–85.

9. Troussier B. Percutaneous intradiscal radio-frequency thermocoagulation. Spine. 1995; 20:1713–8.

10. Smith L. Chemonucleolysis. Clin Orthop. 1969; 67:72–80.

11. Shah NH, Dastgir N, Gilmore MFX. Medium to long-term functional outcome of patients after chemonucleolysis. Acta Orthop Belg. 2003; 69(4):346–9.

12. Simmons JE, Nordby EJ, Hadjipavlou AG. Chemonucleolysys. The state of the art. Eur Spine J. 2001; 10(3):192–202.

13. Onik G, Mooney V, Maroon JC, et al. Automated percutaneous discectomy: a prospective multi-institutional study. Neurosurgery. 1990; 26:228–33.

14. Hijikata S, Yamagishi M, Nakayama T, et al. Percutaneous nucleotomy: a new treatment method for lumbar disc herniation. J Toden Hosp. 1975; 5:39–42.

15. Dullerud R, et al. In: di Postacchini F, Percutaneous Treatments, Postacchini F, Mayer HM, editor. Lumbar disc herniation. New York: Springer Wien; 1999. p. 403–8.

16. Rezaian SM, Ghista DN. Percutaneous discectomy: technique, indications, and contraindications, 285 cases and results. J Neurol Orthop Med Surg. 1995; 16:1–6.

17. Chatterjee S, Foy PM, Findlay GF. Report of a controlled clinical trial comparing automated percutaneous lumbar discectomy and microdiscectomy in the treatment of contained lumbar disc herniation. Spine. 1995; 20(6):734–8.

18. Onik G, Mooney V, Helms C, et al. Automated percutaneous discectomy: a prospective multiinstitutional study. Neurosurgery. 1990; 28:226–32.

19. Hijikata S. Percutaneous nucleotomy. A new concept technique and 12 years' experience. Clin Orthop Relat Res. 1989; 238:9–23.

20. Kambin PK. Posterolateral percutaneous lumbar discectomy and decompression: arthroscopic microdiscectomy. In: Kambin PK, editor. Arthroscopic microdiscectomy: minimal intervention in spinal surgery. Baltimore: Urban & Schwarzenberg; 1991. p. 67–100.

21. Yeung AT, Yeung CA. Advances in endoscopic disc and spine surgery: foraminal approach. Surg Technol Int. 2003; XI:253–61.

22. Mayer H, Brock M. Percutaneous endoscopic discectomy. Surgical technique and preliminary results compared to microsurgical discectomy. J Neurosurg. 1993; 78:216–25.

23. Destandau J. A special device for endoscopic surgery of lumbar disc herniation. Neurol Res. 1999; 21(1):39–42.

24. Saal JA, Saal JS. Intradiscal electrothermal treatment for chronic discogenic low back pain: a prospective outcome study with a minimum 2 year follow-up. Spine. 2002; 27:966–74.

25. Bono CM, Iki K, Jalota A, et al. Temperatures within the lumbar disc and endplates during intradiscal electrothermal therapy: formulation of a predictive temperature map in relation to distance from the catheter. Spine. 2004; 29:1124–31.

26. Singh V, Piryani C, Liao K, et al. Percutaneous disc decompression using coblation (nucleoplasty) in the treatment of chronic discogenic pain. Pain Physician. 2002; 5:250–9.

27. Sharps L, Isaac Z. Percutaneous disc decompression using nucleoplasty. Pain Physician. 2002; 5:121–6.

28. Asher PW. Perkutane Bandscheibengehandlung mit verschiedenen Lasern. In: Laser in medicine. Heidelberg: Springer; 1995. p. 165–9.

29. Danaila L, Pascu ML. Lasers in neurosurgery. Bucharest: Ed. Ac.Romane; 2001. p. 543–54.

30. Choy DSJ, Altman P. Fall of intradiscal pressure with laser ablation. Spine. 1993; 7(1):23–9.

31. Case RBC, Choy DS, Altman P. Intervertebral disc pressure as a function of fluid volume infused. J Clin Laser Med Surg. 1985; 13:143–7.

32. Choy DS, Ascher PW, Ranu HS, Alkaitis D, Leibler W, Altman P. Percutaneous laser disc decompression. A new therapeutic modality. Spine. 1993; 18(7):939.

33. Asher PW. Application of the laser in neurosurgery. Lasers Surg Med. 1986; 2:291–7.

34. Turgut A. Effect of Nd:YAG laser on experimental disc degeneration, part 2. Histological and MRI findings. Acta Neurochir. 1996; 138:1355–61.

35. Tonami H, Yokota H, Nakagawa T, et al. Percutaneous laser discectomy: MRI findings within the first 24 hours after treatment and their relationship to clinical outcome. Clin Radiol. 1997; 52(12):938–44.

36. Yonezawa T, Onomura T, et al. The system and procedures of percutaneous intradiscal laser nucleotomy. Spine. 1990; 15(11):1175–85.

37. Hellinger J. Introduce of diode laser (940 nm) PLDN. Mediziert 2000; 335–58

38. Nakai S, Naga K, Maehara K, Nishimoto S. Experimental study using diode laser in discs the healing processes in discs and adjacent vertebrae after laser irradiation. Lasers Med Sci. 2003; 18–19.

39. Menchetti PPM, Longo L, Canero G, et al. Diode laser effect on intervertebral disc. PL3D Rationale Laser Med Sci. 2005; 20:S17.

40. Mayer HM, Scheetlick G. Komplikationen der perkutanen Bandscheibenchirurgie. Orthop Mitteilungen. 1993; 1:23–33.

41. Hilbert J, Braun A, Papp J, et al. Erfahrungen mit der perkutanen Laserdiskus-dekompression beim lumbalen Bandscheibenschaden. Orthop. Praxis. 1995; 31:217–21.

42. Schwartz AM, Brodkey JS. Bowel perforation following microsurgical lumbar discectomy. Spine. 1989; 4:104–6.

43. Hellinger J, Hellinger S. Complications of nonendoscopic percutaneous laser disc decompression and nucleotomy. J Min Inv Spinal Tech. 2002; 2:66–9.

44. Siebert W. Percutaneous laser disc decompression: the European experience. Spine. 1993; 7:103–33.

45. Choy DSJ. Percutaneous laser disc decompression (PLDD): 12 years' experience with 752 procedures in 518 patients. J Clin Laser Med Surg. 1998; 16:325–31.

46. Messing–Jünger AM, Bock WJ. Lumbale Nerwenwurzel-kompression: Ein kooperatives Projekt zur Qualitätssicherung in der Neurochirurgie. Zentralbl Neurochir. 1995; 56:19–26.

47. Simons P, Lensker E, von Wild K. Percutaneous nucleus polposus denaturation in treatment of lumbar disc protrusion. Eur Spine J. 1994; 3:219–21.

48. Grasshoff TH, Mahlfeld K, Kayser R. Komplikationen nach perkutanen Laser-Diskus Dekompression (PLDD) mit dem Nd:YAG Laser. Lasermedizin. 1998; 14:3–7.

49. Wang W, Yu X, Cui J, Wu D, et al. The treatment of lumbar disc herniation through percutaneous hydrodiscectomy. Chinese J Pain Med. 2010; 16(2)71–5.

50. Han HJ, Kim WK, Park CK, et al. Minimally invasive percutaneous hydrodiscectomy: preliminary report. Kor J Spine. 2009; 6(3):187–91.

第五章

恰当的个性化内镜腰椎间盘手术技术的
评估和选择
——400名患者的临床结果

Rudolf Morgenstern, Christian Morgenstern

要点

- 内镜腰椎间盘手术对治疗椎间盘突出有很好的安全性和高效性，但是如何对每个患者选择和进行恰当的个性化手术，对于脊柱外科医生仍是巨大挑战。
- 对400名腰椎间盘突出的患者用三种不同的内镜技术进行手术：后外侧椎间孔入路或选择性内镜下椎间盘切除术（selective endoscopic discetomy，SED）、椎管内椎间孔镜（intracanal transforaminal endoscopy，ITE）、椎板间内镜（interlaminar endoscopy，ILE）。
- 根据术前影像学资料，患有椎间孔或椎间孔外、外周或中央型椎间盘突出症和低分级移位的患者均行SED术进行腰椎间盘切除；有高分级移位的椎孔内碎片的患者经ITE技术行手术；患有L5到S1椎间盘突出症和髂棘水平高的患者使用ILE技术行内镜下椎间盘切除术。
- 经过平均5.4年的随访，有90.75%的患者获益。三种技术的随访结果相似。三个研究小组的结果和术前相比，VAS和ODI评分显著降低，但是在术后1、3、6、12和24个月的结果却没有太大差异。
- 术前个体化评估是最恰当的靶向腰椎间盘切除内镜技术的前提。只有对手术方式进行细致的计划，才能使最佳的治疗方式实现。

引 言

　　腰椎间盘手术包括从开放腰椎间盘摘除术到微创手术的术式。现在内镜技术有更广的范畴，每种技术都有自己的具体适应证，这样不仅需要很高水平的专业知识，还需要有足够的技术来对每个患者选择和进行个体化治疗。

　　经椎间孔间盘内技术最早由Kambin和Gellman[1]描述，后来由Yeung和Tsou改良。

Yeung 和 Tsou [2] 引进硬质棒状镜和多通道流体综合操作内镜技术，内镜中装有凹槽和斜面的套管，可以使硬膜外间隙、纤维环和椎间隙暴露在同一视野。有了后外侧椎间孔入路，也称作"选择性内镜下椎间盘切除术"（SED），可以完成椎管内入路轻度移位至根管内的椎间盘突出切除术。Ruetten 等 [3] 描述通过侧入路进行内镜下椎间孔入路手术，但是由于髂脊和肾脏解剖位置的关系，这个方法在 L4-L5 水平受到很大限制。而 Lee 等 [4] 发现，SED 随着椎间盘突出移位位置的不同，可能造成手术失败，所以认为经皮内镜下椎间盘切除术适用于没有移位或者低级别移位的椎间盘突出症。Choi 等 [5] 认为经皮内镜下椎间孔成形术对高级别移位的椎管内椎间盘突出症很有效。Ahn 等 [6] 和 Hoogland [7] 介绍了另一种可选择的内镜技术：椎管内椎间孔镜（ITE），同样可以用于高级别移位的椎间盘突出症的手术治疗。这项技术需要经后外侧椎间孔入路，内镜钻孔进入管腔行椎间孔成形术 [8]。最后，Ruetten 等 [9] 描述了椎板间内镜（ILE）技术，后入路式通过黄韧带进入硬膜外间隙进行椎间盘突出的处理，主要用于 L5-S1 水平。ILE 在全身麻醉状态，内镜直视下进行手术，而且最小程度切除黄韧带。

　　对于脊柱外科医生来说，为每个患者选择最合适的技术，可以更容易进入术区，降低手术操作难度。这篇前瞻性研究结果来自于患有腰椎间盘突出症行 SED、ITE 和 ILE 手术的 400 名患者。根据每个患者腰椎间盘突出的位置、移行程度和自身骨入路情况（如髂脊水平的高度和椎间隙的最小宽度），来决定选择何种术式。

材料和方法

患者人群

　　在 2001 年至 2010 年间，从 L1-L2 到 L5-S1 椎间盘突出且有明显症状的患者，并且手术方式为 SED、ITE 或 ILE 中的一种，可被选作预期研究的对象。他们都相继在西班牙巴塞罗那的 Teknon 医疗中心诊断和治疗。所有患者都在术前被详细告知了手术方式、手术难度和可能出现的并发症，且均签署知情同意。

　　三种手术技术的应用标准都包含患者腰椎间盘突出的临床依据，包括查体结果和磁共振成像的结果。每个患者都至少经历了 3 个月的效果不佳的保守治疗。他们都有神经根病变的表现，如难治的腿痛或者臀部疼痛伴腿疼痛。至少要行腰椎正侧位 X 线片和 MRI 检查来诊断腰背痛和神经痛是否由此处病变引起。

影像学参数

　　每位患者术前都要行腰椎 MRI 和前后位、侧位 X 线片检查。然后将 MRI 上椎间盘突出部分叠加在腰椎正侧位 X 线片上（图 5.1、图 5.2 和图 5.3）。这使得可以在正侧位腰椎 X 线片上精确地视觉定位椎间盘突出的位置，并且和术中 C 臂透视图像（正侧位投影）有很大的关联。这对于外科医生确认内镜器械在术野中有重要作用（图 5.4、图 5.5）。

　　根据术前影像学资料，椎间孔或椎间孔外、外周或中央型椎间盘突出症和低分级移位的患者行 SED 术进行腰椎间盘切除；有高分级移位的椎孔内碎片的患者行 ITE 技术手术；患有 L5/S1 椎间盘突出症和髂棘水平高的患者使用 ILE 技术行内镜下椎间盘切除术。

图 5.1 MRI 矢状位示 L2-L3 椎间盘突入椎管内 15mm，大小由 MRI 标尺测量

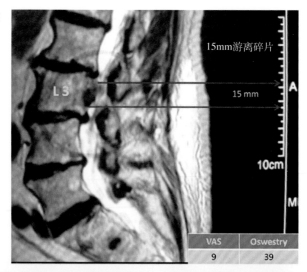

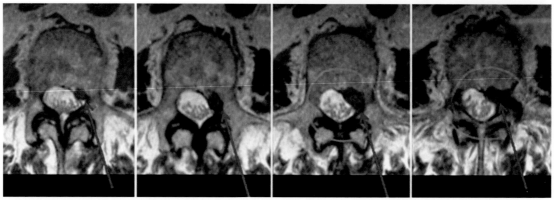

图 5.2 图 5.1 中 15mm 椎管内椎间盘突出（红箭头）MRI 轴位观，L3 水平（黄圈）的连续四幅图像

手术方式

内镜下椎间孔入路腰椎间盘切除术（SED，ITE）是在局部麻醉和轻度镇静下完成，而内镜下 ILE 术则需要全身麻醉。美国的 Taylor Pharmaceuticals, Decatur, IL 等学者用碘异酞醇 10:1 稀释蓝胭脂红后制成对比剂行椎间盘造影，所有患者中椎间盘髓核异常的均被染成蓝色。

SED 最早由 Yeung 和 Tsou [2] 介绍和使用的，结合 20° 硬质内镜 (Joimax GmbH, Karlsruhe, 德国)，直径 3.7 mm 的操作通道和高频电凝探头 (Ellman, Hewlett, 美国纽约)。要完成这个手术，首先需要在椎间盘内植入一根穿刺针，然后随着针芯中央的导丝放入扩张器，取出导丝后插入有 30° 斜面的套管针，随后取出扩张器。荧光 X 线通过正侧位显像来确认扩张器和套管是否通过椎间孔入路到达椎间盘位置。内镜进入通道后，在生理盐水的灌洗下，椎间盘的结构在镜下清晰地显现出来。小心地用髓核钳取出后纵韧带和椎间盘组织，术者可以清楚地看到蓝染的髓核和突出的椎间盘，仔细分辨后可以认出不同的神经结构。椎间孔成形术可以选择性地切除上关节的上部和关节囊。通常情况下，需要依靠椎间孔成形来到达突出的部位，尤其是在 L5-S1 水平和尾部的移行突出 [2, 5, 6, 8]。椎间孔成形是在内镜直视下 [8]，并且需要配合内镜的操作通道、凿子、高速去毛边器和手动钻孔器，这些仪器外径都是 3.5 mm (Joimax GmbH)。为了扩大椎间孔，需要使用直径 5 mm 的环形钻来扩充原有通道 [2, 6]。突出的椎间

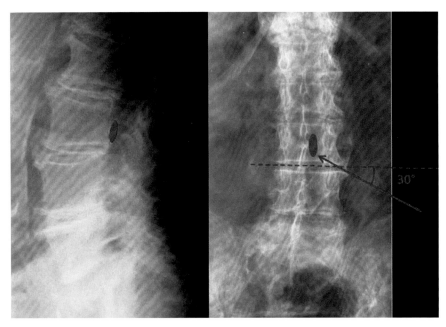

图 5.3 术前正侧位腰椎 X 线片中突出物的实际位置和内镜器械的原定进入轨迹

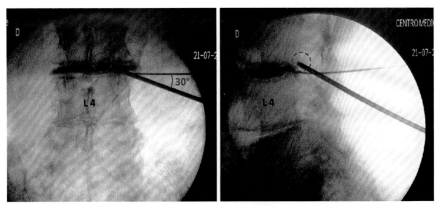

图 5.4 术中正侧位荧光显像，入路置入 3 mm 大小扩张器，通向椎管内突出物。L3-L4 水平突出物下方（虚线圆圈）进针行椎间盘造影

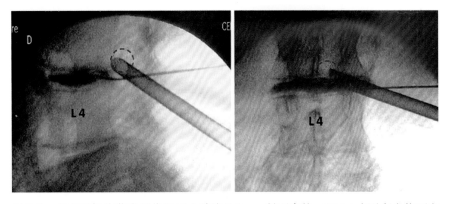

图 5.5 术中正侧位荧光显像显示入路内 7.5 mm 斜面套管。L3-L4 水平突出物下方（虚线圆圈）进针行椎间盘造影

盘移除后，还需要刮除多余组织。

ITE 术必须在椎间孔成形术之前来移除椎间盘碎片[5, 7]。椎间孔成形术必须在透视下，用先进的手动钻孔器来操作（Hoogland Spine Systems GmbH, Munich, Germany）。钻孔直径起初为 6 mm，然后逐渐增加到 7、8、9 mm。通常钻头会直接通过椎孔的尾部到达椎间孔。一旦钻孔器到达孔道，沿着钻孔植入一个 6.5mm 的扩张器，然后将带有斜面的操作通道再沿着扩张器插入。取出扩张器后，将内镜沿通道插入，便能看到通道和硬膜外间隙，并且可以取出碎片。ILE 术正如 Ruetten 等[3]所描述，需要在内镜直视下通过黄韧带[5, 9]。

所有手术方式中，一旦取出内镜，便要对皮肤切口进行缝合。在缝合切口前通常在局部注射肾上腺皮质激素，如 125 mg 甲泼尼龙。在术中和术后 16 小时，静脉注射三代头孢菌素（每 8 h 注射 1 g）。所有手术过程都会录下来以便以后分析。而术中椎间盘造影图像也会打印出来记录在患者病历中。

术后的早期轻微活动一般在术后 4 h 后开始，大部分在术后 24 h 之前。

结果评估

在术后 1h 进行临床和神经检查，并且在 12 h 和 30 天后重复检查。如果患者有神经系统的症状（如瘫痪、感觉障碍或感觉减退等）需进行肌电图检查来评估。若患者出现背痛或下肢痛症状，则要对疼痛进行 VAS 评分（0= 无疼痛，10= 最强烈的疼痛），对其功能进行 ODI 评估[10]。对于有症状的患者，通常在术前和术后 1、3、6 个月分别进行 VAS 和 ODI 评分，而且在随后的 2 年内，每半年再进行一次评估。理疗医生通常会负责术后患者的物理康复，而且 VAS 和 ODI 评分也随机由他们来实行。而患者的评估结果则根据 Macnab 标准分为优、良、中、差[11]（图 5.6）。

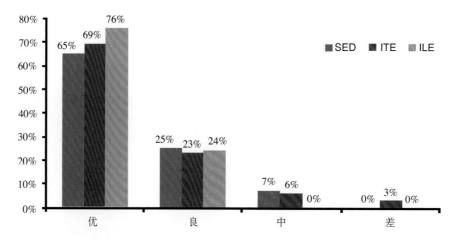

图 5.6 三种手术方式 Macnab 标准百分比比较结果

数据分析

三个干预组的 VAS 和 ODI 评分差异用 Wilcoxon 秩和检验进行评估。另外，对 VAS 和 ODI 评分优 / 良组（VAS 评分 ≤ 4 或 ODI 评分 ≤ 15）的结果和中 / 差组（VAS 评分 ≥ 5 或

ODI 评分 ≥ 16）的结果同样进行分析。数据分析中应用 Windows 系统 SPSS（版本 15.0）。统计学意义 P < 0.05。

结　果

共 400 名患者符合入选标准并且行内镜下腰椎间盘切除术。共 245 名男性患者和 155 名女性患者，平均（标准差，SD）年龄 46 岁（18 ~ 87 岁），男性（45.3 岁）和女性（47.2 岁）平均年龄没有明显差异。行 SED 术的有 344 名患者，ITE 和 ILE 分别有 35 名和 21 名患者。共有 480 个椎间盘进行手术，平均每个患者 1.2 个。突出的类型和手术的部位在三组中的数据见表 5.1。患者平均（SDS）随访时间为 5.4（2.5）年（0.5 ~ 10 年）。整体随访率为97.5%。根据临床结果来分，优组 264 名（66%）患者，良组 99 名（24.75%）患者，中组 27名（6.75%）患者，差组 10 名（2.5%）患者（表 5.2）。总的来看，优和良组共占 90.75%。如表 5.2 所示，三种术式分组中结果相似，SED 组优和良占 90.1%，ITE 组中优和良占 91.4%，ILE 组中优和良占 100%。中和差在 SED 组和 ITE 组中分别占 9.9% 和 8.6%。

表 5.1　三个研究组中椎间盘突出的类型和位置

	SED	ITE	ILE	总数
突出				
中央型	48	5	2	55
周围型	131	27	19	177
椎孔型	160	3		163
椎孔外型	5			5
总数	344	35	21	400
椎间盘水平				
L1-L2	4			4
L2-L3	12	1		13
L3-L4	46	2		48
L4-L5	206	10	4	220
L5-S1	156	22	17	195
总数	424	35	21	480

表 5.2　400 名内镜手术患者的结果

结果	SED	ITE	ILE	总数
优	224（65.1%）	24（68.5%）	16（76.2%）	264（66%）
良	86（25%）	8（22.9%）	5（23.8%）	99（24.75%）
中	25（7.3%）	2（5.7%）	0	27（6.75%）
差	9（2.6%）	1（2.9%）	0	10（2.5%）
总数	344	35	21	400

随访数据中，患者术前 VAS 和 ODI 评分较术后都明显下降（$P < 0.05$）（表 5.3）。而且每一组的差异都得到评估，然而三组中在术后 1、3、6、12 和 24 个月后 VAS 和 ODI 评分并无明显差异（表 5.4）。另一方面，优 / 良组较中 / 差组比起来，术后的 VAS 和 ODI 评分明显较低（$P < 0.05$）（表 5.5）。

4 名 SED 术后的患者无诱因下发生无菌性椎间盘炎。10 名 SED 术后的患者出现神经痛，其中 9 名患者归为一过性感觉障碍，并且给予糖皮质激素（2mg 每 8h）、加巴喷丁（75mg 每 8h）、苯二氮䓬（5mg 每 8h）治疗 2～3 周。一名患者出现足下垂和其余部分 L5 神经根瘫痪。没有硬脑膜撕裂或切口感染的报道。

表 5.3　400 名患者疼痛和功能的临床评估

	VAS 评分，平均（标准差）		ODI 评分，平均（标准差）
	背痛	腿痛	
术前	6.6 (2.1)	7 (2.1)	31.3 (7.1)
随访			
1 个月	2.8 (2.8)[a]	3.8 (2.8)[a]	16.5 (13)[a]
3 个月	2.1 (0.2)[a]	2.3 (0.2)[a]	11.6 (7.1)[a]
6 个月	1.6 (2.1)[a]	1.5 (2.1)[a]	7.8 (13)[a]
12 个月	1.5 (0.1)[a]	1.4 (1.4)[a]	7 (7.1)[a]
＞ 24 个月	1.8 (0.1)[a]	1.2 (1.4)[a]	6.6 (2.1)[a]

[a]$P < 0.05$，与术前数据相比

表 5.4　不同内镜术式患者疼痛和功能的临床评估结果

	术前	随访				
		1 个月	3 个月	6 个月	12 个月	＞ 24 个月
背部 VAS 评分，平均（标准差）						
SED	6.4 (2.2)	2.8 (2.5)[a]	2.1 (2.2)[a]	1.6 (1.9)[a]	1.6 (2.0)[a]	2.2 (2.4)[a]
ITE	6.8 (1.9)	2.4 (2.3)[a]	1.5 (1.9)[a]	0.9 (1.2)[a]	0.6 (1.3)[a]	0.6 (1.1)[a]
ILE	6.2 (1.6)	2.0 (2.1)[a]	1.4 (1.9)[a]	1.5 (1.2)[a]	1.3 (1.3)[a]	1.3 (1.1)[a]
腿部 VAS 评分，平均（标准差）						
SED	6.2 (2.5)	3.5 (2.5)[a]	2.1 (2.0)[a]	1.4 (1.9)[a]	1.4 (2.4)[a]	1.3 (2.2)[a]
ITE	8.0 (1.1)	3.9 (2.4)[a]	2.2 (2.6)[a]	1.2 (1.7)[a]	1.0 (1.5)[a]	0.7 (1.3)[a]
ILE	8.4 (1.4)	1.9 (2.0)[a]	1.2 (1.8)[a]	1.2 (1.7)[a]	1.2 (1.5)[a]	1.2 (1.3)[a]
ODI 评分，平均（标准差）						
SED	28.1 (8.4)	15.7 (10.1)[a]	11.4 (9.1)[a]	7.4 (7.0)[a]	7.1 (7.4)[a]	7.3 (8.1)[a]
ITE	34.6 (8.4)	15.7 (9.8)[a]	8.6 (8.1)[a]	5.8 (6.0)[a]	4.4 (4.8)[a]	4.1 (4.8)[a]
ILE	35.6 (8.8)	10.8 (6.8)[a]	6.6 (2.1)[a]	3.8 (2.0)[a]	3.4 (1.8)[a]	3.1 (1.8)[a]

SED 选择性内镜下椎间盘切除术，ITE 椎管内椎间孔镜术，ILE 椎板间内镜术

[a]$P < 0.05$，与术前数据相比

表 5.5 不同临床结果患者疼痛和功能的评估结果

结果	随访				
	1 个月	3 个月	6 个月	12 个月	> 24 个月
优 / 良					
背部 VAS 评分，平均（标准差）	2.1（2.8)	1.6 (0.3)	1.2 (2.1)	0.9 (0.1)	1.0 (0.1)
腿部 VAS 评分，平均（标准差）	3.0 (2.8)	1.9 (0.3)	1.1 (2.1)	0.7 (1.4)	0.5 (1.4)
ODI 评分，平均（标准差）	13.1 (13)	9.0 (7.1)	6 (13)	4.5 (7.1)	3.6 (2.1)
中 / 差					
背部 VAS 评分，平均（标准差）	5.2 (3.1)[a]	3.3 (2.6)[a]	4.0 (2.4)[a]	4.7 (2.1)[a]	4.9 (2.2)[a]
腿部 VAS 评分，平均（标准差）	5.4 (2.9)[a]	2.8 (2.3)[a]	3.7 (2.3)[a]	4.8 (2.4)[a]	5.0 (2.3)[a]
ODI 评分，平均（标准差）	23.4 (13.3)[a]	15.6 (13)[a]	18.3 (10.6)[a]	20.8 (8.4)[a]	19.7 (7.4)[a]

[a]$P < 0.05$, 与每个随访时间优 / 良组对应的数据相比较

18 名患者因为持续的术后疼痛不得不进行第二次手术，大多因为在 SED 术中遗漏了小的椎间盘碎片。有 8 名患者在局麻下通过钻孔椎间孔成形行 ITE 术将碎片取出。4 名患者在同一个椎间盘再次发生突出，然后行第二次 SED 术。4 名患者由于髂脊水平过高，椎间孔成形术难度较大，改在全麻下行 ILE 术。余下的 2 名患者，由于椎间隙太小不能行 ILE 术，改为全麻下行开放性微创椎间盘切除术。这些患者术后效果均达到满意程度。

讨 论

这篇研究阐述了 400 名患有腰椎间盘突出症并且行内镜下椎间盘切除术患者的研究结果。每个患者根据自身的解剖和疾病特点用到了三种不同的内镜手术方式中的一种。选择标准是根据病患的解剖位置和突出的水平位置（高或低水平）。术后的结果为优 / 良的患者达到 90.75%。这样的结果和以前的单种手术方式和小部分的移行椎间盘突出研究得到的结果 [2, 7, 9] 相差无几。在我们看来，想要做出最佳和一致的结果，必须针对每个椎间盘突出（尤其是 L5-S1）拥有很强的手术能力和技巧，这就需要选择合适的进针轨迹，需要时行钻孔椎骨关节面切除 [7, 8, 12]，选择最合适的角度和位置操作最合适的器械。进针的角度和距离则根据患者的解剖差异而决定，甚至每个人都是不同的。一些操作说明见图 5.7。

SED 手术对于所有部位的椎间盘突出和从手术操作部位取出附近的碎片都有很好的效果（图 5.8）。对于低分级椎管内移位突出，若距离手术操作部位不超过一个椎间盘高度，便可直接将移位部分取出 [4]。然而对于最外侧手术部分的病例 [3] 不归于这个研究中，而是作为 SED 组中单独的技术。在我们的病例中，有一例手术是从外侧成角 70°～ 80°之间的角度入路（图 5.7）。我们认为这样的术式局限于 L4-L5 水平的椎间盘突出，因为低于这个水平受到髂脊的限制，而过高水平可能会损伤肾脏。

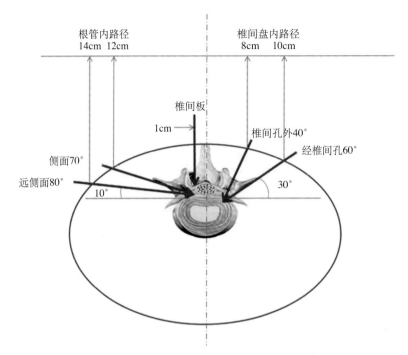

根管内路径　14cm　12cm

椎间盘内路径　8cm　10cm

椎间板

1cm

侧面70°

远侧面80°

10°

椎间孔外40°

经椎间孔60°

30°

图 5.7　椎间盘内和椎管内入路路径角度和距中线距离的轴位图。L5-S1 中央型或外周型椎间盘突出并且高髂脊水平：距中线外侧 1cm 并且进针角度为 0°；椎间孔外突出：距中线 5~8cm 40°方向进针；椎间孔突出：距中线 8~12cm 60°方向进针；外周型突出：距中线 12cm 水平方向 70°外侧进针；中央型突出：距中线 ≥14cm，水平方向 70°~80°最远外侧进针

　　最适合 ITE 手术的指征是高分级的椎管内突出（图 5.9），而且还适用于移行碎片的距离超过一个椎间盘高度的取出。ILE 手术仅用于由于髂脊水平的原因甚至在钻孔椎间孔成形的基础上都不能行直接椎间孔入路的手术。在这些病例中，为了进入椎管内间隙取出突出物，入路的角度变得太刁钻加大手术难度。只有椎间盘间隙宽度大于 2cm，ILE 才能经过黄韧带进入椎管。

　　ILE 手术组中，男性患者占 71.4%，可能是由于高髂脊的解剖特点。相比，在 SED 和 ITE 手术组中，男性患者分别占 62% 和 60%。在这些情况下，解剖特点较椎间盘突出的程度来说对手术选择更重要。Choi 等 [5] 介绍了一种术式，在局麻下和透视的辅助下，直接在椎间盘间进针行椎管穿刺和组织扩张。但是我们更倾向 Ruetten [9] 所描述的方法，因为这样

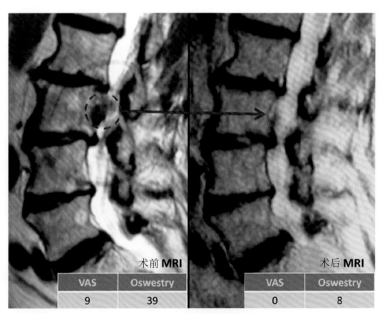

术前 MRI		术后 MRI	
VAS	Oswestry	VAS	Oswestry
9	39	0	8

图 5.8　L3 椎间盘椎间孔突出移除手术术前、术后的 MRI 矢状位比较

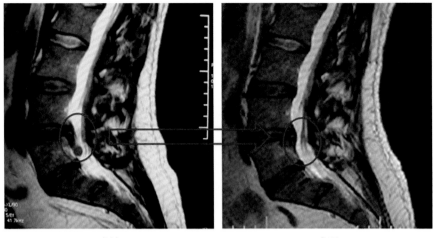

术前　　　　　　　　　　　　　　　术后

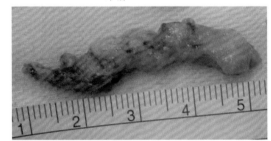

图 5.9　L4-L5 椎间盘椎间孔突出，突出移除手术术前、术后的 MRI 矢状位比较和 5cm 蓝染的取出物（红色圆圈）的位置

可以在透视直视下行黄韧带切除和进入硬膜外的操作。这对于帮助在术野下更好地辨认解剖结构有很大的优势。关于三种术式的优点和限制详见表 5.6。

表 5.6　不同解剖部位的不同椎间盘突出手术方式的适应证和限制

术式	椎间盘内	椎孔内	限制
椎间孔后外侧入路（SED）	椎间孔突出 [2]	低分级移行 [2, 4]	高分级突出
椎间孔后外侧入路和椎间孔成型（ITE）	外周型突出 [2]	高分级移行 [6, 7]	髂脊过高或高分级突出受限
椎间孔外侧入路	受限	外周和中央型突出 [3, 9]	仅 L4-L5
椎间盘后路（ILE）	受限	外周和中央型突出 [3, 5, 9]	椎间盘间隙宽度足够，L5-S1 多数

SED 选择性内镜下间盘切除术，ITE 椎管内椎间孔镜术，ILE 椎板间内镜术

结论

　　内镜下腰椎间盘突出手术可以选用椎间盘内或椎孔内等多种手术方式。在这项研究中，我们用三种内镜手术方式来治疗最典型的椎间盘突出。通过选择不同的术式来克服由解剖特点造成的困难。根据椎间盘突出的位置、部位、大小和其他解剖因素如髂脊的高度和椎间盘

间隙的宽度，手术入路和进针位置必须谨慎选择。只有经过仔细的规划，才能选择最合适的手术方式。

（孙浩林 译　王占朝 审校）

参考文献

1. Kambin P, Gellman H. Percutaneous lateral discectomy of the lumbar spine: a preliminary report. Clin Orthop Relat Res. 1983; 174:127–32.

2. Yeung AT, Tsou PM. Posterolateral endoscopic excision for lumbar disc herniation: surgical technique, outcome, and complications in 307 consecutive cases. Spine. 2002; 27:722–31.

3. Ruetten S, Komp M, Godolias G. An extreme lateral access for the surgery of lumbar disc herniations inside the spinal canal using the full-endoscopic uniportal transforaminal approachtechnique and prospective results of 463 patients. Spine. 2005; 30:2570–8.

4. Lee SH, Kang BU, Ahn Y, et al. Operative failure of percutaneous endoscopic lumbar discectomy: a radiologic analysis of 55 cases. Spine. 2006; 31:E285–90.

5. Choi G, Lee SH, Raiturker PP, et al. Percutaneous endoscopic interlaminar discectomy for intracanalicular disc herniations at L5-S1 using a rigid working channel endoscope. Neurosurgery. 2006; 58(1 Suppl): ONS59–68.

6. Ahn Y, Lee SH, Park WM, et al. Posterolateral percutaneous endoscopic lumbar foraminotomy for L5-S1 foraminal or lateral exit zone stenosis. Technical note. J Neurosurg. 2003; 99(3 Suppl):320–3.

7. Hoogland T. Transforaminal endoscopic discectomy with foraminoplasty for lumbar disc herniation. Surg Tech Orthop Traumatol. 2003; C40:55–120.

8. Morgenstern R. Transforaminal endoscopic stenosis surgery: a comparative study of laser and reamed foraminoplasty. Eur Musculoskelet Rev. 2009; 4:1–6.

9. Ruetten S, Komp M, Merk H, et al. Full-endoscopic interlaminar and transforaminal lumbar discectomy versus conventional microsurgical technique: a prospective, randomized, controlled study. Spine. 2008; 33:931–9.

10. Fairbank JC, Pynsent PB. The Oswestry disability index. Spine. 2000;25:2940–52.

11. Macnab I. Negative disc exploration. An analysis of the causes of nerve-root involvement in sixty-eight patients. J Bone Joint Surg Am. 1971; 53:891–903.

12. Choi G, Lee SH, Lokhande P, et al. Percutaneous endoscopic approach for highly migrated intracanal disc herniations by foraminoplastic technique using rigid working channel endoscope. Spine. 2008; 33:E508–15.

第六章
棘突间装置：新式技术

Christian Giannetti, Rapahel Bartalesi, Miria Tenucci, Matteo Galgani, Giuseppe Calvosa

生物力学

引　言

　　棘突间装置是一类可以经过微小的或者常常是微创入路植入腰骶椎棘突间的医疗装置。由于在过去 10 年间它们的使用得到蓬勃发展，我们可以自信地宣布这一技术领域吸引了大家浓厚的兴趣，因为它能够在技术和材料方面满足人们的需求：降低手术过程的侵袭，增加其生物相容性。从生物力学观点来看，棘突间装置的初始分类可通过评估撑开构件的刚性来进行。这个类别更准确地应归类为非变形设备，包括高刚性材料的装置插入棘突之间的空间，在这个系统中，棘突间撑开可被认为是永久性的。与这种方法相类似的是，另一类装置是通过棘突间空间的刚性稳定来实现，其主要方法是棘突相对应骨面的去皮质化和棘突间植入自体或同源骨来实现棘突间的融合。在文献中可检索到的关于棘突间设备的临床试验表明，在疾病治疗中，患者的获益和资源的利用具备良好的关系。尽管如此，为临床应用和研究而必需建立的这些设备的检验程序，仍存在空白。这些程序用于明确棘突间装置的生物力学和临床适应证之间的关系。

生物力学上的注意事项

　　脊柱是由 33 节椎骨构成的多段结构，其中 24 节是可以活动的节段，而其余的 9 节是相互融合的。它连接到骨盆，相当稳定，在三维空间上得到良好控制，这归功于其特定的结构以及肌肉韧带的交错连接。总的来说，这些肌肉结构类似于那些稳定船舶的主桅杆，用来拮抗外部作用因素 [1]（图 6.1）。每个活动的椎骨是由椎间韧带、椎间盘、小关节面之间的滑膜关节相连的，最后由椎间肌肉约束到一起完成运动。两个相连的椎骨及其相关结缔组织（不包括肌肉）组成的结构被命名为一个"脊柱功能单位"（functional spinal unit，FSU）。FSU 也可称为一个"移动节段"，需要进行深入的运动学研究，以便评估出椎间装置的效果。这种装置的生物力学研究，是为了确定它们和脊柱的机械性能之间是同步的，这保证它们的主要功能，包括经由其所连接的组织传递到脊柱载荷的作用下，保持整体稳定性和活动性之间的协调。

脊柱功能单位

FSU 包含两种类型的关节——椎体间椎间盘和小关节，由两个相邻的椎骨及连接两个椎骨的椎间盘、小关节及韧带所组成。第一个是不动性关节，由两个椎体和椎间盘连接在一起。第二个是滑膜关节，由上位椎骨的下关节突及下位椎骨的上关节突所构成。小关节面有软骨覆盖，具有一小关节腔，周围有关节囊包绕，其内层为滑膜，能分泌滑液，以利关节运动。肌肉一般附着于棘突和横突，与存在的众多韧带一起，保证了两类稳定性：

- 机械（或弹性）稳定性，即，当它受到干扰的时候，在负载作用下发生的任何弹性结构改变在负载消失后返回到其原始位置的能力。

- 临床稳定性，即解剖结构在生理负荷的作用下，能限制一种能引起疼痛、错位或畸形的活动轨迹或运动。当研究 FSU 的运动学性能时，它指的是正常的刚体的运动学，通常全面观察椎间盘变形并限定它旋转的瞬时轴线（instantaneous axis of rotation, IAR），从而描述一个椎骨的中心相对于另一个椎骨中心的转动。在一个三维空间有六个方位的自由度，归因于每个 FSU 具有三个轴向旋转和三个平面位移。

下列术语用来定义节段运动：

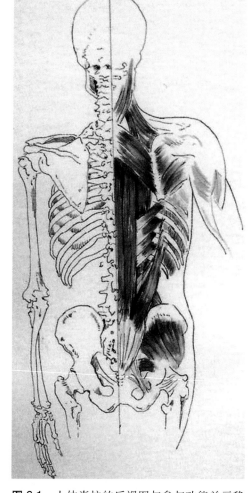

图 6.1　人体脊柱的后视图与参与功能单元稳定和活动的肌肉层的部分重叠

- 活动度（rang of motion, ROM）：在生理负载下的活动范围，脊柱阶段活动度的大小由其附着的肌肉和韧带所决定。

- 运动模式（pattern of motion, POM）：它是指在椎体 ROM 内，由椎体中心的移动所描记的轨迹。

- 耦合：因为发生运动，一个轴往往与另一个轴运动有关联。

活动度最大的节段是颈椎。胸椎的运动是相对有限的，因为胸廓、较薄的椎间盘、脊椎关节面的结构，以及棘突延伸的反向弯曲，限制了这一部分脊柱在伸展和水平方向的活动。在腰椎阶段，椎间盘都比较厚，允许运动有很大的自由度，同时在腰部区域的轴向旋转由小关节面关节限制[2]。表 6.1 显示了一个接近健康脊柱正常耦合运动的 ROM。

撑开对椎体组织力学性能的影响

结构、运动和 ROM 的含义

置入棘突之间的装置起到棘突间的撑开作用，它是对单一阶段发挥作用，而相邻的阶段，不会因为该装置受到影响或通常不会受到明显的影响。置入棘突间撑开装置有以下作用：

对椎间盘内压和关节突关节的影响

椎间盘由髓核和纤维环构成。从椎体传送的压缩负载通过髓核静水压力被分散开，然后在纤维环的各层圆周应力约束下均匀分布，其中交错走行的胶原纤维确保椎间盘具有必要的机械强度。在椎间盘退变过程中，髓核部分脱水防止了较重的静水压力的积聚，使得负载被传送到纤维环。这种现象是被加强了的纵向压缩与水平和矢状屈曲结合在一起的运动 [14, 15]。

后部结构的功能决定脊柱功能单位的动力学特性并实施运动。横突和棘突是肌肉和韧带上的锚固部位，小关节突滑膜关节的三维形状决定脊柱的活动性，尤其是限制腰椎的扭转运动。

椎间盘和小关节形成一个三脚架样的结构，支撑脊椎负荷，我们从文献中知道，关节突关节的作用是变化的，过伸时增加 30%，挺直站立时增加 10% ~ 20%，在屈曲剪切负载时增加 50% [16]。椎间盘后部的厚度也影响滑膜关节的负载，椎间盘后部厚度的降低对小关节的退变产生不利影响 [17]。

在一些使用 X-STOP 装置的尸体体外研究 [7, 8] 中，已经证明，在脊柱中立位和矢状过伸位，椎间盘压力大大降低，而在其他方向运动中没有显著差异。随后追加的信息是，压力测量探针的位置和受影响的水平具有空间依赖性，它揭示了最大的压力下降发生在 L3-L4 水平（在过伸过程中，从 46% ~ 63%），并且主要涉及的部分是椎间盘的前部和后部 [18]。应当注意的是，这里所提到的研究是基于髓核静水压力测量值，而这些所谓的信息是在轻度退变的样本中得到的（高达 I 级）。如前所述，退变阻止椎间盘内流体静水压力的产生，探针在测量时受到其所处的位置的强烈影响。

在 X-STOP 体外研究中表明 [19]，它是通过降低滑膜关节的压力发挥作用。因此，可以说，小关节直接因为棘突间装置的存在而受到影响。相同的研究表明在小关节运动没有变化，记录显示高达 55% 的压力抵消而不影响相邻节段的参数。刚性元件的存在还在伸展运动中充当支点，通过吸引通常位于邻近小关节的瞬时旋转运动加于自身，从而在此运动过程中有助于减轻后者和椎间盘后部的负载。

对脊柱韧带系统的影响

韧带被分为节间韧带（连接相邻椎骨）和段间韧带（连接多个椎骨在一起）。每条韧带在这些功能单位的稳定中起到重要作用 [20]，根据其在 ROM 内对荷载做出的反应，每组脊椎韧带细分成两个区：中性区和弹性区。

所有椎间装置均需牺牲这些韧带的一部分或全部，特别棘间韧带。尽管遭受了相当大的组织损伤，棘间韧带仍能够提供剩余的刚度；假定这个结果是归因于一个事实，即胶原纤维不是真的被切除了，尽管它们在自己的轴向上被移动了。许多学者认为，棘上韧带在功能单位稳定进程中发挥了至关重要的作用 [5]：后方的韧带被放在张力下做屈曲运动，它们与旋转轴线的距离保证了较强的稳定性（特别是棘上韧带），无论如何，这意味着它们构成了一个张力带系统。上述韧带中存在的感受器使得附着在椎体周围的肌肉活跃起来以防止过度屈曲 [21]；因此，使用需要完全牺牲棘上韧带的装置时，从情感上讲，有必要考虑到随之而来的功能丧失。

棘突间装置的设计

使用材料

　　该装置与棘突骨界面接触部分的材料使用和设计方面，要保证该装置具有不同的机械性能。PEEK（聚醚醚酮）在很多设备中经常被使用，因为其良好的弹性与棘突骨皮质层相符合（其弹性模量大约为18GPa），以及它不产生碎屑，并且是可以穿透射线的[22]。有些装置使用的黏弹性材料中，还有弹性硅酮或钛合金。后者被广泛应用于假体部件的制造，因为它优异的生物力学特性，通常建议它列入脊柱植入物的规范中[23]，特别是合金的Ti-6AL-4V（钛-铝-钒）ELI（特低间隙），它质量轻，具备良好的机械强度、弹性、可加工性以及耐腐蚀性能。

　　先进的材料，如形状记忆金属合金都开始出现在市场上。另外，也可以利用这些材料除其热塑性特性之外的其他性质。例如，镍钛合金（镍钛诺）的超弹性使得它比常规材料适用范围大大延伸，而且不用冒着弹塑性变形的风险[24, 25]。

测试和模拟仪器（表 6.2）

　　可以研究力、力矩、刚度、强度、压力、应力和变形等的理论工具，它们通常用于连续体、静力学和经典动力学、孔隙弹性和断裂力学中。

表 6.2　脊柱组织的机械性能

材料	杨氏模量（MPa）	泊松模量
皮质骨	$(3 \sim 20) \times 10^3$	0.3
松质骨	300	0.2
纤维环	450	0.3
髓核	1	0.499
PEEK	3.5×10^3	0.3
Ti-6Al-4V	120×10^3	0.3

　　这些方法通常应用在尝试和测试的软件工具中，特别是有限元（FE）分析软件，它用于模拟具有复杂几何体的机械反应，并优化装置设计[25 28]。因此，研究复杂的外部负载作用下的应力和变形分布，以及计算机辅助工程（CAE）软件，有助于计算生物力学软件的快速发展，使得能够实现优化算法来解决肌肉募集的问题。有限元法也可以扩展骨重建算法以使撑开设计更准确。超刚性设备或不适当设计的一个装置的撑开功能，可能因过期而变得无效的可能性也必须排除。表 6.2 显示了应用线性有限元因素分析得出的通常用于表述脊柱组织和组件特征的属性值。

　　至于棘突间干扰项而言，简单的有限元模拟与线性元素足以计算出围绕骨－植入物界面周围发挥作用的力，所得结果与相关文献一致。比非线性元素更精确的研究已经进行，以检测改变撑开厚度的特定水平的影响。这些揭示了有限元模拟的优点和局限性：根据研究，撑开是植入物置入开始时所造成的力和力矩的变化因素，而该装置的弹性模量仅仅是最低限度影响系统的反应[29]。同样的数据仅部分与椎间盘内压的实验结果一致[18]，显示仅在伸展动作时的改变水平与安装装置不一致。

检验方法

设计一个棘突间装置时采用的理论和前提，通常是通过体外试验置入棘突间装置和尸体试验验证，然而极少使用仪器进行体内分析得出上述参数，因为它们具有相对的侵入性。在后一种情况下，使用测试诊断成像工具来评估解剖学和运动学，通常优先于使用仪器做出的运动分析，那些仪器都是寻求通过外部测量参数做出关于内部运动学推论[6]。

以获得脊柱植入物上市许可要求的测试和评估，主要是指国际机构如 ISO 和 ASTM 发布的标准，其中规定测试要检查装置的强度、耐疲劳和抗磨损性。

棘突间装置负荷模式和故障模式尚未明确，因为其复杂性是由许多因素在起作用[23, 30]。就这些装置而言，必须特别注意它们具有从棘突之间的位置移位和脱落的风险。最后，为了分析棘突间装置的风险，对上述标准合理调整是必需的，并且需要进一步使实验研究和临床评价研究同步。

准则和经验

适应证和经验

据 Louis Breck 和 Compere Basom 于 1943 年报道，腰骶椎屈曲保守治疗可改善复发性下腰痛的侵袭。通过撑开椎间隙原位融合腰骶椎于永久屈曲位，可永久防止增大椎间隙带来的关节突关节半脱位、椎间盘膨出的病例复发以及椎管狭窄。

上述作者声称该手术疗效优良、易于操作、危险性较低，而且其入路比半椎板切除手术更符合生物学特性，在当时获得普及[31]。

1954 年 Knowles 在他的专利申请中声称，他的金属棘突间装置的适应证是腰椎不稳、关节突关节松弛及椎间盘膨出。因此，本手术技术的目的是为了支撑棘突，给椎间盘后部和关节突关节卸载负荷，延缓退化过程。

Knowles 特别指出椎板切除融合术消耗患者大约 6 个月的时间行动不便，强调这种新手术技术的优点是实施简单、无并发症，以及手术时间短、术后恢复快[32]。虽然 Knowles 言之凿凿而且新颖，可惜只是在他的专利说明中提到这些。这意味着，这些优点没有得到承认，这个手术很多年未被普及。

1987 年 Bronsard 的"棘间韧带手术"问世，使得棘突间隙手术的兴趣重获新生，1988 年 Sénégas 最终制订出这项有决定性的创新技术的科学依据。Sénégas 本人负责撰写论文，使早期治疗椎间盘退行性疾病（degenerative diacal disease，DDD）的外科策略逐渐理论化，它将减少但不能消除脊柱功能单元（FSU）的动作，为发生在椎间盘的生物效应铺平了道路，这将促进由装置的缓冲作用带来的椎间盘再生[33-35]。

Sénégas 建议如下适应证：DDD Pfirrmann 分级 2、3、4 级[36]；年轻患者巨大的椎间盘突出；复发性椎间盘突出；融合区相邻阶段保护；Modic 病分级 I 级椎间盘损害；以及 Yecalibrage 合并椎管狭窄段。

禁忌证：DDDPfirrmann 分级 5 级；腰椎滑脱；骨质疏松症；未明确诊断的非特异性下

腰痛；棘突畸形；L5-S1 治疗区域。

Sénégas 开始试验钛质棘间垫块，然后转改用 PEEK 制成的更柔韧的 Wallis 装置，以避免棘突应力性骨折。Sénégas 还强调，这种方法是完全可逆的，并没有影响到将来处理区域做其他手术的可能性。

在同一时期，另一位法国人，Jean Taylor, 带来棘突间区手术的改进，并明确说明了其适应证。他认为应用 DIAM 的韧带成形术，一个非融合技术的先驱，具有替代关节融合的可行性。他的做法很微妙：该棘突装置的目的是撑开与加压同步，从而通过利用棘上韧带的韧带整复术恢复 FSU 空间。实际上，这种"软性"韧带成形术可改变局部条件，减少静脉充血，并带来对脊髓神经减压效果。其适应证是黑间盘、功能性腰椎管狭窄症并后滑移、腰椎前曲过度、盘状裂痕、关节突综合征，以及修整关节融合相邻区域。禁忌证是滑脱、椎间不稳、肿瘤、骨折、峡部裂和先天性脊柱侧凸。

Taylor 始终认为，他的 DIAM 棘突间设备定位的时候要特别小心[37]。他的第一个设计没有设想保存棘上韧带，但第二个版本允许保存韧带，为微创的方法奠定了基础。他一直强调，在脊柱外科手术中，如果肌肉的正常分段被破坏，脊柱的内在稳定性受损，手术效果就会受到影响。因此，他描述一种微创方法，在棘突水平插入旨在保护坚强的腰背部筋膜。

Taylor 建议筋膜入路需要从棘突上切开大约 1cm 的创口，还建议保存多裂肌功能强大的尾侧和背侧插入部位。从脊髓背侧支连接到多裂肌的神经血管内侧分支，只能在不涉及额外神经的半椎板切除术的棘突间装置放置操作中保留下来。

由第一个设计者建立的棘突间垫片的适应证因此多年来未曾改变。

我们使用棘突间设备的经验，在 2004 年开始为超过 50 岁的患者应用 DIAM，他们表现出来自椎间孔的症状——神经性间歇性跛行（neurogenic intermittent claudication, NIC）（狭窄的存在，经过选择的 I° 退变性滑脱病例，和巨大的椎间盘突出）。

NIC 的定义是一组特定的症状，即患者自述下肢疼痛、沉重、乏力，直立或步行时出现，采取坐姿时完全消退[38, 39]。

病例研究

2006 ～ 2009 年间，在比萨大学骨科一号门诊利用椎间装置治疗的 40 例患者，男 13 例，女 27 例，平均年龄为 64 岁（范围 34 ～ 89 岁）。经治病例包括 20 例 NIC，4 例 1° 腰椎滑脱，14 例椎间盘突出，2 例椎间盘突出复发。

在我们的病例研究中，该装置在 14 例是单节段植入，21 例两节段植入。有 4 例需要在多个节段治疗，但只有三个相邻的节段得以实施，因为患者的不良身体状况意味着他们不是大手术的合适人选。

就处理的节段而言，两节段置入所述棘突间装置定位在 L4-L5 和 L3-L4，分别为 32 例和 19 例。

经过仔细评估后，我们也在 9 个病例的 L5-S1 水平放置棘突间装置，在手术前和手术期间，有足够的依据支持 S1 棘突的存在。

患者腰椎明显不稳定、退行性脊柱侧弯 Cobb 角 > 25°、1° 以上的腰椎滑脱、严重的骨质疏松症、Paget 病、重度肥胖或全身性炎症性疾病，不考虑作为棘突装置治疗的合适人选。

所有患者的临床诊断通过进行静态和动态的 X 线检查，以及 CT、MRI 扫描进一步证实。

出于详细术前计划的目的，我们认为必须进行腰椎（最大屈曲和最大背伸）动态 X 线检查，因为这使我们能够找出本来不会被单独的静态检查检测出的节段性不稳情况。

当选择置入一个"理想的"装置时，我们要考虑某些特性[5,40]：

- 材料：以优化负荷力的吸收，并防止与已使用的某些聚酯纤维装置发生假体周围纤维变性作用[41]。
- 破坏：相对于脊柱的骨和韧带结构，特别是使用某些装置时会被牺牲的棘上韧带[5]。
- 手术技术：一种允许在局部麻醉配合镇静剂的作用下进行的外科手术。
- 学习曲线短。
- 并发症发生率低。

鉴于此，我们选择了 X-STOP 装置，因为我们认为它是具备上述适应证的患者目前最理想的治疗方式[44-45]。

该技术通常可以术后迅速恢复，患者术后第一天就能够在硬支具的帮助下站立，我们建议他们穿戴硬支具 3 周。患者通常手术后 3 天出院。术后 1 个月进行临床和 X 线检查，然后 1 年内每 3 个月复查 1 次。

患者通过视觉模拟评分（VAS）和功能障碍指数（ODI）进行腰椎术前评估[42,43]。术前平均 VAS 评分为 8（最高值为 10），而术前平均功能障碍指数（ODI）大于 62.32%，这是一个高度功能障碍的标志。术后，VAS 评分为 2，ODI 为 19.1%。

在所有病例中，我们没有遇到术中或术后并发症，失血量始终为最小。在随访的 X 线片检查中，植入装置位置均正常，在所有随访病例中都没有装置移位或错位发生。

通过以上研究结果我们可以确信，严格把握上述适应证，X-STOP 是腰骶椎退行性疾病治疗目前最可靠的棘突间装置之一。

手术技术及临床病例

我们所使用的是微创外科技术，需要几厘米长的正中皮肤切口，能产生一个接近棘突间隙的空间。

患者保持俯卧位，在支撑物辅助下腹部无压迫并且易于透视。我们需要患者下肢屈曲俯卧位，是为了打开棘突间隙，但我们不同意极端位置诸如膝胸相抵位置，这将过度地展开 FSU，使得被植入装置的测量不准确。在选定的病例中，手术可在局部麻醉（2% 利多卡因和 6% 若比卡因）和镇静下进行。

我们在腰部背侧筋膜切口约距离中线 1cm，最初仅在右侧的凹槽，切入多裂肌的背头侧部，并用手指进行"钝"剥离，仅仅达到相关关节突水平（图 6.3）。

为了保持完整的多裂肌的尾部，我们用深部拉钩维持对肌肉牵开（图 6.4）。

然后，我们用各种探针穿过棘间韧带进入棘突间隙，棘上韧带始终完整保存。

在选择装置的型号时，我们认为重要的是采取各种测试评估棘间韧带的张力。学者们一致认为需要避免该节段过度前移[46]。可以使用适当的工具植入所需型号的 X-STOP。在这一点上如前所述，我们使用左凹槽切口，以同样的方式分离多裂肌暴露用于稳定翼的螺钉入钉孔。

定位螺丝后，用扭矩螺丝刀拧紧之前，我们在两把 Kocher 钳的帮助下适当引导翼滑向棘突间以防止不必要的错位（图 6.5）。

因此手术技术快速且允许最大程度地软组织保护。如果没有额外进行椎间盘切除或神经根探查，X-STOP 植入允许快速功能恢复，术后第一天患者就能够下床行走（图 6.6）。

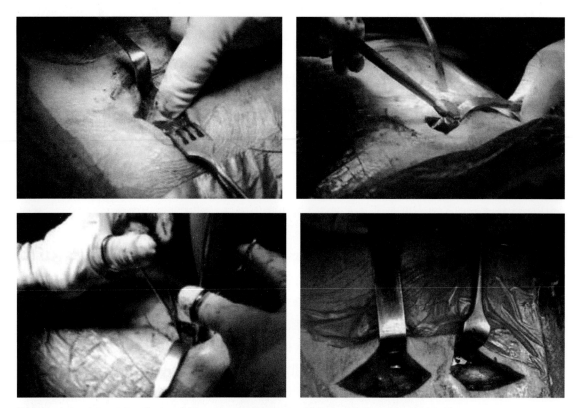

图 6.3、6.4、6.5、6.6　在后正中切口手术暴露保留骶尾部分多裂肌并允许正确放置装置

　　临床病例 1：男，35 岁，L4-L5 椎间盘突出、盘源性腰痛并放射痛。采用 L4-L5 单独棘突间装置治疗（图 6.8、6.9）。

　　临床病例 2：男，40 岁，L4-L5 椎间盘突出、腰 5 骶化。行半椎板切除术，采用 L4-L5 椎间盘切除、棘突间装置治疗（图 6.10、6.11）。

　　临床病例 3：女，40 岁，右侧坐骨神经疼痛，L4-L5、L5-S1 两个节段椎间孔处椎间盘突出。采用 L4-L5、L5-S1 单独棘突间装置治疗（图 6.12、6.13）。

　　临床病例 4：73 岁，糖尿病、心脏病患者，腰椎管狭窄症引起的间歇性跛行、左下肢放射痛。于 L3-L4、L4-L5 安置 X-STOP 棘突间装置治疗，术后左下肢疼痛仍存在，MRI 检查发现 L4-L5 左侧椎间孔、极外侧椎间盘突出。予以 L4-L5 左侧半椎板切除、椎间盘清理、L4-S1 融合固定，取出 L4-L5 棘突间装置，保留 L3-L4 棘突间装置，病情痊愈（图 6.14、6.15、6.16）。

棘突间装置失效与相关并发症

　　棘突间撑开装置是一种几乎没有侵入性的治疗方法，在某些情况下，操作过程可在局部麻醉下进行。这减少了严重的并发症，诸如在传统开放手术中经常发生的神经损伤。可能出现的主要手术并发症是棘突骨折，这意味着植入物将不能保留了。

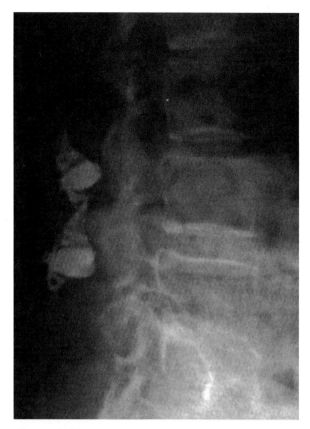

图 6.7 侧位 X 线显示两个节段的植入物

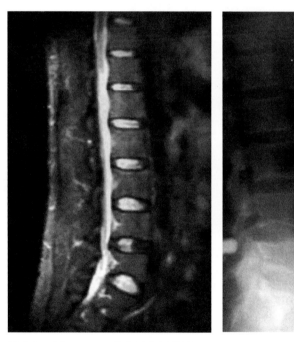

图 6.8、6.9 L4-L5 单独棘突间装置

　　如前所述，根据骨骼的密度，在尸体植入 X-STOP 装置所需的力差异很大，平均为 66 N（范围 11 ~ 150N）[46]。因为施加导致棘突骨折的侧向力必须平均为 317N，在施加到插入装置所需的最大的力（150N）和该棘突可能骨折的最小强度（95N）之间有一个重叠区域。在

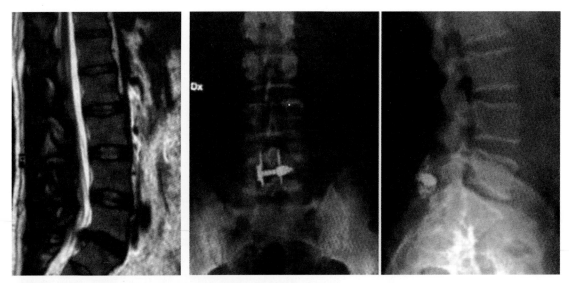

图 6.10、6.11　椎间盘突出治疗，半椎板切除后棘突间装置扩张

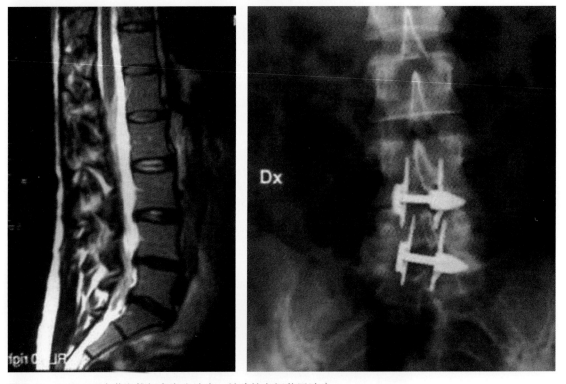

图 6.12、6.13　两个节段椎间盘突出治疗，单独棘突间装置治疗

骨质疏松和失代偿患者的钛质装置中还特别描述到应力性骨折。

Jerosch 等 [42] 描述了由于应用聚乙烯棘突间垫片异物反应导致的清理手术。我们还应强调的是，聚乙烯颗粒释放引起的显著生物反应导致假体周围纤维化，这使得翻修手术更加复杂。

我们注意到，Verhooff 等描述了 X-STOP 治疗 I°腰椎退变性滑脱的高失败率、重复手术的高比例 [47]。关于长期的机械故障、破损和脱位，文献中获得的数据较少。根据相关病例研究和目前状况，其发生率不同，约为 3.8%[48-51]。

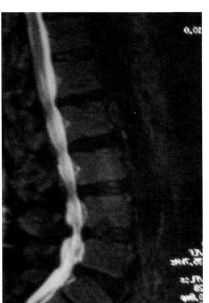
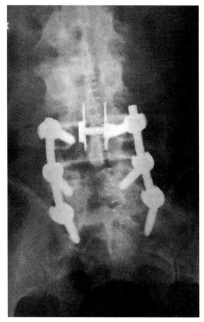
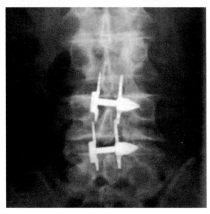

图 6.14、6.15、6.16　L3-L4、L4-L5
棘突间装置治疗，L4-L5 改为钉棒固定

　　我们还要提到，弗洛曼等明确表示怀疑应用 Wallis 装置可以减少椎间盘切除术患者椎间盘突出复发的比率[52]。在我们自己应用 X-STOP 的经验中，棘突间装置在两种情况下放置位置是不正确的。尽管有透视监测，有时也难以预先确定用于植入的准确位置，尤其是在腰骶部前曲过大的患者。因此，我们一直建议术中和术后监测，以避免不愉快的医疗和法律后果。

　　大多数情况下装置失败的原因是不正确定位或错误的手术指征。

　　我们仍然可以从我们的病例回顾中得出一些要点以进一步反思。虽然棘突装置手术可以改善或解决下肢根性放射痛症状，下腰痛的反应也是可变的，但我们没有发现这种症状全部和长效的解决方法，尽管在某些病例中疼痛得到了显著减轻。这可能是由于以下事实：这些装置对根性刺激有效，它们增加了椎间孔区和松解了神经根，但对下腰痛的病因没有作用，因为它是多因素导致的。

　　周围神经疼痛缓解和功能迅速恢复常导致患者过早积极地运动，让腰骶部过度负荷。这将导致经过医治和休息而康复的疼痛和功能障碍的复发。

　　　　　　　　　　　　　　　　　（杨增敏刘　正译　王占朝　审校）

参考文献

1. Kapandji I. The physiology of the joints. In: The trunk and the vertebral column, vol. 3. Edinburgh: Churchill Livingstone; 1998.

2. Wnek G, Bowlin G. Encyclopedia of biomaterials and biomedical engineering. New York: Informa Healthcare; 2008.

3. Richards J, Majumdar S, Lindsey D, Beaupre G, Yerby S. The treatment mechanism of an interspinous process implant for lumbar neurogenic intermittent claudication. Spine. 2005; 30(7):744.

4. Siddiqui M, Karadimas E, Nicol M, Smith F, Wardlaw D. Influence of X-STOP on neural foramina and spinal canal area in spinal stenosis. Spine. 2006; 31(25):2958.

5. Bono C, Vaccaro A. Interspinous process devices in the lumbar spine. J Spinal Disord Tech. 2007; 20(3):255.

6. Siddiqui M, Karadimas E, Nicol M. Effects of X-STOP device on sagittal lumbar spine kinematics in spinal stenosis. J Spinal Disord Tech. 2006; 19(5):328–33.

7. Wilke H, Drumm J, Haussler K, Mack C, Steudel W, Kettler A. Biomechanical effect of different lumbar interspinous implants on flexibility and intradiscal pressure. Eur Spine J. 2008; 17(8):1049–56.

8. Lindsey D, Swanson K, Fuchs P, Hsu K, Zucherman J, Yerby S. The effects of an interspinous implant on the kinematics of the instrumented and adjacent levels in the lumbar spine. Spine. 2003; 28(19):2192.

9. Kim D, Cammisa F, Fessler R. Dynamic reconstruction of the spine. New York: Thieme Medical Pub; 2006.

10. Wittenberg R, Shea M, Swartz D, Lee K, White III A, Hayes W. Importance of bone mineral density in instrumented spine fusions. Spine. 1991; 16(6):647.

11. Callaghan J, Pada A, McGill S. Low back three-dimensional joint forces, kinematics, and kinetics during walking. Clin Biomech. 1999; 14(3):203–16.

12. Shepherd D, Leahy J, Mathias K, Wilkinson S, Hukins D. Spinous process strength. Spine. 2000; 25(3):319.

13. Tal war V, Lindsey D, Fredrick A, Hsu K, Zucherman J, Yerby S. Insertion loads of the X-STOP interspinous process distraction system designed to treat neurogenic intermittent claudication. Eur Spine J. 2006; 15(6):908–12.

14. Adams M, Dolan P. Recent advances in lumbar spinal mechanics and their clinical significance. Clin Biomech. 1995; 10(I):3–19.

15. Adams M, McNally D, Dolan P. Stress distributions inside intervertebral discs. J Bone Joint Surg Br. 1996; 78:965–72.

16. Boos N, Aebi M. Spinal disorders: fundamentals of diagnosis and treatment. Berlin/New York: Springer; 2007.

17. Dunlop R, Adams M, Hutton W. Disc space narrowing and the lumbar facet joints. J Bone Joint Surg Br. 1984; 66(5):706–10.

18. Swanson K, Lindsey D, Hsu K, Zucherman J, Yerby S. The effects of an interspinous implant on intervertebral disc pressures. Spine. 2003; 28(I):26.

19. Wiseman C, Lindsey D, Fredrick A, Yerby S. The effect of an interspinous process implant on facer

loading during extension. Spine. 2005; 30(8):903.

20. Sharma M, Langrana N, Rodriguez J. Role of ligaments and facets in lumbar spinal stability. Spine. 1995; 20(8):887–900.

21. Adams M, Dolan P. Spine biomechanics. J Biomech. 2005; 38(10):1972–83.

22. Kurtz S, Devine J. PEEK biomarerials in trauma, orthopedic, and spinal implants. Biomaterials. 2007; 28(32):4845–69.

23. Goel VK, Panjabi MM, Patwardhan AG, Dooris AP, Serhan H. American Society for Testing and Materials. J Bone Joint Surg Am. 2006; 88 Suppl 2:103–9.

24. Duerig T, Pelton A, Stockel D. An overview of nitinol medical applications. Mater Sci Eng A. 1999; A273–275:149–160.

25. Vena P, Franzoso G, Gastaldi D, Contra R, Dallolio V. A finite element model of rhe L4-L5 spinal motion segment: biomechanical compatibility of an interspinous device. Comput Methods Biomech Biomed Engin. 2005; 8(1):7–16.

26. Zhang Q, Teo E. Finite element application in implant research for treatment of lumbar degenerative disc disease. Med Eng Phys. 2008; 30(10):1246–56.

27. Lafage V, Gangner N, Senegas J, Lavasre F, Skalli W. New interspinous implant evaluation using an in vitro biomechanical study combined with afinite-element analysis. Spine. 2007; 32(16):1706.

28. Minns R, Walsh W. Preliminary design and experimental studies of a novel soft implant for correcting sagittal plane instability in the lumbar spine. Spine. 1997; 22(16):1819.

29. Rohlmann A, Zander T, Burra N, Bergmann G. Effect of an interspinous implant on loads in the lumbar spine/Einuss eines interspinosen Implantars auf die Belasrungen der Lendenwirbelsaule. Biomed Tech (Berl). 2005; 50(10):343–7.

30. Kurtz S, Edidin A. Spine technology handbook. Amsterdam/Boston: Academic; 2006.

31. Louis W, Breck LW, Basom WC. The flexion treatment for low-back pain: indications, outline of conservative management, and a new spine-fusion procedure. J Bone Joint Surg Am. 1943; 25:58–64.

32. Knowles FL. Apparatus for treatment of the spinal column. Patented I954 n.2677369.

33. Sénégas J. La ligamentoplastie intervertébrale, alternative à l' arthrodèse dans le traitement des instabilitiés dégénératives. Acta Orthop Belg. 1991; 57 Suppl 1:221–6.

34. Sénégas J, Etchevers JP, Baulny D, Grenier F. Widening of the lumbar vertebral canal as an alter-native to laminectomy, in the treatment of lumbar stenosis. Fr J Orthop Surg. 1988; 2:93–9.

35. Sénégas J, Vital JM, Guérin J, Bernard P, M'Barek M, Loreiro M, Bouvet R. Stabilisation lombaire souple. In: Gastambide D, editor. GlEDA: instabilités vertébrales lombaires. Paris: Expansion Scientifique Française; 1995. p. 122–32.

36. Pfirrman CWA, Metzdorf A, Zanetti M, Hadler J, Boos N. Magnetic resonance classification of lumbar intervertebral disc degeneration. Spine. 2001;26:4873–8.

37. Taylor J, Ritland S. Technical and Anatomical Consideration fot the Placement of a Posterior Interspinous Stabilizer. H.M.Mayer (ed.) Minimally Invasive Spine Surgery Second Edition 2006:466–75.

38. Katz JN. Lumbar spinal fusion. Surgical rates, costs, and complications. Spine. 1995; 20(24 Suppl):78S–83.

39. Sengupta OK. Dynamic stabilization devices in the treatment of low back pain. Orthop Clin North Am. 2004; 35(1):43–56.

40. Christie SD, Song JK, Fessler RG. Dynamic interspinous process technology. Spine. 2005; 30(16 Suppl):S73–8.

41. Jerosch J, Moursi MG. Foreign body reaction due to polyethylene's wear after implantation of an interspinal segment. Arch Orthop Trauma Surg. 2008; 128(1):1–4.

42. Fairbank JC, Pynsent PB. The Oswestry disability index. Spine. 2000;25(22):2940–52.

43. Zucherman JF, Hsu KY, Hartjen CA, Mehalic TF, lmplicito DA, Martin MJ, Johnson 2nd DR, Skidmore GA, Vessa PP, Dwyer JW, Puccio S, Cauthen JC, Ozuna RM. A prospective randomized multi-center study for the treatment of lumbar spinal stenosis with the X-STOP interspinous implant: 1-year results. Eur Spine J. 2004; 13(1):22–31.

44. Zucherman JF, Hsu KY, Hartjen CA, Mehalic TF, lmplicito DA, Martin MJ, Johnson 2nd DR, Skidmore GA, Vessa PP, Dwyer JW, Puccio ST, Cauthen JC, Ozuna RM. A multicenter, prospective, randomized trial evaluating the X-STOP interspinous process decompression system for the treatment of neurogenic intermittent claudication: two-year follow-up results. Spine. 2005; 30(12):1351–8.

45. Schönström N, Lindahl S, Willen J, Hansson T. Dynamic changes in the dimension of the lumbar spinal canal: an experimental study in vitro. J Orthop Res. 1989; 7(1):115–21.

46. Inufusa A, An HS, Lim TH, Hasegawa T, Haughton VM, Nowicki BH. Anatomic changes of the spinal canal and intervertebral foramen associated with flexion-extension movement. Spine. 1996; 21(21):2412–20.

47. Verhoof OJ, Bron JL, Wapstra FH, van Royen BJ. High failure rate of the interspinous distraction device (X-STOP) for the treatment of lumbar spinal stenosis caused by degenerative spondylolisthesis. Eur Spine J. 2008; 17(2):188–92.

48. Schwarzenbach O, Berlemann U, Stoll TM, Dubois G. Posterior dynamic stabilization systems: DYNESYS. Orthop Clin North Am. 2005; 36(3):363–72.

49. Serkan I. Posterior dynamic stabilization of the lumbar spine. WSJ. 2007;1(2):62–7.

50. Khoueir P, Kim K, Wang M. Classifi cation of posterior dynamic stabilization devices. Neurosurg Focus. 2007; 22(1):E3.

51. Whitesides TE. The effect of an interspinous implant on vertebral disc pressures (letter). Spine. 2003; 28:1906–8.

52. Chiu JC. Interspinous process decompression (IPD) system (X-STOP) for the treatment of lumbar spinal stenosis. Surg Technol Int. 2006; 15:265–75.

第七章

微创减压后外侧融合：应用腰椎椎板间植入融合术（ILIF）伴或不伴经椎间孔腰椎椎间融合术（TLIF）

Anton A. Thompkins

引　言

在美国，腰椎管狭窄症（lumbar spinal stenosis, LSS）是 65 岁以上人群腰椎手术最常见的适应证 [1]。LSS 在总人口中的患病率为 8% ～ 11%，严重影响老年人的身体健康 [2]"婴儿潮一代"带来的迅速扩大的老年人口（从 2010 年至 2025 年预计增长 59%，达 6400 万人），随着寿命的延长而带来的 LSS 的发病率呈现立方式增长曲线，发病率（每 10 万人）和绝对数量均上涨 [2, 3]。这导致越来越需要足够、适当和经济有效的治疗来应对这种疾病。

作为与脊柱最相关的诊断，LSS 的医疗管理，从物理治疗到复杂的脊柱融合手术，可用的方法和措施很多。遗憾的是，文献详细描述的最佳方案与 LSS 复杂的循证实践相矛盾。在那些有严重症状的患者采用非手术治疗已经在很大程度上证明是一种无效的解决方案 [4-8]，虽然简单椎管减压术可以提供一个早期（1 年）的缓解，但长期随访发现疗效并不能维持 [9-11]。椎间融合术在 LSS 的治疗中是非常成功、疗效持久的方法 [4, 6, 7]，但对于那些没有合并不稳或椎间盘病变的患者，也是有争议的。此外，也可能是更重要的，高龄和随之更频繁发生的合并症，导致一些外科医生选择避免手术干预 [12]，至少会尽量回避采用常规的开放式外科手术。

先进的微创外科手术最近被广泛推广，使先前禁忌或考虑有较高手术风险（如那些高龄或有严重的医疗合并症）的患者也可以采取微创手术治疗，能显著降低并发症发生率 [13-15]。腰椎椎板间融合器械（ILIF®, Nu Vasive, Inc., San Diego, CA）中，已结合了专门的经椎间孔腰椎椎间融合术（transforaminal lumbar interbody fusion, TLIF）步骤，并进行了适当的改进，用于治疗 LSS 等一系列病症。

背景 / 病因学

腰椎管狭窄症是一种老年疾病，通常在 50 ～ 70 岁出现 [16]。它可以是一个复杂的疾病过程，通常是一个多因素的退行性疾病的一部分，虽然先天因素（如脊椎畸形）也可能促使LSS 发病 [3, 9]。LSS 被定义为中央椎管或神经孔狭窄 [3, 6, 9]。LSS 是最常见的软组织或骨骼退变侵扰神经根的结果。椎间盘突出症、小关节病、黄韧带肥厚或皱褶、退变性腰椎滑脱、退行性脊柱侧弯等常与本病有关[3, 9, 17]。如前所述，在一般人群中有症状的椎管狭窄的患病率为8%～11%，多达20%的人影像学诊断为狭窄，但是无症状表现[2, 12]。LSS 最常见的发病节段是 L4-5，其次是 L3-4、L2-3，然后是 L5-S1[16, 18, 19]。

　　LSS 的三个主要分型：中央管狭窄、横向或侧隐窝狭窄，以及神经孔狭窄[9]。中央管狭窄是指椎管的横断面积减少，并经常与黄韧带增厚、椎间盘膨出有关，或伴有影响椎管区域的骨结构异常（如骨赘、先天性短椎弓根）。但是，先天性椎管狭窄是一种比较少见的诊断，只见于约 9% 的 LSS 患者[16]。横向狭窄通常伴随有中央管狭窄，与神经根管狭窄明显不同，虽然横向狭窄和神经孔狭窄都影响神经根 / 脊椎神经，而不是马尾。腰神经根分出后立即通过侧方凹槽走行，这个相当狭小的骨通道外侧是椎弓根，后侧是上关节突面，前侧是椎体后方。侧隐窝狭窄比神经孔狭窄更常见，因为该通道比神经孔小得多而且对腰椎间盘膨出和小关节病变的侵扰更敏感。椎间孔狭窄在退变性腰椎滑脱或椎间盘突出中是最常见的，而在这些诊断之外很少见到。

　　LSS 导致的神经功能障碍和各种临床表现是由多种机制造成的。LSS 症状最常由神经根的直接机械压迫所引起[16]。然而，静脉充血和动脉血流减少，可导致硬膜外压力增加，通常与多节段 LSS 相关，并直接与神经性跛行相关[6, 17]。此外，局部发生炎症也会导致神经根或脊神经受到刺激而出现相应症状。

报道 / 调查 / 治疗方案

报道 / 评估

　　因为 LSS 往往是多方面的疾病复合物的一个部分，所以单一的、明确的鉴别诊断不存在。相反，需要一个详细的患者的病史、体检以及各种影像结果来确定 LSS 的存在、位置、严重程度及其伴随的病理变化，例如退变性腰椎滑脱或脊柱侧弯[2, 3, 12]。在临床上，LSS 经常表现为腰痛和（或）下肢疼痛，有或无神经性跛行[16]。LSS 的严重情况下，可能表现出脊髓病变或马尾综合征症状，包括下肢运动障碍、感觉丧失和（或）肠道或膀胱功能障碍[6, 9, 16]。在这种极端情况下，立即进行手术干预是正常的医疗措施。

　　物理检查应该包括对神经系统和局部症状进行详细的评估[16]。患者主要的神经系统症状通常会表现出神经性跛行和神经根病变的特点，局部症状主要表现为腰背痛。

　　神经性跛行已被描述为一个"症候群"，其中中央管狭窄可能是唯一的促发因素[17]。继发于椎管狭窄的神经性跛行对女性的影响比男性更常见，一般表现为下肢不适，常在步行或活动时发生[17]。血管性跛行和神经性跛行的症状相似。任何神经性跛行的评估都应根据详细的病史以排除周围血管疾病。神经性跛行的症状表现为从近端向远端进展，而血管性跛行表现为从远端向近端发展。一些有用的测试可以帮助鉴别神经性跛行与周围血管疾病，包括评估下坡步行和骑自行车后出现的症状。神经性跛行的症状往往会在下坡步行时加剧，而在骑自行车时不明显[17]。周围血管疾病的症状通常是骑自行车时加剧，而在跑步机上运动时缓解[16]。

　　步行和弯腰试验（stoop tests）是神经性跛行常用的检查技术。步行测试要记录患者自步行开始到出现症状（通常为无力、疲倦或下肢沉重）的距离[20]。步行阈值大约是患者第一次经历不适时的 2 倍距离 [17]。弯腰试验包括以下评估：记录行走试验停止点，并指示患者倚靠墙壁或弯腰扎鞋带（屈）缓解症状。神经性跛行患者，一般在这个测试中，或平躺仰卧或坐位时可以缓解症状。

对于 LSS 所有的病史和身体评估都应该同时伴有影像检查结果。所有患者应获得站立位静态和动态摄片，以评估任何骨性的或严重的畸形。静态片可以用来确定滑脱、畸形或骨赘的存在，而动态片可以用于确定不稳定性的存在。不稳定已由 Posner 等定义 [21]，在侧位动态片上，评估 L1-2 至 L4-5 之间单节段时，至少水平前移 8% 或后移 9%，在 L5-S1 上分别为至少 6% 和 9%。角位移也被定义为不稳定的量度，屈曲位移在 L1-2 到 L4-5 节段至少 -9°、L5-S1 节段至少 + 1°，可确定为不稳定。

磁共振成像（MRI）被认为是评估椎管狭窄的影像学研究"金标准"。在 MRI 上，椎间盘是可视的，可以确定退化的程度和性质（如膨隆、脱出、变性），并且椎间盘的质量也可以在 T2WI 进行评估，其中健康椎间盘表现为质子信号增强，在髓核退行性变的椎间盘表现为信号降低。矢状位图像对确定中央和侧方狭窄程度是有用的，而冠状位 MRI 是最有用的评估神经孔狭窄的影像学检查方法。神经孔狭窄的确定标准是 MRI 上狭窄神经孔内神经根周围的脂肪信号缺如。

脊髓造影和 CT 造影可用于确定中央型椎管狭窄的程度。椎管狭窄的患者在椎间盘水平呈现"沙漏"形的硬脊膜是中央型椎管狭窄的特征，与神经性跛行症状的多节段狭窄患者的诊断相一致。CT 造影提供了更多的细节，可评估多个平面的狭窄，从而能够评估神经根袖的完整性。

因为 LSS 不同比例地影响老年人和女性，可以进行双能 X 射线吸收法（dual-energy X-ray absorptiometry，DEXA）测量以评估骨密度，特别是对于有外科手术指征的患者。

治疗选择

如果有明确的 LSS 诊断，应该给患者制订详细的医疗计划。在确定治疗方法时应考虑症状的严重性及对患者的影响、患者对治疗的期望、容忍某些医疗措施的能力，以及医生对这种医疗措施的偏好和能力。除非在极端的情况下，或者对马尾综合征患者，LSS 的医疗管理通常开始于非手术治疗。对 LSS 患者通常的非手术治疗包括应用矫形器、卧床休息、非甾体抗炎药（NSAID）、麻醉类镇痛药物、皮质类固醇、物理和康复治疗，或硬膜外注射类固醇药物。

NSAIDs 和（或）糖皮质类固醇药物可以作为"一线"消炎治疗的一部分，但长期使用必须慎重，如 NSAIDs 可能会引起心血管或胃肠道副作用。在长期使用者，应由初级保健医生监测其肝肾功能。除了非甾体抗炎药，口服类固醇药物（如泼尼松龙、甲泼尼龙）也是有效的。如果开具处方，应考虑到糖尿病患者口服类固醇药物可能会提升血糖。

除了低强度的有氧锻炼，腰部屈曲和等距收缩核心强化锻炼也是适合的康复锻炼。在任何康复或物理治疗中，对于患者耐受性的评价，可能加剧椎管狭窄症状的某些活动（例如步行）可以被水疗法或卧式骑自行车取代。

硬膜外类固醇药物注射治疗是 LSS 非手术治疗干预措施的一个补充手段，比其他形式的非手术治疗具有进一步的侵袭性。注射疗法的作用和功效一度在文献中存在争议，但最近的研究表明在某些患者中存在积极的量效关系。Manchikanti 等 [22] 在随机双盲受控的试验中，

120 名患者接受腰椎小关节注射单独的局部麻醉剂或联合应用局部麻醉剂与类固醇药物，发现无论使用或不使用类固醇药物，85%～90% 慢性腰背功能受限的病例（根据治疗组）得到改善。

大部分具有 LSS 的有轻微症状的患者经历了充分的非手术治疗，而且常常是无限期的。在首次被诊断为 LSS 的医保患者的研究中，Chen 等 [24] 发现仅有 21% 的患者在诊断后的 3 年内进行了手术。然而，在复杂的退行性变的患者中，脊柱不稳、脊髓病和（或）其他进行性加重的退变，以及中到重度的 LSS 症状，对比非手术疗法，外科手术干预通常都能显示和确保明显的临床疗效 [3-8]。在一个 49 例接受非手术治疗的 LSS 患者的研究中，在他们被首次诊断为 LSS 后进行平均 3 年的随访，Simotas 等 [8] 发现有 19% 的患者经历了外科干预。在研究时间段内，那些没有经历外科治疗的患者中，5% 经历了明显的运动功能恶化，13% 有症状恶化，30% 经历了症状无缓解，28% 报告症状有轻微的改善，同时只有 30% 的患者报告症状有持续的缓解。

简单减压

椎板切除术被认为是腰椎管狭窄症治疗的"金标准"[11, 16]。这种椎弓根到椎弓根的减压方法在治疗中央型和周围型狭窄时，椎管显然是因为椎板切除而得到减压，而且这个入路关节突下和神经孔进出口也获得了扩大，直接对神经根进行了减压。然而因为各种原因，椎板切除术已经在很大程度上被其他减压技术所替代。首先，通过椎板切除广泛减压，结果造成（在这些病例中，关节突关节的切除 >50%）[10, 25] 医源性脊柱不稳定。这和骨再生和硬膜外纤维化发展匹配，与一些患者逐渐增加的术后症状有关，称为腰椎手术失败 / 腰椎手术综合征或椎板切除术后综合征 / 不稳 [9, 26-28]。Martin 等 [29] 研究发现，接近 20% 的椎板切除术后患者发生再狭窄。Postacchini 等 [28] 的研究中，40 例接受减压治疗的 LSS 患者（32 例接受椎板切除术，8 例椎板切开术），作者发现，88% 的患者有椎体增生的影像学证据，在这些存在"显著增生"的病例中，只有 40 % 报道了满意的临床结果。对此，术后脊椎节段增生与不稳定密切相关，这或许是由于医源性因素或滑脱的存在。

这些椎板切除术后带来的并发症，使得双侧椎板切开术被越来越多地采用，以达到类似的效果，椎管得到了减压，同时保持骨韧带弓的中央部，因此更好地保护节段的稳定性。虽然由于骨韧带弓中央部的保留，中央型狭窄有可能不能充分解决，但这在 LSS 的治疗中很大程度上仍然是一个切实可行的选择。

实施椎板切除术和椎板切开术都是使用传统的手术方法和开放途径，这导致增加相关的手术并发症和已经成为老年患者反对外科干预治疗的顾虑，而选择使用不太有效的治疗方案（非手术治疗）。减压病的例子包括 Deschuyffeler 等 [30] 在 2012 年报道超过 65 岁接受单侧椎板切开、双侧减压的住院患者并发症发生率为 17.1%。Kaymaz 等 [31] 的研究发现在椎板切除术中有类似的结果，术后 6～12 个月有 19% 的并发症和 8% 的腰椎手术失败综合征发生率。

融　合

此外，对 LSS 进行椎管减压和椎间融合术仍然是有争议的，只有少数例外。这些例外情况包括：伴随不稳定（医源性或退变性）、滑脱、畸形（脊柱侧弯或后凸）或再狭窄的病例[10, 32]。此外，在那些接受全椎板切除或椎板切开术的中年患者，和（或）椎间盘具有正常和接近正常的高度（提示前柱过多的活动度诱发减压后腰椎手术失败综合征），或者患者有节段性过度活动，尤其是以背痛为主要症状的患者[9]，行融合术需要去除 50% 以上的关节突进行减压。

尽管在单纯的 LSS 的融合（和融合类型）方面存在不断的争议，但是腰椎融合已经被证明对 LSS 是确切有效的治疗方法，并已被一些迹象证明具有比简单减压更优良的效果。Yone 等[11] 研究了一系列有或无融合的减压术治疗单纯 LSS 或合并不稳定的 LSS 患者。不稳定组患者采用融合术治疗，达到了 80% 的优秀或良好的临床效果。在那些合并不稳定的 LSS 患者，接受简单减压手术后，效果优良率只有 29%。最后，在接受了简单减压的不伴有腰椎不稳的 LSS 患者中，术后一年内患者的治疗效果与接受融合治疗的患者相类似，但是此后他们的效果却出乎意料地恶化，最后的随访结果其优良率停止在 47%。其他许多高质量的研究也有类似的发现，对 LSS（例如不稳定、腰椎滑脱、脊柱侧弯）进行更先进的融合手术[4, 5, 7, 23]。通过融合结果的分析，Glassman 等[33] 发现，滑脱和脊柱侧弯伴 LSS，是脊柱融合术治疗的两个最适应的诊断，可以通过手术改善疼痛、残疾、生活质量和最低限度临床治愈效果。

非固定和固定融合之间的差异主要是涉及到患者及其病理学特征以及外科医生的偏好。有假关节可能的患者（例如吸烟、患代谢疾病），或在前方活动正常或过度或内在不稳定（滑脱）的脊柱节段，已发现固定融合要优于非固定融合[34-36]。在固定和非固定融合治疗合并不稳定的 LSS，Fischgrund 等[34] 进行了比较研究发现，接受后外侧固定融合（PLIF）的患者 83% 逐渐融合，而相比之下，非固定融合的融合率只有 45%。此外，在这些固定融合的病例中，临床结果优良率为 86%，而没有固定的病例优良率仅为 56%。

I 级证据文献评估 LSS 的治疗效果，脊柱融合术与非手术治疗相比较，所有研究发现手术治疗能显著改善疼痛、残疾和生活质量。由于老年人口膨胀和寿命延长，以及与之相关的相对较高的减压手术再手术率，融合可能日益变得更加普遍，以避免 LSS 再手术时可能增加的医疗合并症[3, 6]。

融合术的缺点是传统融合手术方法比简单的减压术具有较高的并发症发生率[2, 33]。例如，单节段 TLIF 相关的并发症发生率高达 46%，早期再手术率（很多因为感染）高达 10%[37]。随着现代微创融合方式的发展，导致了手术的可用性扩展到以前被认为是高风险患者的老年人[15]。新开发的方法和仪器允许更有效和迅速的治疗，以减少并发症的发生率和加速术后的恢复。

一些棘突间装置目前可以在美国使用，应用于那些后路融合的相邻阶段，已经度过了并发症、再狭窄和翻修率上升的挑战[38]。犹他州大学在一系列采用椎间非融合设备治疗的 13 例患者，对术后即刻临床恶化病例进行超过 43 个月的随访过程中，最终 77% 的患者症状恢复到术前状态，需要再手术的患者"失败率"为 85%。围术期并发症发生率也达到了 38%。

棘突间装置与植骨和牢固固定相配合，组成一个后外侧融合结构，在脊柱外科中具有悠久历史，最新设计的方式（ILIF）的早期结果令人高兴，它能够提供足够的长期节段性稳定性，通过创伤较小的正中切口为 LSS 患者提供充分减压。在 20 世纪初，Russell Hibbs 和 FredAlbee 彼此独立地制定和公布了腰椎后路融合术的手术方法[39, 40]。这些手术最初主要用于治疗 Pott 病和从棘突或胫骨取得自体骨移植，然后沿椎间隙放置，通过后路脊椎附件融合在一起以阻止节段之间的运动。即使使用这些基本的技术（以今天的标准），治疗后早期报道的临床结果仍是乐观的。在大多数病例中，融合后疾病的进展停止，疼痛得到了改善。Howorth[41] 在一份报道中描述了对该手术的进一步发展，他在其中强调了脊椎融合术取得的进展。这些改进包括更有针对性的办法，从身体（例如胫骨）的其他部位取得自体骨移植材料，并压紧排列移植材料以利于坚强的融合。最近的手术设计重点是尽可能多地保留脊柱的棘突韧带复合体，同时为了减轻疼痛仍然行椎管减压[25]。

ILIF 使用了一些 Hibbs 融合的早期原理，通过微创手术暴露，实施减压椎管扩大成形术[25]，以充分减压，同时不影响该节段的内在稳定性，以及采取一个专门的椎板间植入装置和棘突间垫块的措施，进行后外侧融合以维护后路减压的效果。

椎板间植入融合术适用于各种胸腰椎疾病。首先，ILIF 的指征为伴有或不伴有轻度至中度不稳定的椎管狭窄症。它也适用于退变性椎间盘疾病、外伤、腰椎滑脱、肿瘤的治疗。ILIF 技术使用的潜在局限性包括患者的骨量不足和质量不佳。

外科技术及康复

标准术前计划应该在手术前进行。相关影像研究包括静态和（或）动态放射摄影术、CT 和 MRI（图 7.1）。确认治疗节段，任何解剖变异需要指出并进行标记。

ILIF 手术一般在气管插管麻醉下进行，患者最常采取屈髋俯卧位。使用 Wilson 架将有助于患者定位（图 7.2 和 7.3）。切口之前，应先用透视定位手术节段。皮肤标记、准备和巾单使用按标准程序进行。棘突和两个相邻椎的椎板使用标准正中切口显露，长 3 ～ 5cm（图 7.4）。自动拉钩用于缩回软组织，Cobb 剥离器用于剥开椎旁肌和剥离任一棘突一侧的软组织。用

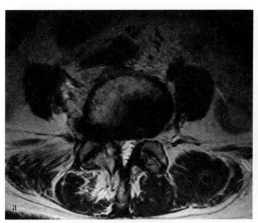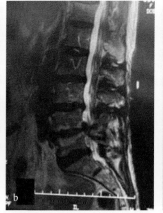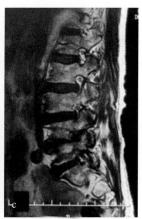

图 7.1　（a ～ c）MRI 显示腰椎管狭窄症主要位于 L4-5 椎间隙的轴位和矢状位重建

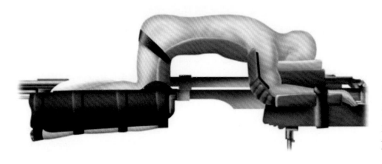

图 7.2　Wilson 架俯卧位的患者侧位图，用于腰椎椎板间植入融合术的一种患者体位方法（ILIF®, NuVasive, Inc., San Diego, CA）

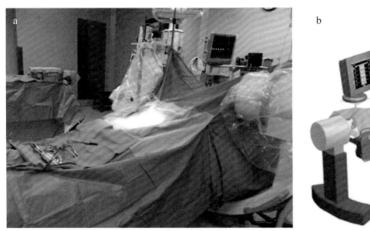
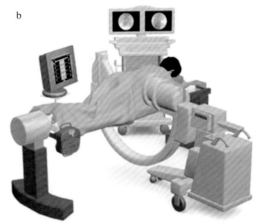

图 7.3 照片（a）和图（b）表示另一种患者体位，在可透过射线的 Jackson 手术台行腰椎椎体间融合术（ILIF）或经椎间孔腰椎椎间融合术（TLIF）

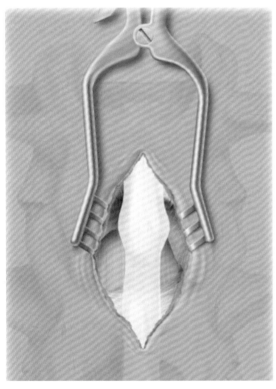
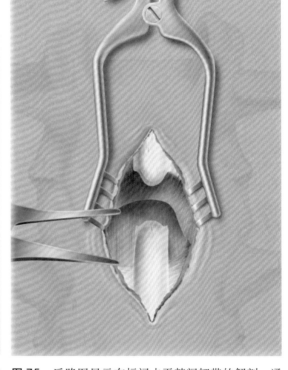

图 7.4 后路视图表示 TLIF 过程中使用的后正中切口

图 7.5 后路图显示在标记水平棘间韧带的解剖，通过板状拉钩便于黄韧带可视化

手术刀或电刀去除棘上韧带（图 7.5）。牵引销置于棘突，应用齿状牵引器分开手术节段的棘突。电刀用于去除棘间韧带和显露椎板骨边缘。显露准备进行减压手术的椎管，高速磨钻头或 Kerrison 咬骨钳用于去除上位棘突、椎板下缘部分以及可能会限制进入椎管的下位棘突上缘。可以用磨钻执行减压，去除黄韧带、使椎板变薄或部分切除，充分减压且注意不要损害椎弓的完整性。必要的话，可用咬骨钳于关节突关节的内侧面除去软骨，只要达到可以进入和减压的侧方空间即可。这通常需要去除的关节突在 10% ～ 20% 之间，虽然未计划行关节融合术的

患者应该保留超过 50% 的关节突关节 [25]。根据需要，也可以进行局部的关节突关节切除术和近侧椎间孔切开术。整个手术过程中，拉钩牵引是用于看到所有神经根，牵引常为有目的性、暂时性的，而且力量要不断改变。

减压后，仔细处理棘突间隙，用锉刀在腹 / 背方向轻轻运动，对上位棘突的下缘和下位棘突的上缘去皮质。测量所述棘突间隙后选择一个 ExtenSure® H2 ™ (NuVasive, Inc.) 试模（图 7.6）。试模型号大小可以通过放松牵引齿条，轮换试模评估腹 / 背部和上 / 下型号，直至试模在椎板和棘突之间紧密贴合。为了保持矢状面平衡，不建议选用稍大型的试模，而是使用与解剖结构完全吻合的最小的试模。一旦确定适当的同种异体移植物的大小，则 ExtenSure H2 同种异体移植物可以通过同种异体移植插入器的端部插入。同种异体移植物被植入棘突间隙，直到其位于上部

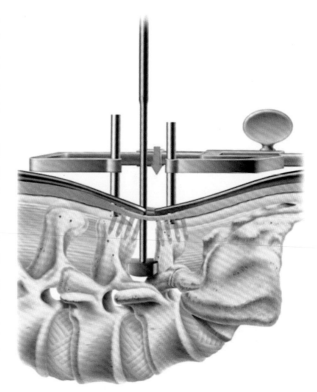

图 7.6　侧方图显示 TLIF 手术棘突撑开和椎间植入物型号

和下部叶片中（图 7.7A，b）。必要的时候，同种异体移植物的位置可使用打击器进行调整。一旦移植物安置妥当，释放并除去齿条牵引，同时撤除 Caspar 销。

使用 Cobb 剥离器或刮匙去除沿棘突两侧所有残留的软组织，准备插入钢板。胶片试板沿棘突的侧方放置，进行透视以确定棘突板的适当尺寸。大小适当的棘突板应提供两个棘突

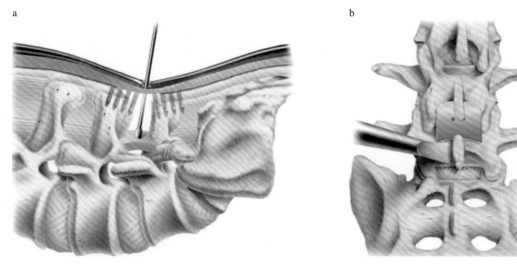

图 7.7　（a）侧面观椎板间装置的插入和后方观（b）最终椎板间装置插入的位置

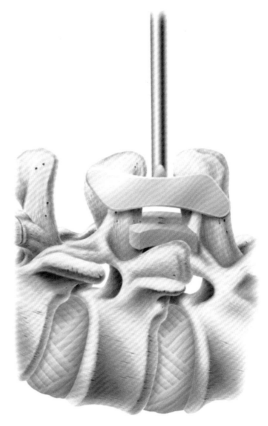

图 7.8 棘突板的尺寸侧面观

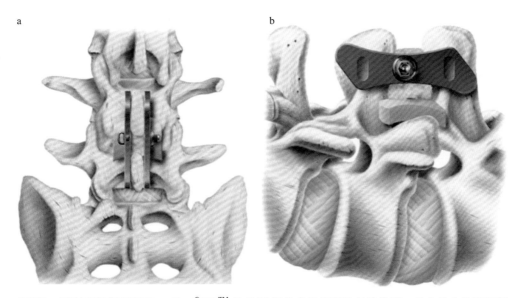

图 7.9 后面观和侧面观 ExtenSure® H2™ 的 ILIF 组件在椎板间的最终位置、放入的生物移植材料以及 Affix® (NuVasive, Inc.) 棘突钢板的位置

的最大表面积覆盖，且不超出上位棘突的上缘或超出下位棘突的下缘（图 7.8）。一旦选定棘突板尺寸，选定的棘突板可以插入并定位在棘突的侧面。将棘突板安置到位后，压紧该棘突板横梁，确保板齿啮合入棘突。进一步的加压可以被直接施加在棘突上，使棘突板的轮廓适应棘突解剖，以利于板齿进一步固定到棘突上。使用镊子之类的器械，把生物活性材料附加到同种异体移植物背侧、棘突和棘突板的复合体上。生物活性材料放置好后移除牵开器（图 7.9a、b）。伤口以标准方式关闭。

鼓励患者在康复期进行有限的腰背运动，以允许适当的骨生长和融合。定期小强度参与限定范围的运动、心血管运动（例如步行）可以增加血流量和营养输送到手术部位，以促进愈合。

综上所述，ILIF 是一种微创的腰椎手术来完成椎管扩大成形术，其次是椎板间植骨和棘突间固定。有限的正中切口避免损伤椎旁肌，相比之下，在传统的减压术或 PLIF 手术中需要较广泛地显露肌肉。因为 LSS 患者常同时有多个退行性病变，ILIF 的一个缺点是它不是单独设计来处理椎间盘。有椎间盘病变或过度活动或椎间盘高度正常的患者，这可能会增加 ILIF 器械长期使用失败的风险，与所有 PLF 器械一样，对于椎间盘存在的问题仍然没有得到解决 [9, 10, 32, 35, 36, 42]。在这些和任何需要前柱稳定性的其他相关适应证，可以通过相同的中线切口为 ILIF 补充一个专门 TLIF 手术。

ILIF 与补充 TLIF

如前面提到的，一些证据表明，对于后外侧融合非椎弓根钉棒固定，如果没有椎间补充措施，可增加长期棘突间器械失败的可能性，尤其是后方高活动度或椎间盘退变较轻的病例 [42, 43]。对于补充 ILIF 的专门的 TLIF 技术已被开发，以更好地通过切除关节突关节治疗椎间孔极度狭窄，以及需要椎间融合解决不稳定（退行性或医源性）。在椎间孔极度狭窄的情况下，由 ILIF 手术撑开以及广泛的中央椎管减压，可能不足以单独提供足够的椎间孔减压效果。在这些情况下，一定要充分减压，尽管关节突切除术损害了稳定性，愈合期间需要补充其他措施维持节段稳定性 [25]。

在 TLIF 辅助下的 ILIF 方法和标准 ILIF 技术中，笔者（AT）将患者俯卧位放置在

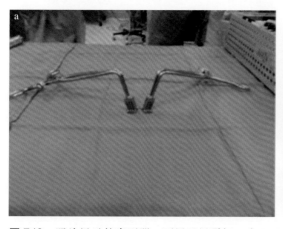
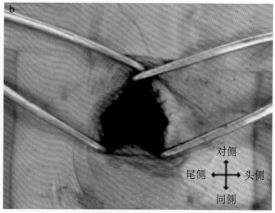

图 7.10　照片显示的牵开器，可用于显露切口中 ILIF 的位置（a），优先选择单侧显露便于完成 TLIF（同侧）（b）

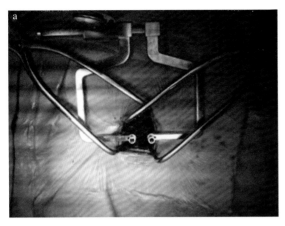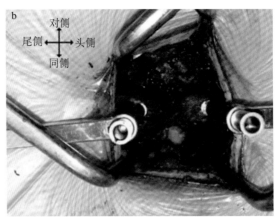

图 7.11　术中照片显示手术设置（a），同一切口和棘突间撑开进行 ILIF 和 TLIF（b）

Jackson 台，而不是 Wilson 架，以方便棘突间植骨和纠正棘突间撑开放松后的节段性前凸。在同一个连接棘突的后正中微创切口（3~5cm）中，可以进行撑开式的椎板成形术，来实现一个标准的中央椎管减压。在椎间融合补充术中，两个独立的拉钩可同时放置以提供足够的显露来进行 ILIF 操作，也可以优先显露一侧来进行 TLIF 操作（图 7.10a，b）。这些拉钩应联合棘突撑开器放置，以允许单独进行椎管扩大成形术时维持显露 TLIF 手术（图 7.11a，b）。

　　首先，应当指出，ILIF 的手术入路和标准 TLIF 入路不同，需要额外确认应治疗的水平。在 ILIF 中，椎间定位用于确定标志的水平和切入点。标准 TLIF 使用基于椎弓根或关节突投影的方法，因此，通过一个 ILIF 切口显露进行 TLIF 时，相应的关节突应当标有一个克氏针，进行侧位透视来确定。例如，在通过一个 ILIF 切口显露的进行 L4-5 TLIF 手术中，L5 关节突将被标记为进入点（图 7.12）。这种技术需对对侧关节突内侧关节面进行切除（10%～15%，不超过 50%），并允许进入对侧椎间孔，在不造成不稳定的情况下进行节段减压[25]。减压的范围（到关节突的内侧部分）可以进行标准的 ILIF，既充分进行节段减压，又能维持后部结构的完整性，特别是在轴向旋转方面。同侧应用标准的 TLIF 方法，通过切除关节突，并用高速磨钻切除部分椎板，取下关节面后，能够充分显露神经根（图 7.13a，b）。使用棉片和（或）宽 Penfield 拉钩把横行穿过的神经根拉向内侧予以保护，到达椎间盘区域（图 7.14）。常规行 TLIF 椎间盘切除、终板准备均以标准的方式进行。对于骨移植材料和椎间装置的放置，笔者（AT）

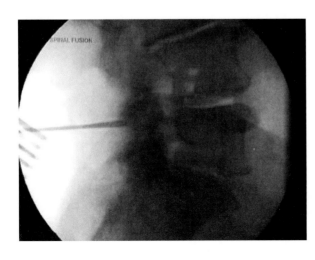

图 7.12　在联合进行 ILIF 和 TLIF 手术中，侧位透视标记 L5 关节突，确保手术切口内可以进行 TLIF 手术。一个标准的 ILIF 手术入路，可以用棘突间隙作为切口标记，而标准的 TLIF 手术用关节突作为切口标记。所以通过标记下关节面（L5 关节突可做 L4/5 的标记），切除小关节后，轻微的头侧显露就可确定相应间盘空间

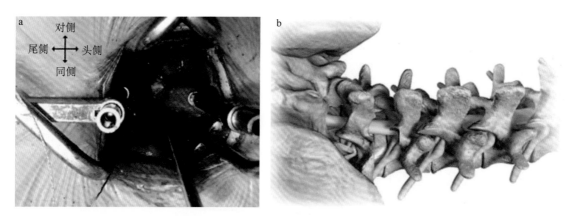

图 7.13 术中照片（a）和侧后方图示（b）显示 ILIF 和 TLIF 联合手术在 TLIF 之前行关节突切除

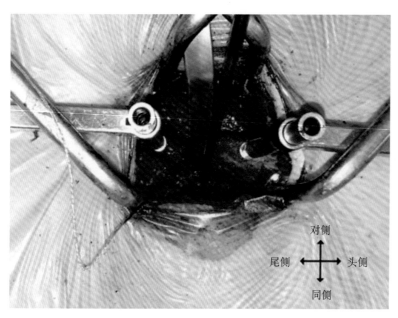

图 7.14 后路术中照片显示通过 ILIF 切口进行 TLIF 手术中，纤维环和椎间盘切除之前神经根收缩

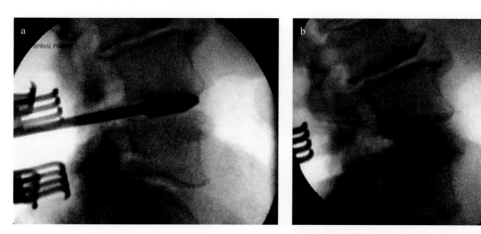

图 7.15 侧位术中透视显示 TLIF 植入物试模（a）和 TLIF 术后的脊柱前柱（b）

用多孔的同种异体骨放置于椎间隙的前部（到前纵韧带后部，ALL）(Osteocel® Plus, NuVasive, Inc.)。在该移植材料后面，椎间盘区域的前 1/3，放置弯曲的（香蕉形）TLIF 融合器，其凸面朝向后侧。第一个融合器的后方，再放置同种异体移植细胞的骨基质，在其后面，再放置第二个弧形 TLIF 融合器，其凹面匹配第一个 TLIF 融合器的凸面。该移植物材料 - 融合器 - 移植物材料 - 融合器复合体应该占据椎间盘区域的大致前 2/3，剩余的后 1/3 可以为椎间植入材料保留自由空间，在椎间融合期间能够便于维持椎管和神经根处于充分的减压状态（图 7.15、7.16）。

TLIF 手术完成以后，放置棘突间装置、移植物材料、棘突间钢板，以完成 ILIF 手术。然后以标准方式闭合手术切口（图 7.17、7.18 和 7.19）

结　果

由于该手术是在过去几年中刚刚引入，仅有以下描述 ILIF 特点的几个文献结果。然而，一些测试和早期疗效证明确实存在，对未来的评估显示出令人鼓舞的结果。

Pradhan 等 [44] 通过尸体研究 ILIF 的生物力学特性（棘突间植入物与棘突钢板）进行评

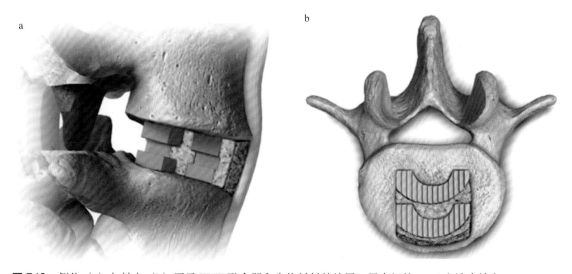

图 7.16　侧位（a）与轴向（b）图示 TLIF 融合器和生物材料的放置，用专门的 TLIF 方法来补充 ILIF

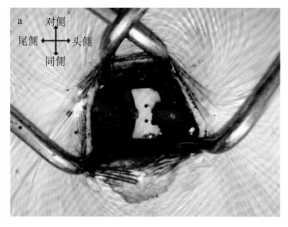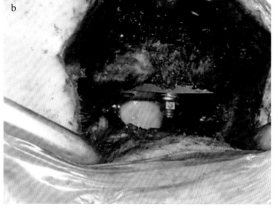

图 7.17　术中照片显示 TLIF 后 ExtenSure H2 棘突间植入（a）和最终 ILIF 构架（b）的放置

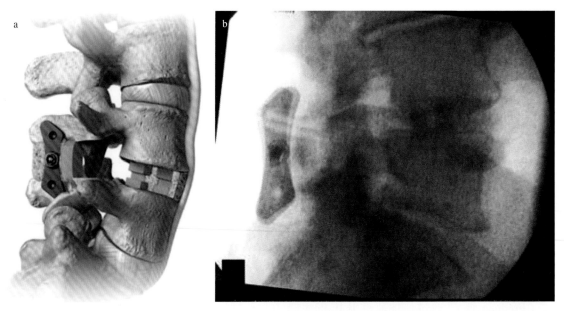

图 7.18 侧位图（a）和 X 线片（b）显示出补充 TLIF 的最终 ILIF 构架。注意棘突间钢板可以放置在垂直方向

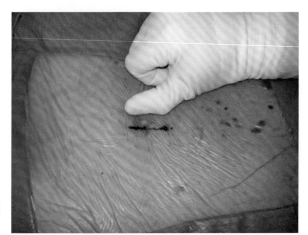

图 7.19 术中照片显示补充 TLIF 的单节段 ILIF 的闭合切口

估，将这些结果与 PLF 的替代方法进行比较。在这项研究中，8 个完整的 L1-L5 脊椎在 L3-4 节段承受一系列不同条件下的非破坏性的多向测试。试验条件包括：（1）完整的脊柱（对照）；（2）双侧椎弓根螺钉内固定；（3）双侧椎板切开术；（4）ILIF；（5）部分椎板切除术；（6）部分椎板切除术 + 单侧椎弓根螺钉内固定；（7）部分椎板切除术 + 双侧椎弓根螺钉内固定。在没有加载压缩负荷的情况下，进行不受约束的充分屈伸、侧弯和轴向旋转三个方向的运动。直观看来，刚性最强的结构是双侧椎弓根螺钉固定，无不稳定现象。然而在屈 / 伸和旋转方面，ILIF 和部分椎板切除双侧椎弓根螺钉内固定统计结果相似，但在侧屈方面后者刚度优于 ILIF。在侧屈方面，ILIF 和椎板减压单侧椎弓根螺钉内固定相比并无统计学差异。

几个有关 ILIF 的临床研究已有报道，在一项多中心、回顾性研究中，Bae[45] 总结了 52

例接受单阶段 ILIF 的患者，通过疼痛（VAS）、功能障碍（ODI）以及影像学检查结果进行评估。平均手术和住院时间分别为 68.5 分钟和 1.7 天。93.7% 的患者估算出血量 < 100ml。2 例患者出现了刀口并发症，3 例患者进行了再手术。再手术的患者中有 2 例进行了神经切断术，1 例因椎管狭窄复发再次进行了减压。80% 的患者疼痛和功能障碍改善达到了最小有临床意义的差值。

在第二个不同患者的研究中，Bae[46] 报道了一个前瞻性、多中心的研究结果，进行了为期 12 个月的间断临床和影像学检查随访，评估指标包括疼痛评分（VAS）、功能障碍评分（ODI）、苏黎世跛行评分（ZCQ）、患者满意度、阶段和全长的脊柱前凸测量和融合情况。66 例患者中有 21 例进行了完整的 12 个月的随访。平均手术和住院时间分别为 71 分钟和 1.8 天，86% 的患者估算出血量与前一个研究类似，都是 < 100ml。功能障碍改善指数平均为 31%，同时苏黎世跛行评分改善 23%。疼痛（VAS）评分有 90% 的患者至少提高 20mm。82% 的患者对他们的治疗效果感到满意，阶段和全长的脊柱前凸与术前相比增加小于 2°。71% 的患者影像学显示棘突之间有骨桥形成。2 例手术中出现了无症状的棘突骨折，无一例需要行翻修手术。

最近 Berjano 等 [47] 的一项研究报道，由椎间融合补充的 ILIF 是作为更广泛系列使用极外侧椎间融合（XLIF®, NuVasive, Inc.）的一小部分。在该系列中，作者采用 ILIF 处理 10%（10/97）的患者，随后采用 TLIF，虽然结果报道时仅作为一个整体，而没有把固定类型作为亚组。无论如何，在该系列中，腰痛、腿痛以及 ODI 分别提高了 61%、64% 和 55%（ODI 绝对值平均改善 28 分）。患者临床成功率为 92%。作者注意到 2 例植入物下沉的，均出现在单独的棘突间手术，补充内固定（包括 ILIF）的患者无一例出现植入物下沉。

并发症的治疗

对于 ILIF 技术，标准的 PLF 常规手术风险是一个值得关注的问题，虽然在理论上许多问题通过微创切口可以缓解。PLF 和减压手术最常见的问题，包括在 ILIF 中，都是硬脊膜撕裂及其产生的后遗症和伤口并发症。ILIF 特有的手术并发症在文献中已有记载[45]，包括棘突骨折。然而，在文献中报道的所有棘突骨折患者并无症状。

结论 / 个人观点

对 ILIF 进行测试的初期文献结果，以及对类似的减压和后外侧融合的研究结果表明，在许多类型 LSS 的治疗中，ILIF 是一个可行的选择。手术的微创性质是有利的，相对于传统的方法，它手术时间短和失血量少、并发症发生率低，术后恢复快。能够灵活地通过相同的手术切口，带来一个 TLIF 补充治疗，为更好地解决范围更广的腰椎状况提供了一种机制，同时保持了 ILIF 的优势。

（杨增敏 刘　正 译　王占朝 审校）

参考文献

1. Deyo RA, Gray DT, Kreuter W, Mirza S, Martin BI. United States trends in lumbar fusion surgery for degenerative conditions. Spine. 2005; 30:1441–5.

2. Deyo RA, Mirza SK, Martin BI, Kreuter W, Goodman DC, Jarvik JG. Trends, major medical complications, and charges associated with surgery for lumbar spinal stenosis in older adults. JAMA. 2010; 303:1259–65.

3. Bae HW, Rajaee SS, Kanim LE. Nationwide trends in the surgical management of lumbar spinal stenosis. Spine (Phila Pa 1976). 2013; 38(11):916–26.

4. Fischgrund JS. The argument for instrumented decompressive posterolateral fusion for patients with degenerative spondylolisthesis and spinal stenosis. Spine (Phila Pa 1976). 2004; 29:173–4.

5. Herkowitz HN, Kurz LT. Degenerative lumbar spondylolisthesis with spinal stenosis. A prospective study comparing decompression with decompression and intertransverse process arthrodesis. J Bone Joint Surg Am. 1991; 73:802–8.

6. Kovacs FM, Urrutia G, Alarcon JD. Surgery versus conservative treatment for symptomatic lumbar spinal stenosis: a systematic review of randomized controlled trials. Spine. 2011; 36:E1335–51.

7. Mardjetko SM, Connolly PJ, Shott S. Degenerative lumbar spondylolisthesis. A meta-analysis of literature 1970–1993. Spine (Phila Pa 1976). 1994; 19:2256S–65.

8. Simotas AC, Dorey FJ, Hansraj KK, Cammisa Jr F. Nonoperative treatment for lumbar spinal stenosis. Clinical and outcome results and a 3-year survivorship analysis. Spine. 2000; 25:197–203.

9. Postacchini F. Surgical management of lumbar spinal stenosis. Spine. 1999; 24:1043–7.

10. Sengupta DK, Herkowitz HN. Lumbar spinal stenosis. Treatment strategies and indications for surgery. Orthop Clin North Am. 2003; 34:281–95.

11. Yone K, Sakou T, Kawauchi Y, Yamaguchi M, Yanase M. Indication of fusion for lumbar spinal stenosis in elderly patients and its significance. Spine (Phila Pa 1976). 1996; 21:242–8.

12. Deyo RA. Treatment of lumbar spinal stenosis: a balancing act. Spine J. 2010; 10:625–7.

13. Karikari IO, Grossi PM, Nimjee SM, et al. Minimally invasive lumbar interbody fusion in patients older than 70 years of age: analysis of peri- and postoperative complications. Neurosurgery. 2011; 68:897–902.

14. Rodgers WB, Cox CS, Gerber EJ. Early complications of extreme lateral interbody fusion in the obese. J Spinal Disord Tech. 2010; 23:393–7.

15. Rodgers WB, Gerber EJ, Rodgers JA. Lumbar fusion in octogenarians: the promise of minimally invasive surgery. Spine. 2010; 35:S355.

16. Okubadejo GO, Buchowski JM. The textbook of spinal surgery. 3rd ed. Philadelphia: Lippincott Williams & Wilkins; 2011. p. 394–401.

17. Porter RW. Spinal stenosis and neurogenic claudication. Spine. 1996; 21:2046–52.

18. Guigui P, Barre E, Benoist M, Deburge A. Radiologic and computed tomography image evaluation of bone regrowth after wide surgical decompression for lumbar stenosis. Spine. 1999; 24: 281–8.

19. Johnsson KE, Rosen I, Uden A. The natural course of lumbar spinal stenosis. Clin Orthop Relat Res. 1992; 279:82–6.

20. Tomkins-Lane CC, Battié MC. Validity and reproducibility of self-report measures of walking capacity in

lumbar spinal stenosis. Spine. 2010; 35:2097.

21. Posner I, White III AA, Edwards WT, Hayes WC. A biomechanical analysis of the clinical stability of the lumbar and lumbosacral spine. Spine (Phila Pa 1976). 1982; 7:374–89.

22. Manchikanti L, Cash KA, McManus CD, Pampati V, Abdi S. Preliminary results of a randomized, equivalence trial of fluoroscopic caudal epidural injections in managing chronic low back pain: part 4 – spinal stenosis. Pain Physician. 2008; 11:833–48.

23. Weinstein JN, Tosteson TD, Lurie JD, et al. Surgical versus nonsurgical therapy for lumbar spinal stenosis. N Engl J Med. 2008; 358:794–810.

24. Chen E, Tong KB, Laouri M. Surgical treatment patterns among Medicare benefi ciaries newly diagnosed with lumbar spinal stenosis. Spine J. 2010; 10:588–94.

25. O'Leary PF, McCance SE. Distraction laminoplasty for decompression of lumbar spinal stenosis. Clin Orthop Relat Res. 2001; 384:26–34.

26. Fritsch EW, Heisel J, Rupp S. The failed back surgery syndrome: reasons, intraoperative findings, and long-term results: a report of 182 operative treatments. Spine. 1996; 21:626–33.

27. Long DM. Failed back surgery syndrome. Neurosurg Clin N Am. 1991; 2:899.

28. Postacchini F, Cinotti G. Bone regrowth after surgical decompression for lumbar spinal stenosis. J Bone Joint Surg Br. 1992; 74:862–9.

29. Martin G. Recurrent disc prolapse as a cause of recurrent pain after laminectomy for lumbar disc lesions. N Z Med J. 1980; 91:206–8.

30. Deschuyffeleer S, Leijssen P, Bellemans J. Unilateral laminotomy with bilateral decompression for lumbar spinal stenosis: short-term risks in elderly individuals. Acta Orthop Belg. 2012; 78:672–7.

31. Kaymaz M, Borcek AO, Emmez H, Durdag E, Pasaoglu A. Effectiveness of single posterior decompressive laminectomy in symptomatic lumbar spinal stenosis: a retrospective study. Turk Neurosurg. 2012; 22:430–4.

32. Knaub MA, Won DS, McGuire R, Herkowitz HN. Lumbar spinal stenosis: indications for arthrodesis and spinal instrumentation. Instr Course Lect. 2005; 54:313–9.

33. Glassman SD, Carreon LY, Djurasovic M, et al. Lumbar fusion outcomes stratified by specific diagnostic indication. Spine J. 2009; 9:13–21.

34. Fischgrund JS, Mackay M, Herkowitz HN, Brower R, Montgomery DM, Kurz LT. 1997 Volvo Award winner in clinical studies. Degenerative lumbar spondylolisthesis with spinal stenosis: a prospective, randomized study comparing decompressive laminectomy and arthrodesis with and without spinal instrumentation. Spine (Phila Pa 1976). 1997; 22(24):2807–12.

35. Boden SD. The use of radiographic imaging studies in the evaluation of patients who have degenerative disorders of the lumbar spine. J Bone Joint Surg Am. 1996; 78:114–24.

36. Boden SD, Wiesel SW. Lumbar spine imaging: role in clinical decision making. J Am Acad Orthop Surg. 1996; 4:238–48.

37. Rihn JA, Patel R, Makda J, et al. Complications associated with single-level transforaminal lumbar interbody fusion. Spine J. 2009; 9:623–9.

38. Bowers C, Amini A, Dailey AT, Schmidt MH. Dynamic interspinous process stabilization: review of complications associated with the X-stop device. Neurosurg Focus. 2010; 28:E8.

39. Albee FH. The classic. Transplantation of a portion of the tibia into the spine for Pott's disease. A preliminary report. Jama, 57: 885, 1911. Clin Orthop Relat Res. 1972; 87:5–8.

40. Hibbs RA. An operation for progressive spinal deformities: a preliminary report of three cases from the service of the orthopaedic hospital. 1911. Clin Orthop Relat Res. 2007; 460:17–20.

41. Howorth MB. Evolution of spinal fusion. Ann Surg. 1943; 117:278–89.

42. Heggeness MH, Esses SI. Translaminar facet joint screw fixation for lumbar and lumbosacral fusion. A clinical and biomechanical study. Spine (Phila Pa 1976). 1991; 16:S266–9.

43. Boden SD, Riew KD, Yamaguchi K, Branch TP, Schellinger D, Wiesel SW. Orientation of the lumbar facet joints: association with degenerative disc disease. J Bone Joint Surg Am. 1996; 78:403–11.

44. Pradhan BB, Turner AW, Zatushevsky MA, Cornwall GB, Rajaee SS, Bae HW. Biomechanical analysis in a human cadaveric model of spinous process fixation with an interlaminar allograft spacer for lumbar spinal stenosis: laboratory investigation. J Neurosurg Spine. 2012; 16: 585–93.

45. Bae HW. A multi-center review of single-level interlaminar lumbar instrumented fusion (ILIF): early clinical and radiographic outcomes. Society For Minimally Invasive Spine Surgery (SMISS): 2012 annual meeting; Miami Beach, Sept 2012.

46. Bae HW. 12-month clinical and radiographic results from an ongoing prospective, multicenter evaluation of interlaminar lumbar instrumented fusion (ILIF). Society For Minimally Invasive Spine Surgery (SMISS): 2012 annual meeting, Miami Beach, Sept 2012.

47. Berjano P, Balsano M, Buric J, Petruzzi M, Lamartina C. Direct lateral access lumbar and thoracolumbar fusion: preliminary results. Eur Spine J. 2012; 21 Suppl 1:S37–42.

lumbar spine: surgical and patient-oriented outcome in 50 cases after an average of 2 years. Spine. 2005; 30(3):324–31.

10. van den Eerenbeemt KD, Ostelo RW, van Royen BJ, Peul WC, van Tulder MW. Total disc replacement surgery for symptomatic degenerative lumbar disc disease: a systematic review of the literature. Eur Spine J. 2010; 19(8):1262–80. Review.

11. Masuda K. Biological repair of the degenerated intervertebral disc by the injection of growth factors. Eur Spine J. 2008; 17 Suppl 4:441–51.

12. Nishida K, Suzuki T, Kakutani K, et al. Gene therapy approach for disc degeneration and associated spinal disorders. Eur Spine J. 2008; 17 Suppl 4:459–66.

13. Sakai D. Future perspectives of cell-based therapy for intervertebral disc disease. Eur Spine J. 2008;17 Suppl 4:452–8.

14. Hohaus C, Ganey TM, Minkus Y, et al. Cell transplantation in lumbar spine disc degeneration disease. Eur Spine J. 2008; 17 Suppl 4:492–503.

15. Alini M, Roughley PJ, Antoniou J, Stoll T, Aebi M. A biological approach to treating disc degeneration: not for today, but maybe for tomorrow. Eur Spine J. 2002; 11 Suppl 2:S215–20. Review.

16. Jensen MC, Brant-Zawadzki MN, Obuchowski N, Modic MT, Malkasian D, Ross JS. Magnetic resonance imaging of the lumbar spine in people without back pain [see comments]. N Engl J Med. 1994; 331:69–73.

17. Boden SD, Davis DO, Dina TS, Patronas NJ, Wiesel SW. Abnormal magnetic-resonance scans of the lumbar spine in asymptomatic subjects. A prospective investigation. J Bone Joint Surg Am. 1990; 72(3):403–8.

18. Adams MA, Roughley PJ. What is intervertebral disc degeneration, and what causes it? Spine. 2006; 31(18):2151–61.

19. Le Maitre CL, Freemont AJ, Hoyland JA. Accelerated cellular senescence in degenerate intervertebral discs: a possible role in the pathogenesis of intervertebral disc degeneration. Arthritis Res Ther. 2007; 9(3):R45.

20. Battié MC, Videman T. Lumbar disc degeneration: epidemiology and genetics. J Bone Joint Surg Am. 2006; 88 Suppl 2:3–9. Review. PubMed PMID: 16595435.

21. Chan D, Song Y, Sham P, Cheung KM. Genetics of disc degeneration. Eur Spine J. 2006; 15 Suppl 3:S317–25. Review.

22. Urban JP, Smith S, Fairbank JC. Nutrition of the intervertebral disc. Spine. 2004; 29(23): 2700–9.

23. Ferguson SJ, Ito K, Nolte LP. Fluid flow and convective transport of solutes within the intervertebral disc. J Biomech. 2004; 37:213–21.

24. Bernick S, Cailliet R. Vertebral end-plate changes with aging of human vertebrae. Spine. 1982; 7(2): 97–102.

25. Benneker LM, Heini PF, Alini M, Anderson SE, Ito K. 2004 Young Investigator Award Winner: vertebral endplate marrow contact channel occlusions and intervertebral disc degeneration. Spine (Phila Pa 1976). 2005; 30(2):167–73.

26. Horner HA, Urban JP. 2001 Volvo Award Winner in Basic Science Studies: Effect of nutrient supply on the viability of cells from the nucleus pulposus of the intervertebral disc. Spine. 2001; 26(23):2543–9.

27. Sakai D, Mochida J, Yamamoto Y, et al. Transplantation of mesenchymal stem cells embedded in

Atelocollagen gel to the intervertebral disc: a potential therapeutic model for disc degeneration. Biomaterials. 2003; 24(20):3531–41.

28. Roberts S, Evans EH, Kletsas D, et al. Senescence in human intervertebral discs. Eur Spine J. 2006; 15 Suppl 3:S312–6.

29. Zhao CQ, Wang LM, Jiang LS, et al. The cell biology of intervertebral disc aging and degeneration. Ageing Res Rev. 2007; 6(3):247–61.

30. Kim KW, Chung HN, Ha KY, et al. Senescence mechanisms of nucleus pulposus chondrocytes in human intervertebral discs. Spine J. 2009; 9(8):658–66.

31. Singh K, Masuda K, Thonar EJ, et al. Age-related changes in the extracellular matrix of nucleus pulposus and annulus fibrosus of human intervertebral disc. Spine (Phila Pa 1976). 2009; 34(1):10–6.

32. McNally DS, Shackleford IM, Goodship AE, et al. In vivo stress measurement can predict pain on discography. Spine. 1996; 21(22):2580–7.

33. Kirkaldy-Willis WH, Farfan HF. Instability of the lumbar spine. Clin Orthop Relat Res. 1982; 165:110–23.

34. Modic MT, Ross JS. Lumbar degenerative disk disease. Radiology. 2007; 245:43–61.

35. Pfirmann CWA, Metzordf A, Zanetti M, et al. Magnetic resonance classification of lumbar intervertebral disc degeneration. Spine. 2001; 26:4873–8.

36. Blumenkrantz G, zuo J, Li X, et al. In vivo 3.0 Tesla magnetic resonance T1rho and T2 relaxation mapping in subjects with intervertebral disc degeneration and clinical symptoms. Magn Reson Med. 2010; 63:1193–200.

37. Buirski G, Silberstein M. They symptomatic lumbar disc in patients with low-back pain. Magnetic resonance imaging appearances in both a symptomatic and control population. Spine. 1993; 18:1808–11.

38. Benneker LM, Heini PF, Anderson SE, Alini M, Ito K. Correlation of radiographic and MRI parameters to morphological and biochemical assessment of intervertebral disc degeneration. Eur Spine J. 2005; 14(1):27–35.

39. Nguyen-minh C, Riley 3rd L, Ho KC, et al. Effect of degeneration of the intervertebral disk on the process of diffusion. AJNR Am J Neuroradiol. 1997; 18:435–42.

40. Niinimäki J, Korkiakoski A, Ojala O, et al. Association between visual degeneration of intervertebral discs and the apparent diffusion coefficient. Magn Reson Imaging. 2009; 27:641–7.

41. Niu G, Yang J, Wang R, Dang S, Wu EX, Guo Y. MR Imaging assessment of lumbar intervertebral disk degeneration and age-related changes: apparent diffusion coefficient versus T2 quantification. AJNR Am J Neuroradiol. 2011; 32:1617–23.

42. Raj PP. Intervertebral disc: anatomy-physiology-pathophysiology-treatment. Pain Pract. 2008; 8:18–44.

43. Antoniou J, Pike GB, Steffen T, Baramki H, Poole AR, Aebi M, Alini M. Quantitative magnetic resonance imaging in the assessment of degenerative disc disease. Magn Reson Med. 1998; 40(6): 900–7.

44. Johannessen W, Auerbach JD, Wheaton AJ, Kurji A, Borkhatur A, Reddy R, Elliott DM. Assessment of human disc degeneration and proteoglycan content using T1-rho weighted magnetic resonance imaging. Spine. 2006; 31:1253–7.

45. Watanabe A, Benneker LM, Boesch C, Watanabe T, Obata T, Anderson SE. Classification of intervertebral disk degeneration with axial T2 mapping. AJR Am J Roentgenol. 2007; 189(4):936–42.

46. Hoppe S, Quirbach S, Mamisch TC, Krause FG, Werlen S, Benneker LM. Axial T2* mapping in

intervertebral discs: a new technique for assessment of intervertebral disc degeneration. Eur Radiol. 2012; 22(9):2013–9.

47. Zobel BB, Vadalà G, Vescovo RD, Battisti S, Martina FM, Stellato L, Leoncini E, Borthakur A, Denaro V. T1rho magnetic resonance imaging quantification of early lumbar intervertebral disc degeneration in healthy young adults. Spine (Phila Pa 1976). 2012; 37(14):1224–30. PAP.

48. Nguyen AM, Johannessen W, Yoder JH, et al. Noninvasive quantification of human nucleus pulposus pressure with use of T1rho-weighted magnetic resonance imaging. J Bone Joint Surg Am. 2008; 90: 796–802.

49. Thompson JP, Pearce RH, Schechter MT, Adams ME, Tsang IK, Bishop PB. Preliminary evaluation of a scheme for grading the gross morphology of the human intervertebral disc. Spine (Phila Pa 1976). 1990; 15(5):411–5.

50. Zoo J, Saadat E, Romeno A, Look K, Li X, Link TM, Kunhanewicz J, Majumdan S. Assessment of intervertebral disc degeneration with magnetic resonance single-voxel spectroscopy. Magn Reson Med. 2009; 62:1140–6.

51. Ebara S, Harada T, Hosono N, et al. Intraoperative measurement of lumbar spinal instability. Spine. 1992; 17:44–50.

52. Mimura M, Panjabi M, Oxland TR, et al. Disc degeneration affects the multidirectional flexibility of the lumbar spine. Spine. 1994; 19:1371–80.

53. Taylor J, Ritland S. Technical and anatomical consideration for the placement of a posterior interspinous stabilizer. In: Mayer HM, editor. Chapter 50: Minimally invasive spine surgery. 2nd ed. Berlin/Heidelberg: Springer; 2006.

54. Sénégas J. Mechanical supplementation by non rigid fixation in degenerative intervertebral lumbar segment: the Wallis system. Eur Spine J. 2002; 11 suppl 2:164–9.

55. Modic M, Pavlicek W, Weinstein M, et al. Magnetic resonance imaging of intervertebral disc disease. Radiology. 1984; 152:103–11.

56. Weishaupt D, Zanetti M, Boos N, Hodler J. MR imaging in osteoarthritis of the lumbar facet joints. Skeletal Radiol. 1999; 28:215–9.

57. Calvosa G, Dubois G. Rehabilitation in the dynamic stabilization of the lumbosacral spine, vol. 7. Heidelberg: Springer cap; 2008. p. 21–5.

第九章
腰椎经皮椎弓根螺钉技术

Nicola Di Lorenzo, Francesco Cacciola

引 言

在过去的 40 年，脊柱椎弓根螺钉固定术取得了很大进展。自 1963 年 Roy-Camille 开始使用后路钢板经椎弓根螺钉固定技术并于 1970 年进行首次报道以来，对螺钉材质的改进及手术技术和适应证的细化进行了大量研究 [1]。

目前，已经有各种型号的钉棒系统使得脊柱外科医生不仅可以行原位融合，还可以实现三维重建及融合以防止发生脊柱畸形。

然而对于大部分脊柱外科医生来说，不变的是该固定技术起始步骤，即椎体后方的显露。清晰显露后方组织，准确识别进入椎弓根的解剖标志，对于安全地置入椎弓根螺钉至关重要，这就要求多裂肌和竖脊肌等大量的椎旁肌处于松弛状态。

对于下腰段和腰骶部水平需要更广泛地分离椎旁肌肉以获得从两侧向中间走行的会聚形钉道，要求松弛两侧更多范围的肌肉组织 [2-9]。

在过去的几十年随着更长节段脊柱手术的不断开展，需要更广泛的肌肉剥离，脊柱外科研究会在 20 世纪 90 年代开始调查广泛的肌肉剥离是否会对躯干肌造成不良后果及与此相关的术后腰痛并发症 [10, 11]。特别针对多裂肌等腰部深层肌肉群进行了研究 [12, 13]。多裂肌的主要功能是在矢状面上旋转，所以对连接腰椎功能单位影响最大。从这些多裂肌解剖和功能来看，似乎可以确定对这些肌肉组织的破坏可导致术后背部肌肉功能障碍，并对节段稳定性造成不良影响，及腰痛的加重。

多个团队因此展开研究，主要应用 MRI 检查及一些临床参数的调查以证实肌肉剥离与肌肉收缩及临床参数的变化是否存在相关性。所有研究总结得出的结论是术后 MRI 信号出现改变，功能降低及腰痛增加均与术中椎旁肌肉收缩的时间和剥离范围成正相关 [10]。为了减少肌肉松弛和损伤，几年来微创钉棒植入技术得到了深入研究和发展。1995 年，Mathews 和 Long 描述了一种经皮腰椎固定技术 [14]。2000 年，Lowery 和 Kulkarny 描述了一种类似的技术，增加了棒的使用，但是棒的位置距离骨折部位太远仍存在明显的生物力学缺点 [15]。2001年，Foley 等报道了经皮椎弓根螺钉（percutaneous pedicle scrws, PPS）和置棒系统，可以分别通过两个小切口将棒置于标准的肌肉组织下。借助该技术可获得与开放手术完全相同的生物力学重建。目前，几乎所有的脊柱器械生产厂家均提供技术相仿的经皮置入钉棒系统。本章将着重介绍经皮椎弓根螺钉系统。首先将回顾一下腰椎 PPS 的最近研究情况，然后会讨论射线损伤的情况，最后介绍手术操作。

适应证

随着技术的不断发展，腰椎经皮椎弓根螺钉（PPS）的适应证也越来越广[17-19]。对此我们并不感到惊讶，因为就像之前提到的那样其具有与开放手术相同的结果，但却减少了患者的负担。为了显露置钉点，在同样的手术切口需要加用管状的牵开器，目的在于显露横突以及椎间盘以便去除皮质和融合（图 9.1、图 10a, b）。

微创技术有可能取代标准的开放手术，而开放手术只用于需要广泛减压或复杂畸形需要截骨重塑的患者。与传统开放手术比较，微创技术的全部优势尚未经高质量的研究所证实，但是大量研究已表明微创手术出血少，镇痛药使用少，感染率低，住院时间少[20, 21]。在一项 PPS 治疗无神经症状的胸腰段爆裂骨折的研究中，Wen-Fei 等[22] 采用 PPS 治疗 36 例单节

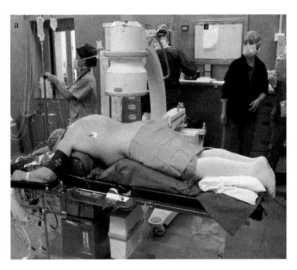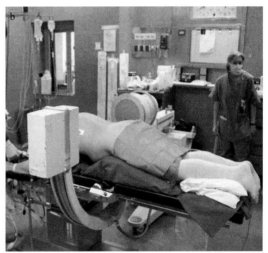

图 9.1　用于下腰椎经皮椎弓根螺钉固定术的手术床。(a) C 臂正位像，射线源位于手术床下；(b) 简单旋转 C 臂即可获得侧位像

段胸腰段 A3 型骨折（AO）成年患者，术前负荷评分 6 分以下。手术包括在伤椎相邻上下椎体分别置入双侧椎弓根螺钉，然后双侧插入连接棒。平均手术时间 78min，术中出血 75ml。平均住院时间 5 天。该组数据与 Verlaan 等 [23] 采用短节段椎弓根螺钉行开放手术治疗相比具有较大优势，Verlaan 等采用开放手术平均手术时间 153min，出血 828ml。另一组研究了 PPS 较开放手术在重塑和维持矫正，及 Cobb 角和椎体高度恢复方面的情况。PPS 组术前测量平均后凸角度 18.7°，术后即刻测量平均 3.6°。末次随访后凸角度 7.6°，平均丢失纠正角度 4°。术前椎体高度丢失 42.2%，术后即刻测量高度丢失 8.3%，末次随访椎体高度丢失 10.2%。

Adogwa 等 [24] 回顾性对比研究了 MIS-TLIF 及 open-TLIF，旨在探讨 PPS 微创技术是否可减少术后镇痛药使用，更早恢复工作，以及 2 年疗效提高情况。MIS-TLIF 和 open-

TLIF 治疗伴有腰腿痛的 I 度退变性滑脱患者各 15 例。微创组行椎间盘摘除，椎间融合及经皮椎弓根螺钉；开放手术组行标准开放螺钉植入，椎间融合，后外侧自体骨移植。两组均未提及椎间植入物材料的性质。两组患者入选标准相同，结果显示：术后住院时间，MIS-TLIF 组显著少于 open-TLIF 组（3 天 vs 5.5 天）；术后 2 年两组对 VAS、ODI、EuroQol 5D 评分改善无显著差异；术后镇痛药平均使用时间，MIS-TLIF 组少于 open-TLIF 组，（2 周 vs 4 周）；恢复正常工作时间，MIS-TLIF 组早于 open-TLIF 组（8.5 周 vs 17.1 周）。所有差异均有统计学意义。

为了探讨长期疗效，Rouben 等 [25] 采用 MIS-TLIF 技术连续治疗 169 例患者，平均随访 49 个月（36 ~ 60 个月），该组患者手术治疗 1 ~ 2 个节段，对临床疗效、再手术率、融合情况进行评估。其中 45 例行双节段融合，124 例行单节段融合。手术包括 PPS 置入、椎间植入自体骨及 rhBMP-2。平均手术时间 183 分钟（90 ~ 390 分钟）；平均术中出血 171ml（50 ~ 750ml）。双节段融合术出血量（218ml）略高于单节段融合术（154ml）。91% 的患者（154/169）于术后 24 小时内出院，住院时间最长为 3 天。功能和疼痛改善方面，ODI 及 VAS（100 分）均由术前的 70 分降至术后的 30 分，整个随访期间疗效稳定或仅有轻度反复。所有改善均有统计学意义。

以上研究报道虽未能详尽表述其所发表的观点，但是能代表其所采用的手术技术以及各自的随访结果。与开放手术比较，在病例选择恰当的前提下微创技术的优点是明确的 [26]。

考虑到因有限切开而缺少后外侧植骨融合，椎间融合率成为人们担心的一个问题。但多个研究显示对于胸腰段骨折，器械使用附加植骨融合并不比单纯使用器械更有优势；相反，由于减少了手术时间和出血使得患者更易耐受微创手术。

2006 年，Wang 等进行的前瞻性随机研究探讨了融合术对手术治疗胸腰段脊柱暴露骨折是否必要 [27]。59 例患者随机分成融合组和非融合组，随访研究结果显示两组在纠正后凸角及腰痛后遗症方面无显著差异，但比较两组出血量和手术时间有显著差异。其认为短节段非融合固定治疗胸腰椎爆裂骨折的短期疗效满意。非融合器械的优点为消除供区的并发症，保留更多的运动节段，以及减少出血量和手术时间。

2009 年 Dai 等发表的一项研究中将 73 例患者随机分为融合组及非融合组，采用短节段内固定治疗 Denis B 型胸腰椎爆裂骨折 [28]。最短随访时间 5 年。比较两组影像学及临床结果无显著差异。非融合组的手术时间和失血量明显少于融合组（$P < 0.05$）。37 例融合组患者中仍有 25 例在最近的随访中存在不同程度的疼痛。他们得出的结论是对于采用短节段椎弓根螺钉固定的负载分配评分 ≤ 6 的 Denis B 型胸腰椎爆裂骨折，后外侧植骨是不必要的。

2012 年，Jindal 等进行的另一项关于融合和非融合随机对照研究中，50 例胸腰椎爆裂骨折患者采用短节段融合技术 [29]。他们得出的结论与前面作者相同。研究发现，两组在临床或影像学结果之间无显著性差异（所有的结果 $P > 0.05$）。他们的研究表明，采用短节段椎弓根螺钉固定术治疗胸腰椎爆裂骨折附加融合是不必要的。

射线暴露问题

每个透视引导的经皮技术都面临射线暴露的问题。关于手术操作过程中射线量的基本知识，以及采取相关措施来保持较低的射线量是很重要的。现代透视系统有能力操作的动态成像模式包括正常透视、高剂量透视以及传统和数字电影透视。这些不同成像模式有不同的剂量特性，这会使得剂量测量成为一个比较困难的工作，我们建议每个术者熟悉他们使用的透视系统和模式。

Rampersaud 等在尸体标本操作中已经确定了开放椎弓根螺钉置入的辐射水平。仅引用其中的一个测量值，每分钟辐射下术者手部接收的射线剂量为 58 mrem。考虑到每个术者在术中 X 线透视所需时间不同，建议年度手暴露极限为 50 000 mrem。可以得到一个粗略的数据，在不超过推荐剂量的前提下可以完成多少例手术。在这个研究中另一个有用的信息是，当术者站在射线源一侧时其接受的射线量比站在图像增强器一侧多 20 倍，因为射线需要穿过患者[30]。

Mehlman 和 Di Pasquale 发表的另一个有趣的研究，调查了辐射暴露量与 C 臂的距离。他们得出结论，术者站在距离射线源 70cm 以内接受的辐射量显著增高，而站在 91.4cm 之外接收的辐射量极低[31]。

手术技术

手术室设置

对于顺利完成经皮手术操作最主要的要求是一个可透射线的手术床和一个 C 臂透视机。当摆放患者时必须注意确保 C 臂在前后位 (AP) 及侧位 (LL) 之间可以自由摆动进行投影。

C 臂应该定位在 AP 投影时辐射源位于手术床下方以利用患者的身体减少介导的剂量。然后通过简单地向上旋转辐射源和横向移动确保它被提前安放的大型幕帘所覆盖（图 9.1a, b 和图 9.2）。如此只有最终需要覆盖无菌塑料套。外科医生和手术助理护士尽可能一直站在图像增强器一侧。

在覆盖患者前拍摄前后位像和侧位像是很有用的，确保 C 臂位置经常需要频繁改变的位置之间不存在障碍，至少在最初的学习阶段如此。此外，应该必须确保没有任何不透 X 线的物件，如心电图（ECG）电极、腐蚀电线，或巾钳在 X 射线的方向上，否则可能导致相关的手术解剖标志点被遮蔽。

一旦位置和设置完成并确认，患者处于标准体位被覆盖。

椎弓根螺钉钉道确定

手术在 C 臂处于前后位开始。应使需要处理的椎体终板平行于 X 射线方向，因此显示为一条水平线。接下来，确认椎弓根的位置，导针放置在皮肤表面，针尖位于椎弓根外侧缘的外侧约 2cm（图 9.3）。然后进行穿刺，一旦达到骨接触，针尖应该位于椎弓根外侧缘。此时借助木槌沿内聚轨道居中小心刺入椎弓根。该过程需要频繁地透视以确保在正位像上针尖不超出椎弓根的内侧缘（图 9.4）。一旦到达内侧缘，C 臂应该转向侧位像。如果侧位像显示导针位于椎体内，则不存在破坏椎弓根的风险，针可以进一步穿入准备下一步置入导丝（图 9.5）。然而，如果侧位像显示导针的针尖仍在椎弓根内，则提示轨道过于内聚，进一步穿入会导致椎弓根内侧壁破坏。因此 C 臂需要调回前后位并纠正穿刺轨道。

一旦侧位像显示导针位于椎体内，导丝可以通过导针插入椎体到达满意位置。撤出导针并确保导丝不动（图 9.6 b）。下一步就是顺着导丝插入逐级扩张器分离并扩张肌肉。扩张器此时置于螺钉进钉点，导丝位于椎体内。

椎弓根螺钉轨道开孔

在这个阶段螺钉钉道需要攻螺孔并确定螺钉长度。

通常用攻丝直径比所需螺钉直径小 1mm，以增加插入的扭矩进而提高抗拔出力。

在横向控制下将攻丝插入导丝，攻丝尖端进入到所需螺钉的长度即可。大多数系统的攻丝上均有刻度标记，当读到扩张器上缘的刻度就能显示攻丝插入的深度，由此得出所需螺钉的长度（图 9.6b 和图 9.7）。在扩张器套管上读出攻丝插入的长度，然后置入一个长度和直径合适的螺钉。螺钉安装在套管上，螺钉一旦脱离螺丝刀后仍将附着在套管上。

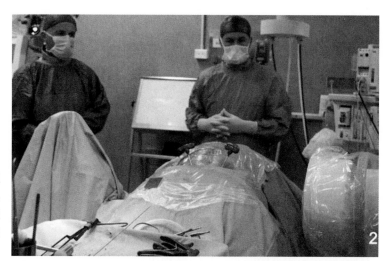

图 9.2 术中图像，两根穿刺针已经穿入椎体，C 臂进行侧位透视。注意增强器被无菌透明塑料套覆盖，同时射线源置于患者一侧的大单下

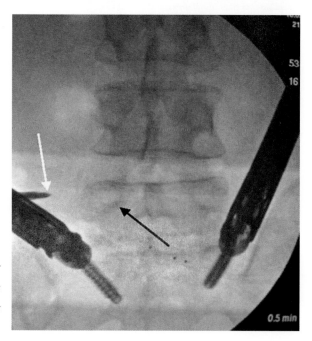

图 9.3 透视正位像显示预先置入的 S1 螺钉，下一步将制备 L5 螺钉钉道。注意 L5 上终板显示为一条线。黑箭头指向 L5 椎弓根的内下缘；白箭头示位于患者表皮的穿刺针尖

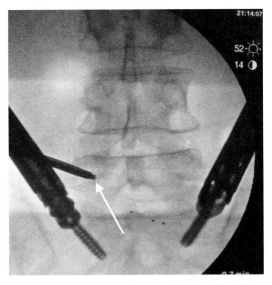

图9.4 与图9.3为同一病例，穿刺针已进入椎弓根，且针尖位于L5椎弓根的内侧缘（白箭头）。一旦针尖到达此位置，需要侧位透视观察针尖已进入椎体

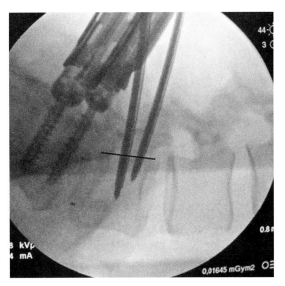

图9.5 侧位透视像显示，两根穿刺针已穿入L5双侧椎弓根。注意两根针尖均位于椎体内（黑线描绘了椎体后壁）。只要在正位像上显示穿刺针没有到达椎弓根内侧壁（参见图9.4）且在侧位像显示位于椎体内，则没有破坏椎弓根或损伤脊髓的风险

棒的插入和最后缩紧

一旦所有的椎弓根螺钉插入后，各个套管将退出切口并引导棒的插入和缩紧。首先要确定棒的长度。由于螺钉的头部无法接近，两个相邻螺钉之间距离的确定通常用插入卡尺在螺钉头的水平测量（图9.8）。随后选择适当长度的棒，经插入螺钉的相同切口插入或通过一个单独的切口插入。

不同系统的操作程序亦有所不同。不同的系统会有特定的工具进行压力分散及螺母紧固。一旦所有置入物都收紧了之后则去除螺钉套管，最后进行透视（图9.9a, b）。

到目前为止用于描述手术技术的图像为L5-S1复发性椎间盘向左突出伴随明显的腰痛。患者接受微创TLIF和PPS。如图9.10a所示，通过左侧旁正中小切口内的管状牵开器进行椎间盘切除并斜向插入一个PEEK融合器。同一切口之后用于同侧置入PPS，在右侧再切开一个切口置入对侧PPS。图9.10b所示切口的大小和位置。没有正中切口，没有肌肉剥离或瘢痕解剖，尽管该患者曾经接受过椎间盘切除术。

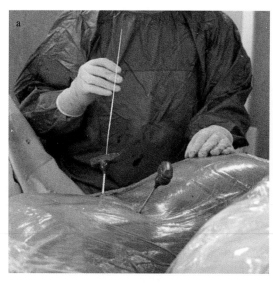

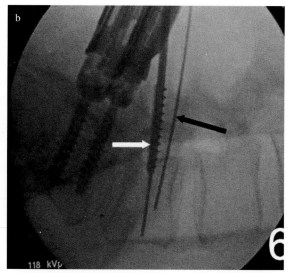

图 9.6 （a）术中图像显示双侧导针，其中一个置入导丝。（b）侧位透视像显示拔除导针后留置两根导丝位于 L5 椎体内，黑箭头指向一根导丝，白箭头指示攻丝插入另一根导丝

图 9.7 术中图片显示攻丝插入扩张器套筒的特写。后半部锁定骨面上螺钉进钉点攻丝插入需要的长度，螺钉长度可由攻丝上面的刻度读出 (Viper 2 system, DePuy, Johnson&Johnson)

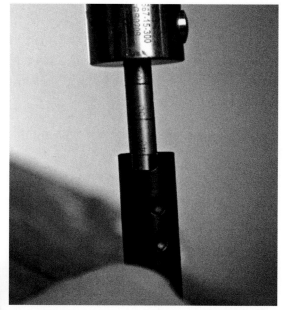

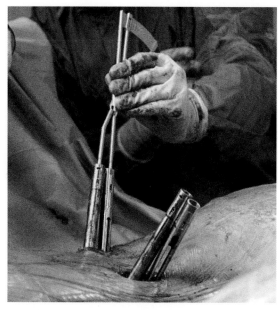

图 9.8 术中图像显示 4 枚螺钉通过各自套筒插入，一个测径器插入两个相邻的螺钉测出所需棒的长度

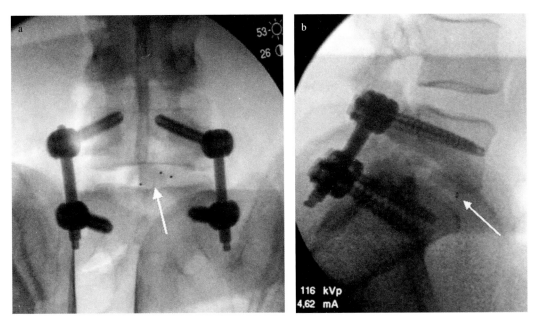

图 9.9 透视图像，与图 9.8 为同一患者。**(a)** 正位像显示最终 L5–S1 TLIF 融合。**(b)** 注意不透射线的椎间融合器标识（白箭头）

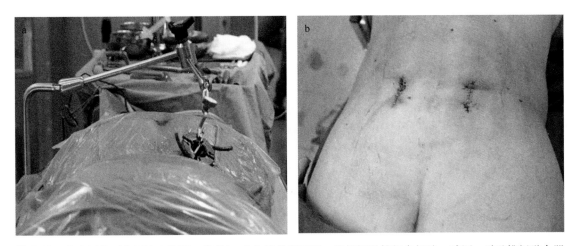

图 9.10 术中图像（与图 9.8 为同一患者）。**(a)** 管状牵开器，经椎间孔椎间盘切除，减压，以及椎间融合器置入。**(b)** 术后图像显示两个平行的小切口，用于 L5–S1 固定及 TLIF 操作

典型病例

下面通过三个病例进一步说明在不同情况下使用腰椎 PPS 的操作和适应证。

病例 1

72 岁患者，腰痛不缓解且在过去 3 个月逐渐加重。腰椎 MRI 扫描显示 L4 整个椎体几乎被病变取代，T1WI 低信号，T2WI 和压脂像均呈高信号（图 9.11）。

进一步 CT 扫描研究病灶的骨性结构显示，存在明显的骨破坏及椎体塌陷的风险（图 9.12）。该病例经过我们的神经放射学医生评审，做出了一组不同的诊断：侵袭性血管瘤 *vs* 转移瘤。

肿瘤学检查并没有发现原发肿瘤，我们针对侵袭性血管瘤的诊断与患者讨论制订治疗计划，首先通过术前血管造影排除潜在的栓塞，然后经前外侧腹膜后入路在 L4 椎体内植入一个可扩张的椎间融合器。

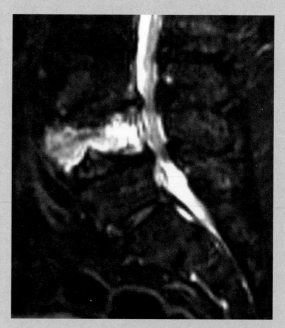

图 9.11 MRI 脂肪抑制序列显示 L4 椎体被病变组织取代

由于广泛的骨破坏，我们觉得任何经皮椎体增强术，比如椎体成形术或椎体后凸成形术，既不能保证骨水泥弥散的安全性，也不能够保证足够强的结构支撑。

患者一般情况：超重，患 II 型糖尿病、慢性阻塞性肺病（COPD），结合其他一

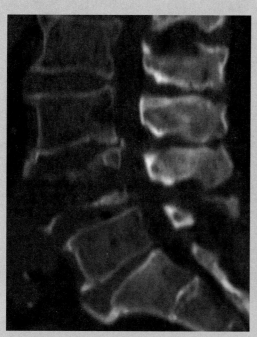

图 9.12 同一个患者的 CT 扫描骨窗显示整个 L4 椎体解剖结构已经被破坏，要特别注意椎体前壁缺如

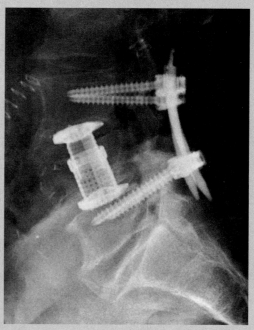

图 9.13 术后影像显示位于 L4 椎体内的可扩张的钛合金融合器，由手术第一步经前外侧腹膜后入路置入，第二步向 L3、L5 经皮置入椎弓根螺钉

6(1):2–18.

5. Michelsen C, Jackson R, Lowe T, Farcy JP, Deinlein D. A multi-center prospective study of the CD spinal system in patients with degenerative disc disease. J Spinal Disord. 1998; 11(6):465–70.

6. Gaines Jr RW. The use of pedicle-screw internal fixation for the operative treatment of spinal disorders. J Bone Joint Surg Am. 2000; 82-A(10):1458–76.

7. Dickman CA, Detwiler PW, Porter RW. The role of pedicle screw fixation for lumbar spinal stabilization and fusion. Clin Neurosurg. 2000; 47:495–513.

8. Park P, Garton HJ, Gala VC, Hoff JT, McGillicuddy JE. Adjacent segment disease after lumbar or lumbosacral fusion: review of the literature. Spine (Phila Pa 1976). 2004; 29(17):1938–1944.

9. Polly Jr DW, Santos ER, Mehbod AA. Surgical treatment for the painful motion segment: matching technology with the indications: posterior lumbar fusion. Spine (Phila Pa 1976). 2005; 30(16 Suppl): S44–51.

10. Kawaguchi Y, Matsui H, Tsuji H. Back muscle injury after posterior lumbar spine surgery. Part 1: histologic and histochemical analyses in rats. Spine. 1994; 19:2590–7.

11. Kong WZ, Goel VK, Gilbertson LG, Weinstein JN. Effects of muscle dysfunction on lumbar spine mechanics. A finite element study based on a two motion segment model. Spine. 1996; 21:2197–206.

12. Bogduk N. A reappraisal of the anatomy of the human lumbar erector spinae. J Anat. 1980; 131:525–40.

13. Kalimo H, Rantanen J, Viljianen T, et al. Lumbar muscles: structure and function. Ann Med. 1989; 21:353–9.

14. Mathews HH, Long BH. Endoscopy assisted percutaneous anterior interbody fusion with subcutaneous suprafascial internal fixation: evolution, techniques and surgical considerations. Orthop Int Ed. 1995; 3:496–500.

15. Lowery GL, Kulkarni SS. Posterior percutaneous spine instrumentation. Eur Spine J. 2000; 9 Suppl 1:S126–30.

16. Foley KT, Gupta SK, Justis JR, Sherman MC. Percutaneous pedicle screw fixation of the lumbar spine. Neurosurg Focus. 2001; 15:10(4).

17. Hsieh PC, Koski TR, Sciubba DM, et al. Maximizing the potential of minimally invasive spine surgery in complex spinal disorders. Neurosurg Focus. 2008; 25(2):E19.

18. Mobbs RJ, Sivabalan P, Li J. Minimally invasive surgery compared to open spinal fusion for the treatment of degenerative lumbar spine pathologies. J Clin Neurosci. 2012; 19(6):829–35.

19. Molina CA, Gokaslan ZL, Sciubba DM. A systematic review of the current role of minimally invasive spine surgery in the management of metastatic spine disease. Int J Surg Oncol. 2011; 2011:598148.

20. Park Y, Ha JW. Comparison of one-level posterior lumbar interbody fusion performed with a minimally invasive approach or a traditional open approach. Spine (Phila Pa 1976). 2007; 32(5):537–43.

21. Adorer O, Parker SL, Bydon A, Cheng J, McGirt MJ. Comparative effectiveness of minimally invasive versus open transforaminal lumbar interbody fusion: 2-year assessment of narcotic use, return to work, disability, and quality of life. J Spinal Disord Tech. 2011; 24(8):479–84.

22. Ni W-F, Huang Y-X, Chi Y-L, et al. Percutaneous pedicle screw fixation for neurologic intact thoracolumbar burst fractures. J Spinal Disord Tech. 2010; 23:530–7.

23. Verlaan JJ, Diekerhof CH, Buskens E, et al. Surgical treatment of traumatic fractures of the thoracic and

lumbar spine. Spine. 2004; 29:803–14.

24. Adogwa O, Parker SL, Bydon A, et al. Comparative effectiveness of minimally invasive versus open transforaminal lumbar interbody fusion 2-year assessment of narcotic use return to work, disability, and quality of life. J Spinal Disord Tech. 2011; 24:479–84.

25. Rouben D, Casnellie M, Ferguson M, et al. Long-term durability of minimal invasive posterior transforaminal lumbar interbody fusion a clinical and radiographic follow-up. J Spinal Disord Tech. 2011; 24:288–96.

26. Payer M. "Minimally invasive" lumbar spine surgery: a critical review. Acta Neurochir (Wien). 2011; 153(7):1455–9.

27. Jindal N, Sankhala SS, Bachhal V. The role of fusion in the management of burst fractures of the thoracolumbar spine treated by short segment pedicle screw fixation: a prospective randomised trial. J Bone Joint Surg Br. 2012; 94(8):1101–6.

28. Dai LY, Jiang LS, Jiang SD. Posterior short-segment fixation with or without fusion for thoracolumbar burst fractures. A five to seven-year prospective randomized study. J Bone Joint Surg Am. 2009; 91(5):1033–41.

29. Wang ST, Ma HL, Liu CL, Yu WK, Chang MC, Chen TH. Is fusion necessary for surgically treated burst fractures of the thoracolumbar and lumbar spine? A prospective, randomized study. Spine (Phila Pa 1976). 2006; 31(23):2646–52; discussion 2653.

30. Rampersaud YR, Foley KT, Shen AC, Williams S, Solomito M. Radiation exposure to the spine surgeon during fluoroscopically assisted pedicle screw insertion. Spine (Phila Pa 1976). 2000; 25(20):2637–45.

31. Mehlman CT, DiPasquale TG. Radiation exposure to the orthopaedic surgical team during fluoroscopy: "how far away is far enough?". J OrthopTrauma. 1997; 11(6):392–8.

32. Kim MC, Chung HT, Cho JL, et al. Factors affecting the accurate placement of percutaneous pedicle screws during minimally invasive transforaminal lumbar interbody fusion. Eur Spine J. 2011; 20(10):1635–43.

33. Knox JB, Dai 3rd JM, Orchowski JR. Superior segment facet joint violation and cortical violation after minimally invasive pedicle screw placement. Spine J. 2011; 11(3):213–7.

34. Patel RD, Graziano GP, Vanderhave KL, et al. Facet violation with the placement of percutaneous pedicle screws. Spine (Phila Pa 1976). 2011; 36(26):E1749–52.

35. Smith ZA, Sugimoto K, Lawton CD, Fessler RG. Incidence of lumbar spine pedicle breach following percutaneous screw fixation: a radiographic evaluation of 601 screws in 151 patients. J Spinal Disord Tech. 2012 Jun 7 [Epub ahead of print].

36. Ravi B, Zaharai A, Rampersaud R. CLinical accuracy of computer-assisted two-dimensional fluoroscopy for the percutaneous placement of lumbosacral pedicle screws. Spine. 2001; 36(1):84–91.

37. Villavicencio AT, Burneikiene S, Bulsara KR, et al. Utility of computerized isocentric fluoroscopy for minimally invasive spinal surgical techniques. J Spinal Disord Tech. 2055; 18(4):369–75.

第十章
腰椎动态稳定技术：微创和开放手术治疗的现状

Carlo Doria, Francesco Muresu, Paolo Tranquilli Leali

引 言

近年来，腰椎动态稳定系统的数量显著增加。这些非融合系统旨在维持或恢复脊柱节段间的活动度，且对相邻节段没有不良反应[1-3]。然而，目前腰椎稳定系统的"金标准"仍然是内固定技术，尽管腰椎动态稳定的设想引起了学界普遍关注。

融合系统可利用多种不同的技术解决方案，从完全椎间盘置换技术，到保留完整纤维环技术，再到保留椎间盘的椎体稳定技术。内固定通常用作融合术的辅助技术，在许多情况下椎间盘被椎间笼、同种异体骨或自体骨代替[4-6]。

减少可预测性疼痛，降低医源性致畸率，缓解疼痛及功能恢复的总体成功率等尚需提高[7]。融合技术的最新进展提高了关节间的融合率，但并未相应提高疼痛的改善率。 融合的目的在于消除异常运动或不稳定，其次是缓解疼痛。然而，最新报道证实相对成功的内植物在于允许运动而非消除运动。

在其他关节，异常负荷传输模式被认为是引起骨性关节炎改变的一个主要原因，脊柱骨关节炎改变可能具有类似的原因。动态稳定或"软固定"系统试图通过减少椎间盘的负荷来改变运动节段的机械负荷[7, 8]。腰痛的产生主要来自异常负荷而非运动。许多患者主诉姿势性或位置疼痛为普遍症状[9]。动态 X 线研究常不能发现活动。此外，许多腰痛患者行成功的腰椎融合术后未见症状改善[9]。这些研究表明，腰痛病因可能与负荷异常有关，除了融合技术或许可以考虑其他治疗方法。

运动节段的疼痛症状可能源自椎体终板、纤维环、脊椎骨膜、关节突关节和（或）周围的软组织支持结构[10]。随着腰椎老化，这些结构会经历退行性改变，如椎间盘脱水和变窄，以及相应的小关节病变。伴随这些改变的刚度增加可能进一步造成整个脊柱矢状面的平衡下降，进而破坏冠状面和矢状面外形[11-13]。

动态稳定的基本原理

动态稳定理论上较融合术具备多个优点。通过有限的运动、动态稳定可以减少融合技术对相邻节段及矢状面平衡的不良影响[7, 14]。融合术被用于相邻运动节段加速退化的疾病和脊柱畸形如腰背综合征[7, 15]。甚至良好的融合会增加融合上方的节段的姿势性应力，从 L4 至

S1 的融合会在坐位时对骶髂关节造成巨大的旋转压力 [7, 16]。动态系统可使运动节段随体位改变而发生解剖结构的变化。此外，固体后外侧融合不能消除椎间盘的负荷。虽然融合可使负载传导的模式发生改变，但也会阻止脊柱采取正常负荷的姿势 [7]。

脊柱融合术仍然是治疗脊柱不稳定和机械性腰痛的"金标准"。然而，对于一些严格挑选的患者有时也难以取得满意的疗效。失败的原因包括假关节形成和相邻节段退变。尽管部分临床报道动态稳定具有良好的应用前景，但对于任何新的植入系统都应采取谨慎态度。融合术的植入物只提供临时的固定作用直到融合成功，而动态稳定系统则需终生植入提供稳定性。假关节常见于融合手术植入物松动。而对于动态稳定，尽管允许运动，植体必须保持骨性固定。任何植入系统的运动学和运动节段之间的不协调，尤其两者瞬时旋转轴之间的任何不匹配将导致植入系统在一些活动范围内承受意外的负载。因此，严格的实验室台架测试至关重要。目前，一些动态稳定系统的临床应用已取得了与融合术相似的临床效果 [17]。

退变的过程中，退变节段（或相邻节段）经历了各种各样的解剖改变，包括运动特征和负载分布的变化 [18-20]。一定程度上，负荷模式和运动相互依存，任何一者（或两者）改变都可能导致疼痛产生 [18-20]。最初脊柱融合的概念是源于人们认为退变的运动节段通常"不稳定"或存在"运动异常"，而消除退变节段的运动将防止产生疼痛的异常活动。现代理念认为，限制活动可能不是融合术取得成功的最重要因素 [18-20]。

腰椎动态稳定的不同策略

腰椎动态稳定装置通过建立后方张力带提供动态或稳定的"软固定"，使得运动节段延长同时允许其他平面有限活动。临床应用的动态稳定装置可分为四类：

1. 韧带结合椎弓根螺钉
   - Graf 韧带
   - 动态稳定装置
2. 棘间分配装置
   - Minns 硅胶分配装置
   - Wallis 系统
   - X-STOP
3. 棘间韧带装置
   - 弹性韧带（穿棘突的 Bronsard 韧带）
   - 闭合系统
4. 半刚性金属装置结合椎弓根螺钉
   - FASS 系统
   - DSS 系统

Graf 韧带

Graf 韧带系统是首个动态稳定系统，它由一个后方的非弹性纽带作为两个椎弓根螺钉之间的韧带 [7, 21]。发明者 Henri Graf 认为，疼痛源于异常旋转运动；因此，该装置的设计主要是通过在伸展位锁定腰椎关节来控制旋转运动。在正常的运动范围内允许有限的屈曲。通过后方的张力，该系统可能卸载前方椎间盘的负荷并重新分配疼痛间盘的负荷传导。尽管被广泛应用，但 Graf 系统的临床疗效尚未经过严谨的研究证实，不过有部分报道其临床治疗成功率与融合术相似[6, 7, 22]。在两个独立的研究中，2 年临床随访优良率为 75% 左右[7, 22, 23]。作者们建议适用于肌肉组织充足的年轻患者以及小关节炎不严重的患者。

　　Graf 韧带通过接合两侧的小关节使腰椎节段固定，是首个经过广泛临床验证的后方动态稳定装置。据报道 Graf 系统可治疗屈曲不稳定，但不能纠正脊椎滑脱或畸形。最常见的手术适应证是伴有小于 25% 的椎体滑脱的退行性腰椎疾病、轻度椎间隙变窄及小关节炎。在中期和长期随访中发现，Graf 韧带成形术可降低相邻节段退变风险。Kanayama 等[17, 24]对 45 例经 Graf 韧带成形术及后外侧腰椎融合术治疗患者 5 年相邻节段发病率进行了对比研究。虽然两组术前相邻节段椎间盘条件没有显著差别，但末次随访后外侧腰椎融合组放射检查退变证据较 Graf 韧带成形术更多见。1 例 Graf 韧带成形术（6%）患者和 5 例（19%）后外侧腰椎融合术患者因邻近节段退变而再次手术。作者认为，在严格掌握适应证的前提下 Graf 韧带成形术可降低邻近节段退变发生[17, 24]（图 10.1、图 10.2）。

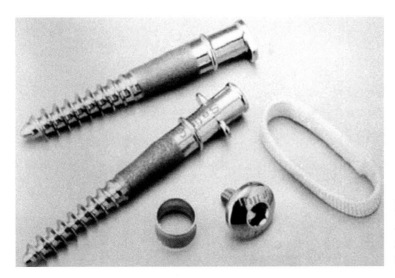

图 10.1　Graf 韧带成形术：将植入物拆解开进行显示。组件包括无弹性的系带，用于保护两椎弓根螺钉头

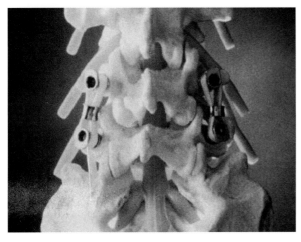

图 10.2　Graf 韧带成形术：植入物在原位显示

Dynesys 系统

Dynesys 系统通过一个置于椎弓根螺钉之间的张力带和塑料管的设计能提供可控的屈曲及伸展运动。在屈曲运动由张力带控制，而伸展运动时塑料管作为部分可压缩的垫片从而限制伸展[7, 25, 26]。这些塑料管确实可以在伸展运动时部分负重。为了保持正常运行，Dynesys 装置的应用程序必须遵循谨慎技术指导方针。例如，过长的塑料垫片可能会导致局部后凸，进而出现不良结果[7, 27]。Dynesys 系统可能较单纯韧带样装置更有优势，因其可提供对抗纤维环后方压缩的保护，而纤维环后方负重可引起疼痛。

脊柱动态中和系统（Dynesys）是 10 年前研制的一种非融合椎弓根螺钉固定系统[18, 27]。鉴于以上所述，并考虑到融合节段运动消失不仅不利于矢状面平衡和整体功能，还可能引起相邻节段加速退化，催生了"软固定"理念。尽管目前该系统应用于临床已经近 10 年，但仅有很少关于 Dynesys 术后的临床文献报道[18, 27]。

Dynesys 系统的开发基于当前所有关于传统硬性椎弓根系统的知识和经验，其通过建立移动的负荷传导和有限运动，从而维持稳定性。因此，双侧植入系统控制所有平面的运动。与不稳定节段的单纯减压或融合相比，基于控制节段运动的稳定性更接近生理条件。结合减压手术操作，该系统重建了节段稳定性并避免了医源性不稳定。Schnake 等[17, 28]评估了 Dynesys 系统弹性固定能否提供足够的稳定性预防减压后出现不稳。26 例退变性滑脱所致的椎管狭窄症患者行"椎板减压和 Dynesys 系统动态稳定"。随访 2 年以上。下肢痛明显减轻（$P < 0.01$），平均步行距离明显改善，可达 1000m 以上（$P < 0.01$）。有 5 例患者（21%）仍然存在部分间歇性跛行症状。共有 21 例患者（87.5%）疗效满意，表示他们会接受同样的手术。影像学检查未见明显脊椎滑脱加重。植入失败率为 17%，但所有植入失败均无临床症状。对于老年退变性滑脱所致的椎管狭窄症患者，Dynesys 系统动态稳定减压术取得了与椎弓根螺钉融合减压术相同的临床结果。Dynesys 可维持足够的稳定性，以防止脊椎滑脱进一步加重或不稳[17, 28]。

动态稳定可以预防腰椎进一步退化。Putzier 等[17, 29]分析了腰椎间盘摘除术后附加动态稳定，探讨动态稳定对椎间盘摘除术后节段性退变的影响。84 例椎间盘初期退变（Modic 1）患者，对有症状的椎间盘突出行椎间盘摘除术，其中 35 例附加动态稳定。平均随访 34 个月，ODI 评分和 VAS 评分只在非固定组发现显著增加。随访过程中动态稳定组未见椎间盘退变加重，而放射学研究显示加速退变的迹象仅见于椎间盘摘除组。作者认为，动态稳定可防止初期椎间盘退变行腰椎间盘切除术后退变加重[17, 29]（图 10.3、图 10.4、图 10.5）。

X-STOP 装置

另外一种腰椎融合系统是 X-STOP 棘突间分散装置。X-STOP（图 10.6）植入物是一种刚性的钛合金装置，置于棘突之间以减少椎管及椎间孔在脊柱伸展时变窄。X-STOP 装置的设计旨在分散狭窄腰椎节段后方的组织结构，并使其处于屈曲位以治疗神经源性间歇性跛行。Anderson 等[30]报道了 X-STOP 治疗退行性脊椎滑脱所致神经源性间歇性跛行的结果。42 例患者行 X-STOP 手术，33 例患者非手术治疗，其中 70 例患者获得 2 年随访结果。有统计学上明显的改进的 X-STOP 手术组 SF-36 分数显著提高，而非手术对照组未见显著改善。X-STOP 组总体临床成功率为 63%，而对照组仅为 13%。脊椎滑脱和节段性驼背未见改变。作者认为，对于退行性脊椎滑脱继发的神经源性间歇性跛行，X-STOP 装置较非手术治疗方法更有效[30]。

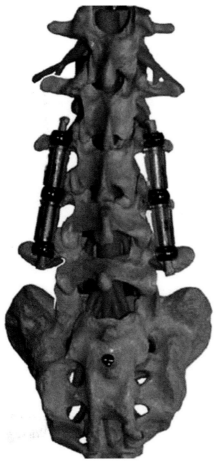

图 10.3　Dynesys 系统，由合成软线和垫片连接的椎弓根螺钉

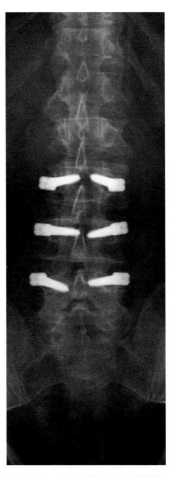

图 10.4　前后位像显示腰椎 Dynesys 系统

　　脊柱融合术作为症状性腰椎间盘退行病变和（或）腰椎不稳的有效治疗方法已被广泛认可。脊柱融合术治疗腰痛的基本原理，在于假想椎间的异常活动导致疼痛，而相邻椎体间的固定将会减少机械性腰痛。然而遗憾的是，融合术潜在的益处及结果常会被症状性的邻近节段退变和（或）假关节形成所抵消 [31-37]（图 10.7）。

AccuFlex

　　AccuFlex 棒 (Globus Medical, Inc., Audubon, PA) 的中心呈螺旋形切割样设计以使其刚度最小化，目前这种更具有弹性的棒已被 FDA 批准作为单节段融合术的附件。在一项为期 1 年的随机前瞻性研究中，170 例患者接受 AccuFlex 棒系统治疗（图 10.8），发现使用传统的刚性器械和弹性棒系统行椎体融合取得了相近的融合率和临床结果 [38]。

Isobar TTL

　　Isobar TTL 系统 (Scient'x USA, Maitland, FL) 是第一批半刚性棒中的一种。这种植入物在欧洲的应用已超过 10 年，并于 1999 年获得 FDA 批准作为脊柱融合术的附件。Perrin 和 Cristini

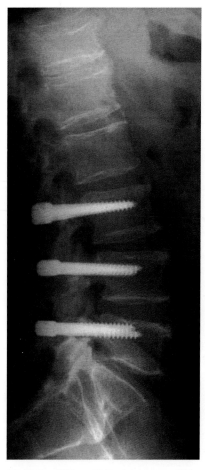

图 10.5　侧位 X 线片示 Dynesys 系统

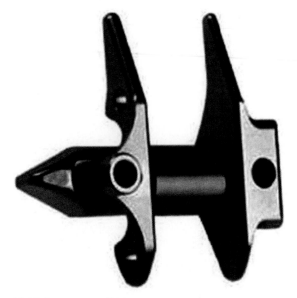

图 10.6　X-STOP 装置

在一项回顾性研究中，采用等压线 TTL 系统治疗 22 例腰椎滑脱患者，平均随访 8.27 年（图 10.9）。上位节段水平安放 PEEK cage 然后两节段后方由 Isobar TTL 系统固定。所有患者坚强固定的节段获得融合，无植入失败且均不需再次手术。长期临床结果优异，68.2% 的患者诉轻度腿痛，72% 的患者无或轻微腰痛，91% 的患者对疗效满意。相邻节段似乎也受到了保护[15, 31]。

Truedyne PDS

Truedyne PDS (Disc Motion Technologies, Boca Raton, FL) 是一种以椎弓根螺钉为基础可调节的后方动态稳定器，可分别设置屈曲 5mm、伸展 3mm 及旋转（图 10.10）。它沿着一个弧形运动，屈曲时拉长，并能确保正常节段活动角度，且其封闭设计还可稳定剪切力。该系统旨在实现同步运动而使位于其上方的椎间盘张力减少。动态椎弓根螺钉锁定以后，其钉头和钉杆还可相对活动。这将使螺钉松动最小化，还可用于退行性脊柱侧弯的多节段非融合设计。该系统目前处于临床前测试阶段[31, 39]。

Stabilimax NZ

当脊柱正常运动时由椎间盘产生的最小抵抗力的范围称为中性区（neutral zone，NZ）。

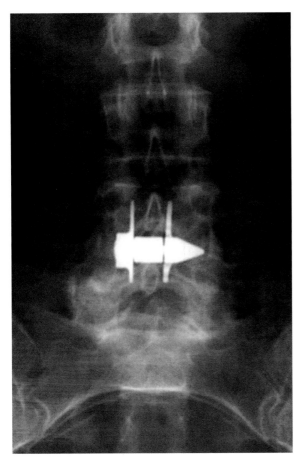

图 10.7　正位 X 线片示腰椎 X-STOP 装置

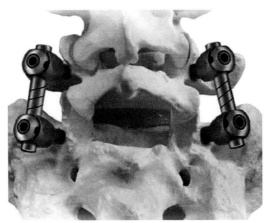

图 10.8　脊柱模型上的 AccuFlex 棒装置

该中性区被认为随着椎间盘退变或损伤而增加，导致更多的"不稳定"和疼痛。Stabilimax NZ 系统（图 10.11）用于减少中性区对机械性腰痛的影响。Stabilimax NZ 系统使用一个双同心弹簧杆维持脊髓段在脊柱运动期间处于一个中立位置，充当一种内夹板。Stabilimax NZ 系统目前正就动态融合应用在美国进行随机临床试验 [31, 40]。

Cosmic Posterior Dynamic System

Cosmic Posterior Dynamic System 使用铰链椎弓根以允许链段运动。分析 Van Strempel 等的研究论文，其利用该系统治疗慢性腰椎退行性疾病患者，发现其临床结果与脊柱融合术治疗的结果相当。因此，该系统可以作为传统关节融合疗法的替代方案。然而，仍需长期随访研究评估其对相邻节段退变的影响 [41]。

生物弹性棒椎弓根螺钉系统 (Bio Flex 系统)

BioFlex 系统是一种弹性棒系统，被用于保持植入节段的运动。这是一个以椎弓根螺钉为基础的系统，应用由 1 个或 2 个线圈形成的镍钛合金棒旨在赋予其屈、伸及侧弯时的稳定性（图 10.12）。镍钛合金是镍和钛的合金，属于一类称为形状记忆合金的材料。Ni 和 Ti 是

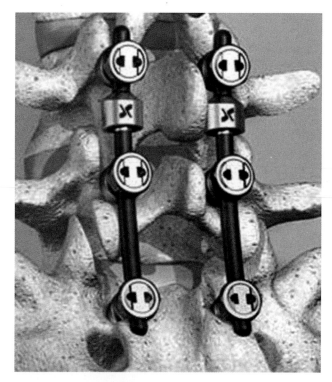

图 10.9　Isobar TTL 装置

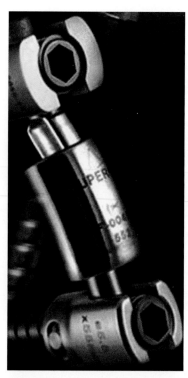

图 10.10　Truedyne PDS 装置，基于椎弓根螺钉的可调节的后方动态稳定器，5mm 屈曲和 3mm 伸展以及旋转功能均可分别设置

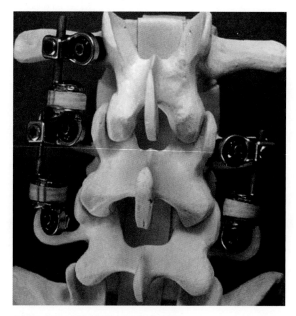

图 10.11　脊柱模型上的 NZ 装置

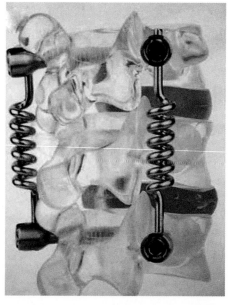

图 10.12　Bio Flex 系统，基于椎弓根螺钉并使用循环塑形的镍钛合金棒，旨在提供稳定性

镍和钛的化学符号，镍钛合金的"nol"代表该材料被发现的地方，即海军军械实验室 (Naval Ordnance Laboratory)。镍钛合金植入物有以下特点：高弹性、高强度张力、柔韧（低于 10℃）坚硬（超过 30℃），以及生物兼容性[42]。

CD Horizon Agile

CD Horizon® Agile ™动态稳定装置旨在通过一个漂浮电缆设计提供后方的动态稳定，其在维持恒定刚度时可承载轴向压力负荷。该系统的设计较其他动态稳定系统可提供更多活动度。然而，由于连续失败其已经退出市场。植入物断裂主要由于电缆组件剪切相关的故障，多见于远期的不稳定。

NFlex

NFlex 稳定控制系统包括多轴钛合金椎弓根螺钉，其固定于半刚性聚碳酸酯聚氨酯的带袖连杆上（图 10.13、图 10.14）。集成的聚碳酸酯聚氨酯（PCU）垫片被钛合金环所包围，用于锁定椎弓根螺钉。沿钛合金核心轴的可控活塞提供了一种减振器效果，减少了构造的整体刚性[31]。连接杆是一种低剖面设计，可于单节段或多节段应用，螺钉之间只需一个相对较短仅 9mm 的距离。棒可通过标准形式链接椎弓根螺钉，附带一个椎弓根螺钉链接套筒的钛合金环，一个或多个椎弓根螺钉连接到钛棒的固体部分[31, 43, 44]。关于该装置的生物力学研究证明，在所有的加载模式中，NFlex 装置可使腰椎节段减压且足够稳定，但刚度明显低于提供类似节段稳定性的固体棒，因此建议这种植入物作为一个动态稳定装置用于临床实践[43]。该系统是保持植入节段稳定活动的一种可行的方法，且与目前其他用于保留节段性运动的技术具有可比性。

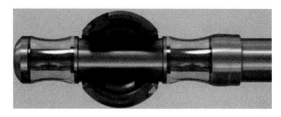

图 10.13　图示 NFlex 装置的运动

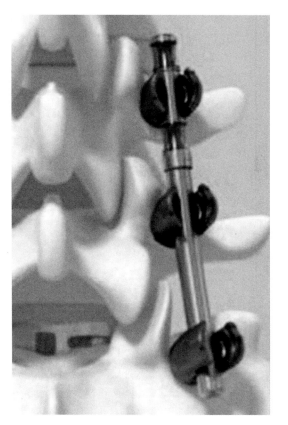

图 10.14　安装在脊柱模型上的 NFlex 控制稳定系统

讨 论

支持动态稳定的假说认为，异常运动的控制及更多的生理负荷转移可减轻疼痛，并防止相邻节段退变。长远预期，一旦实现正常的运动及负荷转移，已破坏的椎间盘可以自我修复，重度退行性变除外。动态稳定存在的相关问题有：(a) 运动控制多少合适，(b) 系统分担多少负荷才能卸载受损椎间盘的负荷。若要使获得稳定节段的运动不变，远期问题是如何预防植入物失败。假关节形成容易导致用于坚强固定的植入物疲劳失败,因为内植物的刚性使其不能适应假关节引起的任何活动。弹性固定则可适应这种运动并避免疲劳失败。然而,仔细观察一下动态稳定系统的动力学,在其疲劳寿命确定之前需要进一步考虑。正常情况下,椎间盘在屈曲和后伸过程中均承受负荷,且在屈伸过程中平均椎间盘内压均增加,在后伸开始时压力最低。假设一个动态稳定系统在屈曲过程中分担 30% 的负荷,那么只有 70% 的负荷通过破坏的椎间盘。在后伸过程中,如果系统将瞬时旋转轴 (IAR) 转向椎间盘后方,在后伸动作结束时椎间盘将大大减少负荷承载。由此可见,在后伸结束时椎间盘的压力逐渐降低,这表明动态稳定系统在后伸过程中承担的负荷会越来越重。

结 论

软稳定前景良好,但对于任何新的植入系统都应采取谨慎的做法。用于融合术的内植物只起临时固定的作用直到融合发生;而用于软固定的系统需要终生提供稳定性。软固定后,内植物必须保持固定在骨且仍需具备运动性。植入系统的弹性应能确保其在骨组织上的固定点不会发生松动;软稳定系统旨在部分分担椎间盘和小关节的负荷,并卸载运动节段的负荷。理论上动态稳定系统较刚性脊柱内植物更具优势,对于椎间盘负载特性在矢状面椎体终板发生改变的患者,动态稳定系统可获得与融合术相似甚至更好的效果。一些设计上的问题仍需要解决,另外,装置植入的同时要保留周围的脊柱结构。最终,一个设计良好的系统还需要在一个设计良好的前瞻性随机临床试验中证实其临床效果。目前已经应用于临床的一些后方动态稳定系统取得了与融合术类似的效果。未见这些内植物造成严重不良反应的报道。尚无长期随访数据和前瞻随机性对照研究,但这些研究对证实其安全、有效、适宜、经济等特点是必需的。

(郭 函 译 任龙喜 审校)

参考文献

1. Link HD. History, design and biomechanics of the LINK SB Charite artificial disc. Eur Spine J. 2002; 11 Suppl 2:S98–105.

2. Mayer HM, Wiechert K, Korge A, et al. Minimally invasive total disc replacement: surgical technique and preliminary clinical results. Eur Spine J. 2002; 11 Suppl 2:S124–30.

3. Ray CD. The PDN, prosthetic disc-nucleus device. Eur Spine J. 2002; 11 Suppl 2:S137–42.

4. Stoll TM, Dubois G, Schwarzenbach O. The dynamic neutralization system for the spine: a multi-center study of a novel non-fusion system. Eur Spine J. 2002; 11 Suppl 2:S170–8.

5. Freudiger S, Dubois G, Lorrain M. Dynamic neutralisation of the lumbar spine confirmed on a new lumbar spine simulator in vitro. Arch Orthop Trauma Surg. 1999; 119:127–32.

6. Grevitt MP, Gardner AD, Spilsbury J, et al. The Graf stabilisation system: early results in 50 patients. Eur Spine J. 1995; 4:169–75; discussion 35.

7. Russ P. Nockels dynamic stabilization in the surgical management of painful lumbar spinal disorders. Spine. 2005; 30(16S):S68–72.

8. Troum OM, Crues 3rd JV. The young adult with hip pain: diagnosis and medical treatment, circa 2004.

Clin Orthop. 2004; 418:9–17.

9. Smith D, McMurray N, Disler P. Early intervention for acute back injury: can we finally develop an evidence-based approach? Clin Rehabil. 2002; 16:1–11.

10. Gibson JN, Grant IC, Waddell G. The Cochrane review of surgery for lumbar disc prolapse and degenerative lumbar spondylosis. Spine. 1999; 24:1820–32.

11. Bogduk N. The innervation of the lumbar spine. Spine. 1983; 8:286–93.

12. Fujiwara A, Lim TH, An HS, et al. The effect of disc degeneration and facet joint osteoarthritis on the segmental flexibility of the lumbar spine. Spine. 2000; 25:3036–44.

13. Fujiwara A, Tamai K, An HS, et al. The relationship between disc degeneration, facet joint osteoarthritis, and stability of the degenerative lumbar spine. J Spinal Disord. 2000; 13: 444–50.

14. Korovessis P, Papazisis Z, Koureas G, et al. Rigid, semirigid versus dynamic instrumentation for degenerative lumbar spinal stenosis: a correlative radiological and clinical analysis of short-term results. Spine. 2004; 29:735–42.

15. Okuda S, Iwasaki M, Miyauchi A, et al. Risk factors for adjacent segment degeneration after PLIF. Spine. 2004; 29:1535–40.

16. Lazennec JY, Ramare S, Arafati N, et al. Sagittal alignment in lumbosacral fusion: relations between radiological parameters and pain. Eur Spine J. 2000; 9:47–55.

17. Robert W. Molinari dynamic stabilization of the lumbar spine. Curr Opin Orthop. 2007; 18:215–20.

18. Grob D, Benini A, Junge A, Mannion AF. Clinical experience with the Dynesys semirigid fixation system for the lumbar spine surgical and patient-oriented outcome in 50 cases after an average of 2 years. Spine. 2005; 30(3):324–31.

19. Kirkaldy-Willis WH, Farfan H. Instability of the lumbar spine. Clin Orthop. 1982; 165: 110–23.

20. Mulholland RC, Sengupta DK. Rationale, principles and experimental evaluation of the concept of soft stabilization. Eur Spine J. 2002; 11 Suppl 2:198–201.

21. Graf H. Lumbar instability: surgical treatment without fusion. Rachis. 1992; 412:123–37.

22. Brechbuhler D, Markwalder TM, Braun M. Surgical results after soft system stabilization of the lumbar spine in degenerative disc disease–long-term results. Acta Neurochir (Wien). 1998; 140:521–5.

23. Markwalder TM, Wenger M. Dynamic stabilization of lumbar motion segments by use of Graf's ligaments: results with an average follow-up of 7.4 years in 39 highly selected, consecutive patients. Acta Neurochir (Wien). 2003; 145:209–14.

24. Kanayama M, Hashimoto T, Shigenobu K, et al. Nonfusion surgery for degenerative spondylolisthesis using artificial ligament stabilization: surgical indication and clinical results. Spine. 2005; 30:588–92.

25. Rajaratnam SS, Shepperd JAN, Mulholland RC. Dynesis stabilization of the lumbo-sacral spine. Second combined meeting of the BSS BASS BCSS SBSR, Birmingham; 2002

26. Schmoelz W, Huber JF, Nydegger T, et al. Dynamic stabilization of the lumbar spine and its effects on adjacent segments: an in vitro experiment. J Spinal Disord Tech. 2003; 16:418–23.

27. Stoll TM, Dubois G, Schwarzenbach O. The dynamic neutralization system for the spine: a multi-center study of a novel non-fusion system. Eur Spine J. 2002; 11 Suppl 2:170–8.

28. Schnake KJ, Schaeren S, Jeanneret B. Dynamic stabilization in addition to decompression for lumbar spinal stenosis with degenerative spondylolisthesis. Spine. 2006; 31:442–9.

29. Putzier M, Schneider SV, Funk JF, et al. The surgical treatment of the lumbar disc prolapse: nucleotomy with additional transpedicular dynamic stabilization versus nucleotomy alone. Spine. 2005; 30:E109–14.

30. Anderson PA, Tribus CB, Kitchel SH. Treatment of neurogenic claudication by interspinous decompression: application of the X STOP device in patients with lumbar degenerative spondylolisthesis. J Neurosurg Spine. 2006; 4:463–71.

31. Song JJ, Barrey CY, Ponnappan RK, Bessey JT, Shimer AL, Vaccaro AR. Pedicle screw-based dynamic stabilization of the lumbar spine. PAN Arab J Neurosurg. 2010; 14(1):1–141.

32. Barr JS. Ruptured intervertebral disc and sciatic pain. J Bone Joint Surg. 1947;29:429–37.

33. Bono CM, Lee CK. Critical analysis of trends in fusion for degenerative disc disease over the past 20 years: influence of technique on fusion rate and clinical outcome. Spine. 2004; 29(4): 455–63; discussion Z5.

34. Coppes MH, Marani E, Thomeer RT, Groen GJ. Innervation of "painful" lumbar discs. Spine. 1997; 22(20):2342–9; discussion 2349–50.

35. Fritzell P, Hagg O, Wessberg P, Nordwall A, Swedish Lumbar Spine Study Group. Chronic low back pain and fusion: a comparison of three surgical techniques: a prospective multicenter randomized study from the Swedish Lumbar Spine Study Group. Spine. 2002; 27(11): 1131–41.

36. Kirkaldy-Willis WH, Farfan HF. Instability of the lumbar spine. Clin Orthop Relat Res. 1982; 165:110–23.

37. Mulholland RC, Sengupta DK. Rationale, principles and experimental evaluation of the concept of soft stabilization. Eur Spine J. 2002; 11 Suppl 2:S198–205.

38. Mandigo CE, Sampath P, Kaiser MG. Posterior dynamic stabilization of the lumbar spine: pedicle based stabilization with the AccuFlex rod system. Neurosurg Focus. 2007; 22(1):E9.

39. Goel VK, Kiapour A, Faizan A, Krishna M, Friesem T. Finite element study of matched paired posterior disc implant and dynamic stabilizer (360° motion preservation system). SAS J. 2007; 1(1):55–61.

40. Yue JJ, Timm JP, Panjabi MM, Jaramillo-de la Torre J. Clinical application of the Panjabi neutral zone hypothesis: the Stabilimax NZ posterior lumbar dynamic stabilization system. Neurosurg Focus. 2007; 22(1):E12.

41. Von Strempel A, Moosmann D, Stoss C, Martin A. Stabilisation of the degenerated lumbar spine in the nonfusion technique with cosmic posterior dynamic system. World Spine J. 2006; 1(1):40–7.

42. Kim YS, Zhang HY, Moon BJ, Park KW, Ji KY, Lee WC, et al. Nitinol spring rod dynamic stabilization system and Nitinol memory loops in surgical treatment for lumbar disc disorders: short-term follow up. Neurosurg Focus. 2007; 22:E10.

43. Coe JD, Kitchel SH, Meisel HJ, Wingo CH, Lee SE, Jahng T-A. NFlex dynamic stabilization system: two-year clinical outcomes of multi-center study. J Korean Neurosurg Soc. 2012; 51:343–9.

44. Wallach CJ, Teng AL, Wang JC. NFlex. In: Yue JJ, Bertagnoli R, McAfee PC, An HS, editors. Motion preservation surgery of the spine. Philadelphia: Saunders; 2008. p. 505–10.

第十一章
腰椎髓核置换术

Massimo Balsano

引 言

腰椎间盘置换术在脊柱外科领域日益流行，原因很多。首先，腰椎椎间盘置换术可以避免腰椎融合，后者尽管具有良好和可靠的临床效果，但其是一种消除脊椎间生理活动度的手术。腰椎融合术一直被认为是"金标准手术"，但据报道其并发症发生率高达 70%，邻近节段退变发生率为 31% ~ 66%[1, 2]。

为了克服这些问题，腰椎间盘置换术于 20 世纪 80 年代初开始用于治疗退行性下腰痛[3]。人工间盘置换术的目标是以一种可预见和成功的方式来缓解疼痛，恢复腰椎功能和稳定性，恢复椎间盘高度以扩张椎间孔，减少关节突关节的压力，获得长期治疗成功。

人工椎间盘假体可分为两类：全椎间盘置换术和髓核置换术。这种分类帮助外科医生考虑到不同退变阶段的椎间盘产生不同的问题，进而需要不同的策略取得成功的治疗。

因为椎间盘源性腰痛可以通过化学炎症、机械性刺激或不稳定等引起，且没有办法明确诊断发病机制，所以椎间盘置换术必须解决所有潜在的疼痛机制。为了消除潜在的化学性疼痛，椎间盘置换术中需要完全切除"病态"的髓核。众所周知，去除髓核将会导致椎间盘高度塌陷，进而引起相应节段的不稳定，最终造成机械性疼痛。因此，椎间盘置换术装置应保持或恢复椎间盘高度和髓核的机械功能。在一个正常的椎间盘中，髓核分担压缩负荷，与纤维环一起承担前柱总负荷的一半[4]。因为它的静水力学的特性，在所有生理载荷条件下髓核可以均匀地向终板分配负荷[5]并对旋转运动本身没有限制。对旋转的限制主要来自纤维环和关节突关节。

对人工椎间盘假体的需要理论上与髋关节和膝关节是类似的。滑膜关节退行性改变往往由致痛的炎症、不稳定和不正常的生物力学引起。对于髋关节和膝关节，可通过去除致病源以减少或消除疼痛症状，这在椎间盘是相同的。过去，这一问题是通过关节融合术来解决的。通过可靠的融合消除运动功能、恢复稳定性并减少疼痛症状和炎症反应。遗憾的是，为了代偿活动度和机动性将导致相邻关节的压力增加，造成相邻关节退化加速。

本章将对腰椎髓核置换术进行综述。

设计原理

已经研发出多种装置用来替代髓核。髓核置换术的设计和材料包括水凝胶或非水凝胶性弹性体（分预制或原位形成两种方式），非弹性体材料如金属、PMMA 以及热解碳。大多数装置会发生并发症，如沉降、突出和反应性终板改变。这是因为这些设备的大多数不是因为太柔软造成突出的风险，就是因为使用刚性非链式装置不能均匀分布荷载而导致沉降、挤压和终板改变。

最早的经验报道是用不锈钢球替代髓核，即 Fernström 球。Fernström 认为球形的髓核装置将最好地恢复相邻椎体的关节衔接并防止相邻椎体前后滑动。回顾性非随机对照研究显示短期和长期随访效果满意[6]。平均随访 17 年后，椎间盘突出和椎间盘源性腰痛的患者疗效优良率分别为 83% 和 75%[7]。

Fernström 球的临床结果表明保留目的椎间隙活动度的非弹性装置能够缓解椎间盘源性腰痛，长期疗效满意。基于 Fernström 球的形状和其几乎点式接触面积，发生沉降是意料之中的。结果表明，该装置沉降发生率为 88%，在终板沉降 1 ~ 3mm 后停止（图 11.1 a，b）。一般认为，当 Fernström 球与终板的接触应力与终板的强度到达平衡后沉降即停止，因为沉降增加装置的接触面积使得终板承受的接触应力减小。

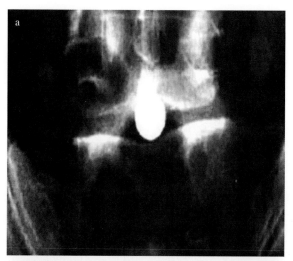
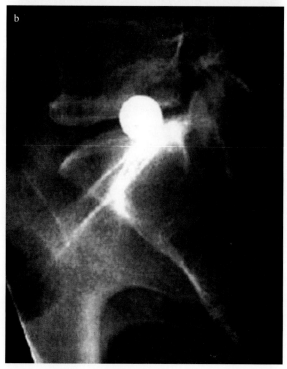

图 11.1 （a、b）Fernström 球

新研发的髓核装置应遵循保留活动度的原则，并防止装置发生沉降。NuBac 椎间盘成形术目的是模拟完整椎间盘的自然运动学。其通过两件套与内球窝关节设计保持了自由运动，但自由运动通过保留周围的纤维环和韧带来约束（图 11.2）。为了防止沉降，NuBac 设计了足够大的接触面积，即使最小的 NuBac 植入物，接触面积仍为直径 12mm Fernström 球沉降 3mm 后的接触面积的 2.2 倍。一个中等 NuBac 植入物接触面积达 191mm²，平均接触应力在 400 N 下为 2.1 MPa。文献报道终板的强度介于 2.7 MPa[8] 到 20 MPa[9] 之间，比最小 NuBac 装置的平均接触应力大，因此理论上可防止装置沉降。

在全椎间盘置换术中，髓核成形术后运动间隙的约束或稳定性很大程度上取决于周围组织，如纤维环和韧带。因为这些组织在椎间盘成形术中大部分会保留，纤维环恢复正常的张力状态，NuBac 植入术后将保留节段的运动性和稳定性。与非铰链式椎间盘装置比较，它还使得终板在所有生理旋转运动下承受的压力更均匀（图11.3 a，b）。

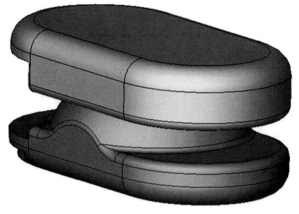

图 11.2 NuBac 假体设计

材料的选择

NuBac 是由聚醚醚酮树脂（PEEK）材料制作的，这是一种用于制作脊柱关节装置的新的轴承材料，以往金属对超高分子聚乙烯最常用，其次是金属对金属界面。PEEK是一种热塑性塑料，其弹性模量接近骨组织，且可透过射线。此前，生物相容性和生物耐久性测试显示老化后未见明显的物质变化，且无细胞毒性、病理反应及其他反应。

采用 4 组 PEEK 装置（每组 6 个）进行对照试验以检验在不同运动条件下的磨损[10]，如单向、多向、多向伴频率变化、多向伴加速老化。所有样品都预先在 37 ± 2℃生理盐水中浸泡 28 周。对该项全方位的测试，通过调节动态压力大小来模拟 ISO 18192-1 的 TDA 标准反映装置的载荷分配机制。单向性测试一直持续 4000 万个周期。多向性测试组和多向伴频率变化组可观测到磨合期达 100 万个周期，而单向测试组及加速老化组未见磨合期。所有多向性测试组均显示双峰型的磨损率，而单向性测试组结果始终呈线形磨损率维持在 0.28 ± 0.02 毫克 / 百万周期。由于磨损面处聚合物链的分子取向，关节定向软化对 UHMWPE 是一种已知的有害磨损机制，可导致抗剪强度的下降及磨损率的显著增高[10]。对于所有试验组，磨损率未见增加，表明 PEEK 磨损表面未受到定向软化。而对于 UHMWPE，辐射和氧化可导致磨损率加速，在辐射下易引起分子键断裂[11]。

PEEK 加速老化试验小组未见磨损期，表明在老化过程中形成一层薄薄的交叉链接层。

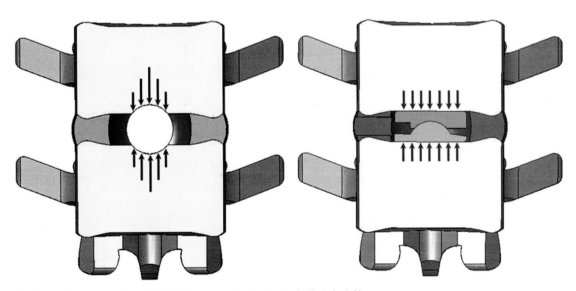

图 11.3 Fernström 球（a）和 NuBac 假体（b）之间的负载分布比较

超高分子量聚乙烯（UHMWPE）则相反，磨损率在 500 万循环到 1 000 万循环时明显下降，且与其他的测试组无显著差异，表明氧化层形成后会随着时间的推移被消除。金属对超高能聚乙烯关节，几个量级的频率将会增加磨损率。在比较单向和多向测试中，频率变化可造成一个较小的但明显的磨损率增加。较小的磨损率变化表明，PEEK 是耐磨性的材料，且不受已知可造成 UHMWPE 磨损增加的因素的影响。

减少脱出和沉降风险

不同于 TDA 髓核，植入物并非固定在椎体上以防止移动和突出。尽管只有 1 例 Fernström 球脱出的报道，PDN 装置脱出率据报道为 8%～36%[12, 13]。

高脱出率可能是由于该装置体积过大而不能适应脊柱弯曲时的角度变化。这些缺点可以导致屈曲时不均匀的载荷分布模式，造成屈曲侧的压力增加，对侧压力降低，从而将植入物挤向对侧。这种情况下就可能导致脱出，尤其在纤维环植入窗口的位置或纤维环已经发生严重退化时。NuBac 装置的关节连接特性可促使其达到一个均匀的载荷分布而与脊椎的姿势无关，如屈伸、侧弯和旋转。这个特性可减少植入物在任何条件下挤压脱出的风险。此外，植入物可保持均匀的载荷分布在终板上，而不均匀的载荷分布可能导致终板的水肿和骨折造成沉降。

为了探讨具有关节特性装置的脱出风险，对 6 对尸体的 FSUs（L3-5）进行了测试。L3-4 做完整对照，L4-5 行右侧入路髓核摘除术后植入装置。测试条件：旋转、侧弯和屈伸 100 000 次循环，左侧弯（2.5～7.5Nm，2Hz），负荷 205～750N。结果未见脱出。没有经验证的临床标准评估脱出风险。本组出现最坏的情况即当弯向对侧时纤维环窗口会破开，可能引起脱出。结果表明，脱出风险很低，可能是由于内部关节连接设计使装置的上下盘面可随椎体一起活动，从而使装置与终板充分接触。此外，植入物的高度也会在屈侧降低而同时对侧增高，这也将使它更难发生脱出。

多向 ROM 和负荷破坏：尸体模型研究

Cunningham（Union Memorial Hospital，Baltimore）[14] 对多方向的活动范围（ROM）和中立位进行了测试，采用 8 个人类尸体脊柱标本（L2-3 和 L4-5 节段）行髓核切除术和 NuBac 植入术，在完全不受约束的运动（±7.5 Nm）下进行轴向旋转、屈伸和侧弯测试。

髓核切除术后，多向柔韧度测试显示节段活动范围和中立区明显增加（方差分析，$P<$ 0.05）。此外，重建节段的活动范围及中立区未见明显变化（图 11.5 a, b），表明该装置能够重建完整的运动学条件。与其他大号的装置旋转中心位于一侧不同，NuBac 植入物位于装置中心，可形成正常的运动学并防止沉降。重建后，对负荷破坏进行了轴向压缩研究，7 个标本观察到破坏机制是相邻椎体骨折，而终板未见明显破坏。破坏载荷是 3340±2029 N，接近压缩破坏一个完整的腰椎的负荷力 [15, 16]。

临床应用和操作技术

NuBac 椎间盘成形术装置的适应证主要为椎间盘退行性疾病（DDD）引起的椎间盘源性

腰痛，类似于椎体间融合术和椎间盘置换术装置。唯一的适应证区别在于前者要求具备某一最小椎间盘高度。髓核成形术要求最小椎间盘高度的主要原因参见前文提到的临床目标：恢复 / 维持椎间盘高度和髓核与纤维环之间的自然负载以实现机械稳定性。如果椎间盘塌陷过多，一个髓核成形术装置将过分牵拉纤维环，为了恢复正常的椎间盘高度导致高张力，因此髓核成形术装置将承担全部或大部分压缩负荷。这样一来，装置和终板之间的接触应力将非生理性增高，进而导致沉降。

使用椎间盘高度作为椎间盘退变指标，明显的椎间盘盘高度丢失代表了椎间盘变性的后期阶段。因此，髓核成形术更适合椎间盘退行性病变早期和中期阶段，而融合术和椎间盘置换术更适合椎间盘退变晚期阶段。椎间盘退变阶段不应与疼痛程度相混淆。因为在退变早、中期阶段，疼痛程度有时并不低于晚期阶段。

除了比椎间盘置换术更微创外，髓核成形术另一个优点是其可兼容不同的手术入路。在目前有限的临床经验中，NuBac 可通过所有 3 种常规手术入路植入：后方入路、侧方入路 (ALPL) 及腹膜后前外侧入路。3 种方法除了患者体位和组织解剖及牵开等不同外，一般 NuBac 植入过程是相似的。以下强调的是每种入路中的一些关键问题。

后方入路通常用于巨大包容性的椎间盘突出患者。患者体位、皮肤切口及显露椎间盘的操作与椎间盘摘除术相同。根据病变情况，术者从左侧或右侧进入椎间盘。与椎间盘摘除术相同，部分椎板切除术通常是必需的，这样会有足够的窗口进行椎间盘切除术。可以切除关节突内侧一小部分，但不应过多切除关节突。在椎间盘切除术和装置植入过程中应该使用神经牵开器。对于 L4/5 及以上的椎间盘，可以采用侧方入路（图 11.4 a，b 和图 11.5 a，b）。

患者取侧卧位，通过腹膜后侧方入路经腰大肌间隙显露椎间盘。尽管在过去这不是行椎间盘切除和椎体融合的常规入路，但近来在髓核装置植入术和椎体融合术中较为流行[17, 18]。

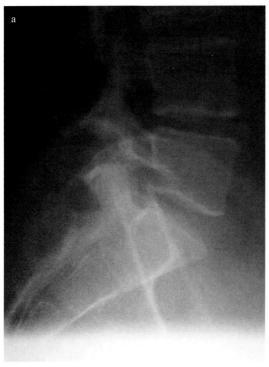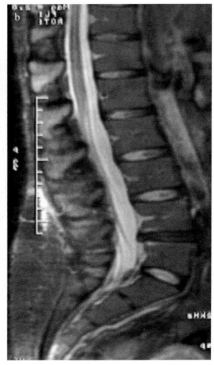

图 11.4　（a、b）一个严重腰痛患者的影像，示 L4/5 椎间盘的退变情况

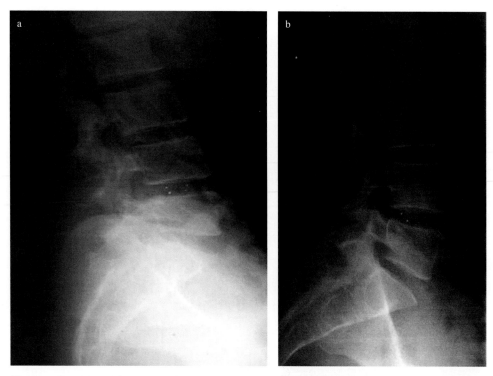

图 11.5 （a、b）通过 ALPA 入路行 NuBac 植入术后椎间隙高度恢复情况（a）；术后 1 年临床症状显著改善（b）

与传统的腹膜后前外侧入路比较，该入路的优点是允许从前方进入椎间盘而避免了前方切口和前方入路潜在的并发症 [18, 19]。建议术中对腰丛神经进行神经监测，市场上有许多相关设备。

对于一个髓核成形术装置，该入路的优点还在于处理髓核空间更加容易。另外，也可以使用传统的腹膜后前外侧入路。虽然手术方法类似于椎间盘置换术和前路椎间融合术，但由于 NuBac 植入物尺寸较小，椎间盘显露的面积明显小于前两者。这会有更少的组织牵开和出血，血管损伤和瘢痕组织形成等风险也相应更低。

因为 NuBac 植入过程仅需要较小的间盘显露、较少的组织解剖，且不需要处理终板，使得手术过程和手术器械均相对简单和直接。任意一种入口显露椎间盘后，用 11 号平行刀片切开一个 6mm × 6mm 环形窗口。在切开环形窗口时要注意避免切到终板。对于一个比较窄的椎间盘或采用后方入路，使用平行刀只能切开纤维环窗口的宽度。两个垂直的纤维环切线可以通过两条邻近上下椎体的水平切线连接。然后用髓核钳去除纤维环塞子。小心切除完整椎间盘，不要破坏纤维环和终板。上角、下角、弯头咬骨钳有助于去除角落处或者直头咬骨钳无法到达的髓核组织。椎间盘摘除后，使用扩张器对纤维环窗口进行扩张。用不同型号的专用试模评估空腔的大小和位置，透视下评估脊柱前凸角度。在前后位透视下应确保将试模置于椎间盘中央。因为试模可将一些松散的髓核组织压向空腔远端，建议再次使用髓核钳清除髓核组织。最终植入物型号的选择基于最后试模的尺寸和前凸角的大小。NuBac 植入物尾端连接在带有楔角的插入器上以便于经纤维环开口置入。将 NuBac 植入物插入椎间盘后，在正侧位透视下借助不透 X 线的标志物确定植入物的位置，然后再去除插入器（图 11.6 a ~ c）。

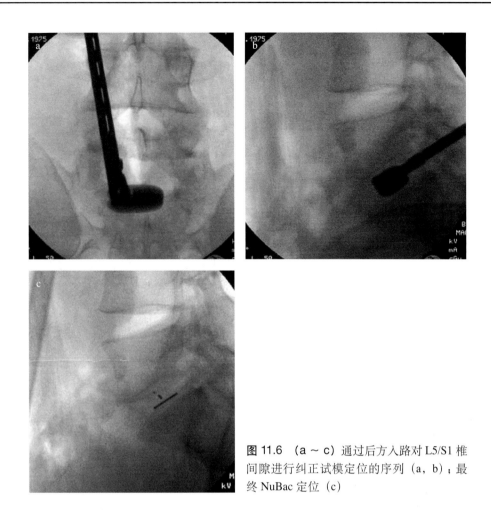

图 11.6 （a ~ c）通过后方入路对 L5/S1 椎间隙进行纠正试模定位的序列（a，b）；最终 NuBac 定位（c）

临床结果

在一项关于髓核成形术的安全性及有效性的长期、多中心前瞻性研究中，主要入选标准为单节段或双节段的椎间盘源性腰痛患者。这取决于外科医生的选择和患者的病变特点，可选择前外侧入路、侧方入路及后方入路进行手术。采用 ODI 评分进行功能评价，采用 VAS 评分进行症状评价。分别于术前及术后 6 周、3 个月、6 个月、12 个月、24 个月收集患者自填调查问卷。自 2004 年 12 月开始，共有超过 250 例接受 NuBac 植入手术的患者。本组研究中 144 例患者反馈至少一种调查问卷。手术节段为 L2 至 S1，包括 L2-3（2.0%）、L3-4（4.7%）、L4-5（52.7%）、L5-S1（40.5%）。平均手术时间为 98±49min，平均估计失血量 60±90ml。平均 ODI 评分改善由术前 55 个分降至术后 6 周、3 个月、6 个月、12 个月、24 个月的 30 分、24 分、22 分、21 分和 16 分。平均 VAS 评分改善由术前 78 分降至术后 6 周、3 个月、6 个月、12 个月、24 个月的 33 分、29 分、25 分、29 分和 27 分[20]（图 11.7、图 11.8）。没有明显术中或术后血管神经损伤并发症出现。NuBac 装置的主要适应证为退行性椎间盘疾病（DDD）继发的椎间盘源性腰痛，与椎体融合术和椎间盘置换术的适应证相近。据文献报道，手术治疗比保守治疗取得了更好的患者满意度和功能改善。此外，文献报道融合

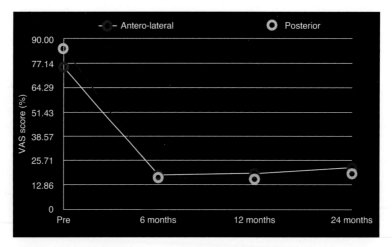

图 11.7 VAS 评分改善

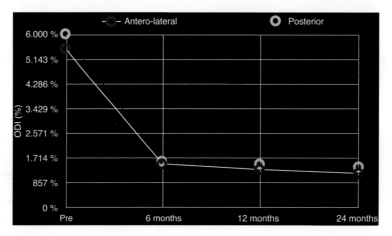

图 11.8 ODI 评分改善

术和椎间盘置换术均能显著改善 VAS 及 ODI 评分，表明椎间盘置换术的临床结果至少与融合术相当[21, 22]。

（郭 函 译 任龙喜 审校）

参考文献

1. Gillet P. The fate of the adjacent motion segments alter lumbar fusion. J Spinal Disord Tech. 2003; 16:338–45.

2. Park P, Garton HJ, Gala VC. Adjacent segment disease after lumbar or lumbosacral fusion: review of the literature. Spine. 2004; 29:1938–44.

3. Buettner-Janz K, Schellnack K, Zippel H. Biomechanics of the SB Charitè lumbar intervertebral disc endoprosthesis. Int Orthop. 1989; 13:173–6.

4. Nachemson A. The load on lumbar disks in different positions of the body. Clin Orthop. 1965; 45:107–22.

5. Brinckmann P, Grootenboer H. Change of disc height, radial disc bulge, and intradiscal pressure from

discectomy. Spine. 1991; 16(6):641–6.

6. Fernstrom U. Arthroplasty with intercorporal endoprothesis in herniated disc and in painful disc. Acta Chir Scand Suppl. 1966; 357:154–9.

7. McKenzie AH. Fernstron intervertebral disc arthroplasty: a long-term evaluation. Orthop Int Ed. 1995; 3(4):313–24.

8. Tan JS, et al. Interbody device shape and size are important to strengthen the vertebra-implant interface. Spine. 2005; 30(6):638–44.

9. Lowe TG, et al. A biomechanical study of regional endplate strength and cage morphology as it relates to structural interbody support. Spine. 2004; 29(21):2389–94.

10. Wang A. A unified theory of wear for ultra-high molecular weight polyethylene in multidirectional sliding. Wear. 2001; 248(1–2):38–47.

11. Jahan MS, et al. Combined chemical and mechanical effects on free radicals in UHMWPE joints during implantation. J Biomed Mater Res. 1991; 25(8):1005–17, 199.

12. Klara P, Ray C. Artificial nucleus replacement. Clinical experience. Spine. 2002; 27(12):1374–7.

13. Shim CS, et al. Partial disc replacement with the PDN prosthetic disc nucleus device: early clinical results. J Spinal Disord Tech. 2003; 16(4):324–30.

14. Bao QB, et al. Pioneer surgical technology: NUBAC artificial nucleus. In: Kim DH, editor. Dynamic reconstruction of the spine. 1st ed. New York: Thieme Medical; 2006. p. 128–36.

15. Bell GH, et al. Variations in strength of vertebrae with age and their relation to osteoporosis. Calcif Tissue Res. 1967; 1(1):75–86.

16. Perry O. Fracture of the vertebral end-plate in the lumbar spine. Acta Orthop Scand. 1957; 25(Suppl):34–9.

17. Bertagnoli R, Vazquez RJ. The anterolateral transPsoatic approach (ALPA): a new technique for implanting prosthetic disc-nucleus devices. J Spinal Disord Tech. 2003; 16(4):398–404.

18. Ozgur BM, Aryan HE, Pimenta L. Extreme lateral interbody fusion (XLIF): a novel surgical technique for anterior lumbar interbody fusion. Spine J. 2006; 6:435–43.

19. Berjano P, Balsano M, Buric J, Petruzzi M, Lamartina C. Direct lateral access lumbar and thoracolumbar fusion: preliminary results. Eur Spine J. 2012; 21 Suppl 1:S37–42.

20. Balsano M, Zachos A, Ruggiu A, Barca F, Tranquilli-Leali P, Doria C. Nucleus disc arthroplasty with the NUBAC ™ device: 2-year clinical experience. Eur Spine J. 2011; 20 Suppl 1:S36–40.

21. Zigler J. Results of the prospective, randomized, multicenter food and drug administration investigational device exemption study of the ProDisc-L total disc replacement versus circumferential fusion for the treatment of 1-level degenerative disease. Spine. 2007; 32(11):1155–62; discussion 1163.

22. Blumenthal S, Blumenthal S. A prospective, randomized, multicenter Food and Drug Administration investigational device exemptions study of lumbar total disc replacement with the CHARITE artificial disc versus lumbar fusion: part I: evaluation of clinical outcomes. Spine. 2005; 30(14):1565–75; discussion E387–E9.

第十二章
椎体强化术治疗骨质疏松性椎体压缩骨折

Roberto Postacchini, GianlucaCinotti

引 言

　　椎体强化术是通过植入异体物质以增加椎体的强度与刚度，主要用于当椎体的这些机械性能因骨折、原发性肿瘤、转移癌等疾病而降低时。异体物质有时还包括金属器件。

　　椎体成形术是第一种椎体强化术，是 Galibert 等[1] 于 1987 年用于治疗一例椎体血管瘤患者。在随后的几年里，椎体成形术逐渐应用于骨质疏松性椎体压缩骨折[2-5]。在 20 世纪 90 年代初，为了减少椎体成形术的并发症并恢复骨折椎体的高度产生了另一种椎体强化术，即椎体后凸成形术。而 21 世纪的第一个十年则见证了更新技术的出现，包括所谓的椎体支架术，应用一种金属装置（结合或不结合骨水泥）实现椎体强化。然而，之后的这些技术并没有达到椎体成形术的普及程度，一些技术甚至仅占据了椎体强化术全景的一角。

　　椎体强化术的出现改变了骨质疏松性椎体压缩骨折的治疗方法，至少对一部分椎体骨折患者取代了传统的胸衣束缚法。

骨质疏松性椎体骨折的诊断

　　在多数情况下，新鲜骨质疏松性椎体压缩骨折（vertebral compression fracture，VCF）的临床诊断比较容易。通常见于 65 岁以上的患者，在经历不太严重的外伤或没有受到明确外伤的情况下，出现严重的脊椎疼痛而不得不卧床休息或导致日程活动受限。出现骨质疏松性椎体骨折时大多数患者会感到背部疼痛，但也有相当一部分患者不会出现严重的脊椎疼痛。

　　最初，脊椎疼痛常不会引起重视，然而即便卧床休息和使用消炎镇痛约也未使疼痛程度逐渐减轻。大多数患者会在疼痛发作 2 ～ 3 周后到骨科就诊。经过临床查体，在影像学检查之前部分典型病例可直接做出诊断，而有些病例则需进一步检查以明确诊断。老年质疏松性VCF 患者移动起来会极度小心，有时宁可站起来也不愿坐在椅子上。当要求躺在检查床上时，患者的行为往往区别于患有椎间盘性疾病或脊椎骨关节炎的患者。骨质疏松性骨折患者坐在诊室的检查床上时动作缓慢显得很吃力，脸上伴有痛苦的表情。通常他们会表示由于疼痛而无法躺下，当他们同意尝试一下时，会非常缓慢地完成并伴随痛苦的表情。然后，当他们被要求改成俯卧姿势，有时会直接拒绝；否则，会非常小心地完成，动作缓慢而且伴有明显疼痛的表现。当患者再次被要求侧躺并坐在床上时，动作缓慢且面带痛苦。

一般认为，用力按压骨折椎体的棘突引发剧烈的疼痛，从而可识别骨折的节段。不过这并不完全准确，因为类似的疼痛程度也常可以通过按压不同节段而诱发，特别是在老年脊椎骨关节炎患者。需要强调的是，主观的疼痛部位可能与骨折的部位不一致。事实上，腰 1 椎体骨折和胸 12 椎体骨折的患者经常主诉下腰椎的疼痛。

总之，新鲜骨质疏松性 VCF 患者通常临床表现比较典型，比良性脊柱疾病患者疼痛程度更重，这些表现都应该高度怀疑椎体骨折。骨折的部位有时难以确定，因为一方面患者主诉的疼痛部位不一定是真正骨折的部位（尤其对于那些胸腰段的损伤），另一方面脊椎棘突的深压痛也并不能确诊骨折的部位。

X 线检查可以帮助诊断新鲜椎体骨折，但通常只有当骨折的椎体在近期的 X 线片上显示是完整的才能确诊。事实上，单从 X 线片上区分新鲜和陈旧性椎体压缩骨折是很困难甚至是不可能的，而陈旧性骨折在那些不知道自己患过椎体压缩性骨折的老年患者中是很常见的。MRI 通过 T1、T2 加权像上椎体信号序列的改变，可以清晰显示新鲜和陈旧性椎体压缩骨折：T1 加权像上为低信号，T2 加权像上为高信号。骨折后几个月，信号强度会逐渐趋于正常，由此可诊断为陈旧性骨折。

定　义

椎体成形术（vertebroplasty），是将骨水泥或其他材料注入骨折椎体，并不恢复骨折椎体的高度。

椎体后凸成形术（kyphoplasty），或称作球囊椎体后凸成形术，先将一个球囊置入骨折椎体中，通过球囊充气膨胀来创造一个空间，然后再将骨水泥或其他材料注入骨折椎体。

椎体支架术（vertebral body stenting），与椎体后凸成形术过程类似，植入一个可扩展的钛网来增加骨折椎体的机械强度并恢复椎体的高度。

生物力学

多个基于骨质疏松性尸椎的生物力学研究表明，注入骨水泥或其他材料可增加骨骼的强度应对轴向负荷。另有大量研究还发现，骨水泥注射还可增加椎体的刚度。

Dean 等 [6] 通过后外侧入路向尸体标本注射 1 ~ 8ml 骨水泥（平均 4ml），获得了骨水泥在椎体内的不均匀分布。然后他们在恒定速率轴向压缩下测试了椎体的强度。发现椎体强度与对照组相比明显增加，但椎体强度的增加与骨水泥注射量无明显相关性。另有研究，在骨折椎体中注入不同剂量的骨水泥或生物活性玻璃陶瓷复合材料亦获得了类似的结论 [7]，两种材料都能恢复椎骨的骨性强度，其与使用 2ml 骨水泥效果相当。不过若恢复椎体刚度则需要更大体积的材料（4 ~ 8ml），而这取决于骨折椎体是胸椎还是腰椎。

在一项关于骨质疏松性腰椎骨折的研究中 [8]，骨水泥通过单侧或双侧椎弓根注入。这两种注入方式都能增加椎体的强度和刚度。与未治疗的椎体相比较，单侧椎弓根注入骨水泥使椎体轴向负荷强度增加了 2 倍，而双侧注入骨水泥使椎体轴向负荷强度增加了 3 倍。

在 Belkoff 等 [9] 进行的一项活体生物力学试验中，将羟磷灰石骨水泥和标准骨水泥用于椎体后凸成形术，发现两种骨水泥都能恢复椎体高度。使用标准水泥行椎体后凸成形术可获得较羟磷灰石骨水泥更好的强度恢复，但是相对于其初始条件，两种骨水泥均获得较弱的椎体刚度。然而，在随后 Perry 等[10]进行的一项用硫酸钙（CSC，即羟磷灰石）骨水泥行椎体后凸成形术的生物力学试验中，羟磷灰石骨水泥在尸体骨质疏松性椎体中可产生与标准骨水泥相同的强度和刚度。在一项比较有机玻璃（PMMA）和生物聚合物聚丙烯延胡索酸盐水泥（PPF-30）行椎体后凸成形术的生物力学研究显示强度恢复分别达到术前强度的 120% 和 104%，刚度可分别恢复到术前的 69% 和 53%[11]。

一些实验研究的结果，包括有限元分析[12]等多项研究结果表明注入大剂量的骨水泥是不必要的。相反，椎体内过多地注入骨水泥可能带来不利的结果，因为过度地恢复椎体刚度可能使相邻椎骨面临再骨折的风险[13]。注重椎体内骨水泥的均匀分布才能获得更满意的效果。

有研究[14]比较了椎体后凸成形术和椎体支架术在尸体脊椎建立的前方楔形骨折模型中的应用。两种方法均获得了椎体的修复，比较两组骨水泥注入体积和椎体高度维持。钛植入组骨水泥注入体积明显少于椎体后凸成形术组，而高度维持优于椎体后凸成形术组。

在另一项类似的研究中[15]，发现压缩球囊椎体后凸成形术组椎体高度丢失明显多于椎体支架术组（平均：椎体后凸成形术 11.7%；支架术 3.7%），而椎体后凸成形术组椎体高度修复效果较椎体支架术组差（平均：椎体后凸成形术 8.0%；支架术 13.3%）。

最近，一种新奇的治疗方法与椎体后凸成形术进行了尸体试验对比[16]。这就是 Kiva® 系统，由聚醚醚酮树脂（PEEK）制成的多层线圈植入物，通过导线置入。该方法旨在重建椎体高度和机械稳定性的同时提高骨水泥密封性。Kiva® 手术具有与椎体后凸成形术相似的生物力学恢复效果，但通过植入物的密闭性和更小体积的骨水泥注入，其比椎体后凸成形术骨水泥外渗的风险明显降低。

适应证

椎体强化术通常用于新鲜的骨质疏松性椎体压缩骨折，骨折时间不超过 3 ~ 4 个月，经卧床休息和止痛药物等保守治疗后疼痛无缓解的患者。至于紧身胸衣，在确诊骨折后骨科医生与患者基于以下几个因素应该在紧身胸衣和外科手术之间做出治疗选择，如骨折的时间、疼痛的程度、椎体压缩的程度，以及患者的手术意愿。如果选择紧身胸衣治疗，需要告诉患者至少需要 2 个月，除非患者不忍受紧身，或疼痛不能得到满意的控制，或骨折后几周内影像学显示椎体高度进一步压缩。事实上，应该考虑到通常在骨折 1 个月后不会再出现椎体高度的丢失。

如果计划行椎体强化术，应行 CT 和 MRI 确定椎体前缘和后缘的完整性。事实上，CT 比 MRI 更易显示椎体骨皮质的裂隙，因为注入椎体的骨水泥可以通过这些裂隙泄漏。当准备行椎体成形术时尤其如此。

椎体强化术可能不适用于骨折 3 周后，因为存在骨水泥通过微小的椎体骨皮质裂隙发生泄漏的风险。椎体成形术尤其如此，因其骨水泥是直接注入椎体内的松质骨。骨折后 3 个月，椎体后凸成形术或椎体成形术很少应用，因为疼痛已明显减轻，且骨折愈合后很难再向椎体内注入足够的骨水泥。同理，尽管其他作者存在相左的意见[17, 18]，我们的经验表明，在绝大多数情况下，骨折超过 4 个月不再适合行椎体强化术。一个主要原因是当骨折椎体愈合后很难或无法再注入骨水泥，或不能注入足量的骨水泥。椎体高度严重压缩不是椎体成形术或椎体后凸成形术的禁忌证，虽然在这种情况下，技术操作可能会更加困难[19]。

椎体支架术的最佳适应证为骨折 1 个月内、椎体压缩不超过 1/3、成角畸形 15°以上（通过一个相邻的正常椎体来评估）[20]。站立位片与仰卧位片相比显示椎体高度丢失增加的椎体变形也应该得到纠正。愈合过程已经开始的陈旧性骨折或那些不需要明显修正的骨折不适合手术。个人经验也表明椎体支架术能更好地恢复椎体高度，但严重骨质疏松患者不宜选择该术式，因其是由骨水泥和金属网提供极强的椎体强度，可能带来相邻椎体骨折的风险更高。另外，由于椎体支架术是椎体后凸成形术和椎体成形术的结合，骨水泥泄漏的风险高于单独行椎体后凸成形术。这三种椎体强化术的优势和缺点参见表 12.1。

椎体强化术的禁忌证是 MRI 或 CT 扫描显示椎体后壁破裂，因其会带来骨水泥泄漏进入椎管的风险。椎体强化术也禁忌用于孕妇和神经根或脊髓已经受压的患者。

表 12.1　目前最常用的三种椎体强化术的优势和缺点

	椎体成形术	椎体后凸成形术	椎体支架术
手术时间	短（单侧入路）	长（双侧入路）	长（双侧入路）
椎体高度恢复	无或很少	中度	高度
骨水泥渗漏	概率高	概率低	概率高
相邻椎体骨折	中度概率	概率高	概率略高
临床疗效	非常满意	满意	非常满意
适应证限制	部分	无	高
费用	低	适中	高

手术方法和材料

椎体强化术因为需要较严格的无菌条件，应该在手术室进行。手术通常是在局部麻醉（局麻）结合镇静下进行。大多数患者青睐局麻，局麻还使得伴有其他合并症的老年患者能够耐受该手术。此外，局麻使得套管针（s）穿刺或骨水泥注入过程中导致神经组织受压出现下肢症状时可被及时发现。

使用 C 臂或 G 臂均可以。使用 G 臂可同时进行正位透视和侧位透视，可使手术操作更快。

通常注入椎体的材料为聚甲基丙烯酸甲酯（PMMA），标准的骨水泥，或 PMMA 与羟磷灰石的混合物。羟磷灰石具有骨诱导作用且可吸收，减少了 PMMA 的比例，以及注入椎体材料的刚性。注入骨水泥需要带有活塞的专用注射器或套管，推注骨水泥速度要慢且间断性注入椎体，并在反复透视监控下进行，一旦发生骨水泥渗漏可立即觉察到。骨水泥会发生缓慢聚合而变得黏稠，当具备足够黏性而不会通过椎体骨皮质裂隙渗漏时再开始注入；然而，也不应为了避免渗漏风险等到骨水泥太黏稠，因为如骨水泥过早聚合则不得不中断注射。

椎体后凸成形术

椎体后凸成形术通常采用经椎弓根入路。患者俯卧位。使用腰椎穿刺针进行局部麻醉，前后位透视上看从正中旁开 5cm 斜行穿刺到达椎弓根外缘。如行双侧椎体后凸成形术，对侧也进行同样的操作。在进针点切开皮肤，切口长约几毫米。在前后位透视下将套管针沿斜向穿入到达椎弓根外缘。然后穿入椎弓根一点距离，侧位透视下确定套管针尖穿入椎体的深度。在前后位和侧位交替透视下继续穿刺，直到针尖在前后位透视下到达椎弓根内侧壁，侧位透视下到达椎弓根与椎体的连接处。然后穿入椎体一点距离，将一根克氏针置入套管针并插入椎体矢状径 2/3，去除套管针并沿克氏针插入工作套管，再去除克氏针并置入钻头深入接近椎体前缘皮质在椎体内创造一定空间，置入球囊并通过打造影剂使球囊扩张。如果行双侧椎体后凸成形术，则对侧进行同样的操作。一根更细装有骨水泥的套管插入工作套管，然后两侧交替注入骨水泥从而在椎体内形成两个近圆形的骨水泥块（图 12.1）。如果只行单侧椎体后凸成形术则克氏针、钻和球囊在前后位及侧位透视下均应置于椎体中心。

椎体成形术

椎体成形术可以采用与椎体后凸成形术同样的经椎弓根入路，更多的是采用后外侧入路。采用后外侧入路时，患者取仰卧位或侧卧位均可。患者取侧卧位时，我们会选择行单侧椎体成形术。使用腰麻针于手术椎体椎弓根水平后正中线旁开 10cm 进行局部麻醉。在侧位透视下，麻醉针头斜向进入与矢状面呈 50°～60°角，到达椎体后半部分外缘与椎弓根连接处。麻醉满意后，套管针沿麻醉针相同的方向穿入椎体，从前后位和侧位透视下到达椎体中心。拔出穿刺针芯，注入少量造影剂确定无渗漏发生后，注入适量骨水泥，浸润分布至大部分椎体或整个椎体（图 12.2）。

椎体支架术

这一技术也称为支架成形术，如前所述，采用双侧经椎弓根入路。与椎体后凸成形术不同之处在于球囊置于一个钛网构成的支架内。当扩张球囊时支架伸展可达终板下的松质骨。骨折椎体形状和高度因此而被重建并优于椎体后凸成形术。当球囊收缩并去除后，金属网仍保持原位而很少或没有任何修复丢失（图 12.3）。去除球囊后，注入骨水泥填充椎体内空间并透过支架的网孔浸润至邻近的松质骨内。

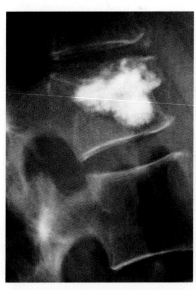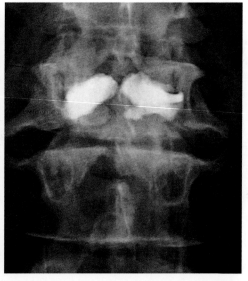

图 12.1　L1 骨质疏松性压缩骨折行椎体后凸成形术后正、侧位 X 线片，正位像显示两个椭圆形骨水泥块位于椎体内

并发症

椎体强化术的并发症可发生在穿刺过程中或在椎体内注入 PMMA 及类似的材料时。目前后者更为常见。最常见的并发症是骨水泥渗漏，可直接渗出椎体皮质，或进入椎体内的静脉、相邻的椎间隙、椎管以及椎间孔（图 12.4）。罕见的并发症有骨水泥进入椎体外静脉系统，甚至引起肺栓塞。

Bono 等[21] 报道了 375 例椎体后凸成形术患者发生 4 例并发症。其中 2 例发生在穿刺过程中，本质上都是神经损伤，分别造成前索综合征和下肢轻瘫。一例获得完全恢复，而另一例仅获得部分恢复。近来，有文献报道了 2 例在行椎体后凸成形术时骨水泥通过椎弓根内侧壁缺口渗漏至椎管内[22]。导致下肢轻瘫的骨水泥渗漏是通过术后 CT 扫描发现的。回顾性观察已存储的透视图像，发现当穿刺进入椎弓根受阻时会出现不当的套管针位置。

Phillips 等[23] 通过采集椎体后凸成形术患者的透视图像，比较了置入球囊前（模拟椎体成形术操作）以及扩张球囊创建空间后注入造影剂渗漏出椎体的体积，发现前者造影剂渗漏

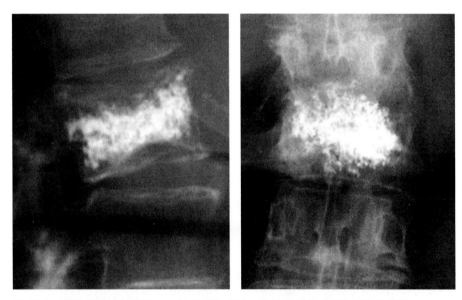

图 12.2　腰椎行椎体成形术后。骨水泥弥散进入椎体松质骨大部分骨小梁间隙

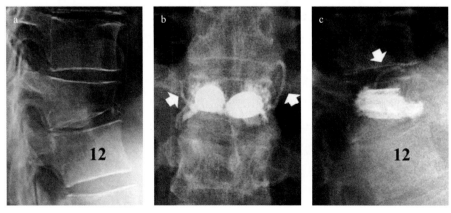

图 12.3　54 岁女性患者，T11 椎体楔形骨折。（a）术前 X 线片；（b）行椎体支架术后椎体前缘高度几乎完全恢复；（c）脊椎旁组织（箭头）骨水泥泄漏，但没有临床后遗症

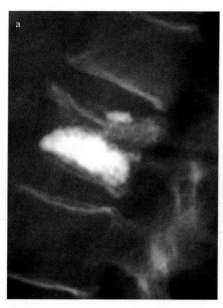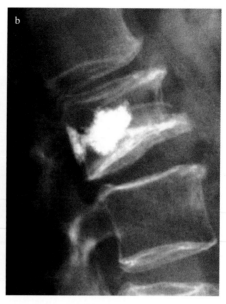

图 12.4　椎体成形术中骨水泥渗漏的 2 个病例。(a) 上位椎间盘渗漏；(b) 椎体后壁凹面无症状泄漏

至椎体外、进入硬膜外血管和下腔静脉的剂量明显高于后者。

在一项系列研究中[24]，40 例（57 椎体）行椎体后凸成形术的患者和 66 例（124 椎体）行椎体成形术的患者，分别有 18% 和 49% 的患者出现骨水泥渗漏至椎旁软组织或静脉。而骨水泥渗漏至椎间盘的发生率分别为 12% 和 25%。但是，并没有出现由骨水泥渗漏而造成的并发症。

在另一项系列研究中[25]，71 例椎体后凸成形术患者发生 17 例（9.94%）骨水泥渗漏。其中，7 例椎旁渗漏，6 例椎间盘渗漏，3 例针道渗漏，1 例椎管渗漏。4 例（5.63%）出现术后肺部并发症，其中 1 例确诊为骨水泥直接渗漏导致的肺栓塞。

在一项旨在统计椎体成形术和椎体后凸成形术造成并发症发生率的问卷调查研究中[26]，共收到 3216 份行椎体成形术患者和 5139 例行椎体后凸成形术患者的详细问卷。椎体成形术骨水泥渗漏至椎体外（$P < 0.01$）及椎管内（$P < 0.01$）的风险明显高于椎体后凸成形术。相反，两种椎体成形术的神经损伤并发症的发生率无明显差异（$P = 0.1$）。

系统回顾 2002—2009 年间发表的英语和德语相关文献的研究显示，椎体成形术并发症的发生率明显高于椎体后凸成形术[27]。另一篇回顾性文章[28]显示椎体后凸成形术骨水泥渗漏率约 9% 而椎体成形术骨水泥渗漏率高达 41%，泄漏主要发生在椎间隙。椎体后凸成形术发生骨水泥泄漏并出现症状的概率平均为 1.3%，由于手术操作造成的并发症、术后感染、出血或心血管并发症等均罕见，发病率不到 1%。回顾 12 篇椎体后凸成形术相关文献[29]（每篇包括 15 例以上）显示，肺栓塞、椎管狭窄、神经损伤及硬膜外血肿等严重并发症发生 13 例 /737 例患者，而骨水泥渗漏发生 133 个椎体 /1205 个椎体。

还有一些罕见并发症的个案报道，例如一例行椎体后凸成形术过程中出现右心室穿孔，CT 扫描显示右心室有一骨水泥栓子[30]。一例在椎体成形术中骨水泥渗入椎弓根下方的小动脉，造成右侧肾动脉栓塞[31]。在我们的病例中，一例患者行后外侧入路胸椎椎体成形术后出现气胸，另一例患者由于仰卧在一个特制方形框架时出现胸骨骨折。

在一项椎体支架术系列研究中，26% 的患者出现无症状的骨水泥渗漏，而渗漏主要发生在椎旁组织或静脉[20]。

临床结果

有大量 100 例以下关于椎体成形术或椎体后凸成形术临床效果的研究报道，绝大多数的报道在缓解疼痛、改善功能和生活质量方面均取得了满意的结果。然而，只有极少数的大样本研究，包括文献系统回顾或前瞻性随机对照研究。

在一项包括 1634 例骨质疏松性骨折超过 2 个月的患者（平均年龄 73 岁）行椎体成形术的前瞻性研究中[32]，平均随访 25 个月（11 ~ 44 个月）。术前术后分别记录 VAS 评分、ODI 评分、是否使用镇痛剂及支具等资料，VAS 评分由术前 7.94 分降至 1.12 分，ODI 评分由 86 分降至 6 分。术前需要佩戴支具的患者为 1279 名，术后降至 112 名。

在一项系统回顾 1587 篇椎体成形术和椎体后凸成形术的相关文献中[33]，仅有 27 篇文章（随机或非随机）属于 20 例患者以上的前瞻性研究，这些报道中 VAS 评分（1 ~ 10 分）分别减少了 5.0 分（椎体后凸成形术）和 4.55 分（椎体成形术），而选择保守治疗的患者 VAS 评分仅减少了 2.1 分。生活质量改善方面椎体后凸成形术明显优于椎体成形术。另外还发现患者疼痛症状在术后 7 周大大减轻。

在一篇基于临床资料回顾性研究的文章中，Garfin 和 Reilley[34] 报道了 95% 的椎体成形术或椎体后凸成形术的患者疼痛症状和功能明显改善，他们同时指出椎体后凸成形术可以改善骨折 3 个月内椎体的高度。

这些喜人的结果在 2009 年被两篇发表在《新英格兰医学杂志》上的随机对照前瞻性多中心的研究报道所反驳[35, 36]。这两项研究均将一组骨质疏松行椎体成形术的患者与对照组进行了比较，两组研究均表明试验组与对照组在疼痛症状和功能改善方面结果相似。然而，这些研究结果激起了众多批判。批判之一质疑了其注入骨水泥的体积，其中只有一个研究提供了骨水泥注射剂量的信息，平均 2.8 ± 1.2ml，这对于恢复椎体强度来说剂量太小，尤其是下胸椎和腰椎[37]。另一项批判是其手术距离骨折发生的时间[38]。事实上，这两个试验入选的患者疼痛均为 12 个月内，这对于椎体成形术显得过久，导致两组试验均干预的为愈合的骨折。

对于椎体高度的增加，有两个关于椎体成形术和椎体后凸成形术的对照研究，共有 347 名患者接受了治疗，结果发现后凸畸形的矫正和前椎体高度的恢复方面，椎体后凸成形术明显优于椎体成形术[39, 40]。其中一篇研究报道了椎体后缘高度的修复，而另一篇则报道未修复。另外，Garfin 和 Reilley 提出，只有椎体后凸成形术可以有效增加椎体前缘高度[34]。

在一篇关于 34 例椎体支架术的临床研究中[20]，作者报道了平均后凸角的矫正，术前为 23°（13° ~ 32°），术后矫正到 12°（0 ~ 16°）。而关于椎体高度的增加，5 例未见高度恢复，而其余患者中椎体高度恢复至 50% 的有 12 例，恢复至 75% 的有 14 例，恢复至 100% 的有 3 例。

椎体强化术后再骨折

新的椎体压缩骨折可能发生在之前被骨水泥治疗椎体远端的椎体或邻近椎体（图 12.5）。出现邻近椎体再骨折可能与骨水泥治疗后的椎体强度与刚度过大有关。

在一项回顾性研究中[41]，36 例患者共 46 个椎体行椎体强化术（椎体后凸成形术，20；椎体成形术，26），两组患者平均年龄相似。每个椎体平均骨水泥注射量分别为椎体后凸成形术组 4.65ml，椎体成形术组 3.78ml。95% 的椎体后凸成形术为双侧手术，而只有 19% 的椎体成形术为双侧手术。术后 3 个月内，3 例椎体后凸成形术患者共发生 5 个相邻椎体再骨折 [5/20（25%）]，而椎体成形术组未出现相邻椎体再骨折。作者认为椎体后凸成形术组再骨折的发生率更高与骨水泥注入体积过大及双侧入路有关。

另一项研究分析了 98 例平均年龄为 70.6 岁的绝经后 VCF 患者，均接受椎体后凸成形术治疗[42]。对该组患者的年龄、体重指数、吸烟史、最初的椎体骨折节段、椎间隙骨水泥渗漏、既往无脊柱骨折、抗骨质疏松药物使用、骨密度、骨转化标记物以及 25（OH）D 水平等进行评估。9 例（11 个椎体）（22.5% 的患者；11.2% 的椎体）出现了再骨折。骨水泥渗漏 7 例（17.5%）。未出现再骨折的患者较出现再骨折的患者具有较高的 25（OH）D 水平（22.6 ± 5.51 vs 14.39 ± 7.47，$P=0.001$），以及较低的氨基交联端肽值（17.11 ± 10.20 vs 12.90 ± 4.05；$P=0.067$）。作者总结，骨代谢和 25（OH）D 水平似乎对椎体后凸成形术后是否出现再骨折具有重要影响。Rho 等[43] 进行了类似的研究，回顾性分析了 147 例接受椎体成形术或椎体后凸成形术患者出现再骨折的情况。对可能的影响因素进行了评估，如年龄、性别、体重指数、骨密度（BMD）、治疗的节段、治疗方法、骨水泥注入剂量、骨折椎体前后比值、椎间隙骨水泥渗漏以及骨水泥在椎体内分布模式。18.4% 的患者发生了再骨折，距离首次治疗的平均时间为 70 天，其中 66.7% 的患者再骨折为相邻椎体。出现再骨折组和对照组对比，其年龄、治疗方式、BMD、骨水泥渗漏到椎间隙的比例等存在显著差异。椎间隙内骨水泥渗漏和低骨密度是最重要的危险因素。

系统回顾文献[44] 对行椎体成形术或椎体后凸成形术治疗与保守治疗后发生再骨折的潜在风险进行了评估。结果发现，高度的异质性使得骨水泥强化术在避免再骨折方面不可能达到与保守治疗同样的安全性。综合比较椎体成形术和椎体后凸成形术与保守治疗的利弊，其可能没有明显差异。另一个系统文献回顾得出类似的结论[45]，作者发现了一些大样本随机对

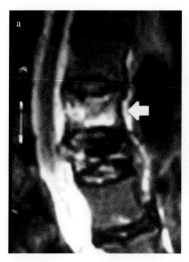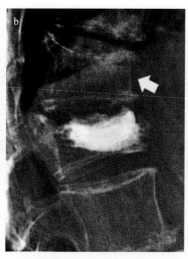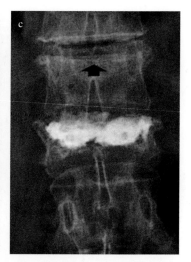

图 12.5　61 岁女性患者，骨折椎体相邻的椎体之前接受椎体后凸成形术治疗。（a）MRI T2 加权像显示存在新鲜骨折的 T12 椎体高信号（箭头），且 L1 椎体陈旧性骨折并填充骨水泥；（b）侧位 X 线片显示 T12 椎体轻度楔形变（箭头）；（c）正位像显示 T12 椎体上终板仅有轻微的塌陷（箭头）

生物力学

骶髂关节的功能是通过骨盆将身体上半部分的力传递到腿[20]。在散步、跑步、运动跳跃时，骶髂关节具有一定的缓冲功能[21]。由于骶髂关节的位置比较垂直，因此在日常活动中容易受到损伤[22]。Solonen 通过研究数学模型认为冠状面上骶髂关节的角度是确定骶髂关节负载的至关重要因素[13]。他推测在与冠状面成 10° 角情况下，SIJ 在站立和行走时负载是上半身重量的 3 倍。快速行走时，这个负荷增大到上半身 4 倍的重量。

SIJ 的活动度微小并且是因人而异的，根据不同的负载情况而不同[12, 21, 23-25]。很多技术已经应用于骶髂运动研究中，放射立体照像测量分析技术（radiosstereometric analysis, RSA）是目前最精确的研究方法。这种技术已经广泛应用于骨科微动关节的测量研究中[26, 27]，很多学者用这种技术测量骶髂关节的运动[21, 23, 24, 27-29]。这种技术将至少 3 个、通常 4 ~ 6 个直径 0.8mm 的钽标记物注入骨盆中，钽标记物逐渐渗透到髂骨和骶骨。Sturesson 等研究表明，当患者从卧位变为坐位或立位，骶骨向前旋转[21, 23, 24]。仰卧和站立位置之间的旋转角度是 1.2°，90% 的运动围绕 X 轴[23]。Sturesson 还研究表明，有无症状的关节之间运动没有不同。此外，一条腿站立同时另一条腿屈曲时，由于有肌肉力量施加到骶髂关节，SIJ 的活动度减少。从站立到平躺的时候，同时保持一条腿过伸，骶髂关节最大的活动度平均为 2°。男性 SIJ 活动度比妇女少 30% ~ 40%[23]。

在另一项研究中，在从仰卧位到站立位时，施加轻微的压力，骶髂关节运动度减少了一半，即 0.6°，而且疼痛也有所减轻[30]。这个研究与骨盆带减少骶髂关节活动度的研究结论一致[31-33]。Snijders 等发现，在一个数学模型中，髂前棘用于稳定骶髂关节的肌肉力量相对较低[34]。骶髂关节通过骨盆倾斜和周围肌肉来获得有效的稳定性。从骶髂关节到髂前棘构成一个长杠杆。Tullberg 等成功研究出了操纵 SIJ 的模型[29]。10 例患者通过该模型进行了临床和 RSA 检查。这个模型不能改变骶骨相对于髂骨的位置。研究结果表明，有效的操纵并不依赖于关节的位置变化[35]。

形式封闭和应力封闭的理论模型[16, 18, 35-37]是一种生物力学模型，该模型考虑了骶髂关节的摩擦以及施加在骶髂关节的肌肉力量因素[38]。站立位置时，如果骶髂关节不存在摩擦力，施加在骶髂关节的剪切力会产生蠕变。该理论认为，躯干、骨盆和腿部肌肉的力量能够有效地耦合来稳定骶髂关节。

形式封闭是指不论什么负荷，不需要任何额外的力，就能形成并保持紧密配合的关节面。如果骶骨完全匹配髂骨，不需要额外的力就能保持位置。然而，在这种情况下是几乎没有活动度的（图 13.1）。

应力封闭是相反的情况：在髂骨双边施加的力能够保持骶骨位置（图 13.1）。所需的力增加了摩擦力，所以各个部分不会活动。可以通过肌肉的力量[34, 38-41]或者骨盆带[39]或者外部固定器[30]来实现强制封闭。

在现实中，SIJ 关节对合是不规则的。SIJ 的楔形状（形式）以及由肌肉和韧带（力量）产生的压力能够稳定该关节联合。形式和应力闭合防止剪切力，也称为自锁(self-locking)机制（图 13.1）。

骶髂关节周围的韧带不能单独维持骶髂关节的稳定性。然而，根据形式和应力闭合理论，骨盆的动态稳定是必要的。所以后部肌肉，如背阔肌、竖脊肌、臀大肌和股二头肌肌肉，与前方横向和斜向肌肉一起共同产生力量，能够有效地稳定骶髂关节[42]。

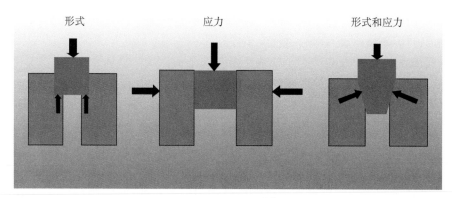

形式　　　　　　　应力　　　　　　形式和应力

图 13.1 形式和应力封闭模型（Vleeming 等改良[16]）

各种肌电图（EMG）的研究表明，横向和斜向腹肌参与骨盆和骶髂关节的稳定[34, 38-41]。通过研究生物力学模型，Snijders 等提出了横向和斜向腹肌，连同背侧骶髂韧带，施加轻柔的收缩即对髂骨翼具有稳定作用[38]。10 名健康志愿者试验表明，应用皮带后，在横向和斜向肌肉 EMG 活动显著降低。在另一项研究中，同一批受试者坐在办公室的椅子上，在有或没有盘腿的情况下，相同的肌肉群肌电图记录存在差异[34]。结果表明，盘腿而坐导致所研究的肌肉肌电活动显著下降，说明盘腿而坐骶髂关节更稳定。Hodges 和 Richardson 研究表明，在上下肢活动之前中枢神经系统反射性提前激活腹横肌[40]。此外，他们还发现，在慢性腰痛患者该功能受到干扰[39, 41]。支持者认为，这些人骨盆稳定性都不好，因而需要治疗。

病　因

骶髂关节在 30 岁后发生退行性改变[15]，为什么有些人深受其苦但是对于骶髂关节退变知之甚少？所有关节中都存在这样的情况，但是只有膝关节研究得很透彻[43, 44]。有很多关于怀孕期间骶髂关节疼痛的报道[45-48]，其中一些女性发展为慢性骶髂关节疼痛[49]。不同病因的发生率还没有研究清楚。软骨退化、稳定性缺乏和疼痛敏感都是骶髂关节疼痛的原因。

- 随着年龄增加活动也增多，出现骶髂关节退化、骶髂关节炎[23]，同时骶髂关节稳定性降低，就会发生疼痛。
- 创伤后退行性骶髂关节炎是低能量摔伤、高能量打击、骨盆侧方压缩或者关节面轻微骨折发生旋转后发生的。发生的机制可能是，软骨或骶髂韧带受伤后立即发生疼痛，并且疼痛在创伤后慢慢加重。
- 骨盆骨折后发生创伤后骶髂关节炎，尤其是骶髂关节毁损。最常见的情况是开书状骨折，但严重骨盆骨折后还可以导致创伤后假关节。
- 怀孕后持续性骶髂疼痛——骨盆带状疼痛（pelvic girdle pain，PGP）发生率约 0.1%。在怀孕期间，大约 25% 的妇女经历不同严重程度的 PGP。分娩后的第一周大多数妇女能够恢复，但在某些情况下，恢复可能需要长达 18 个月的时间。在此之后，约 0.1% 的患者继续经历剧烈的疼痛和严重的残疾。
- 骶髂关节炎：强直性脊柱炎在血液出现阳性检查之前数年就可以发生骶髂关节炎。骶髂关节炎可以与银屑病和肠炎一起发生，也可以在感染后发生（Reiter 综合征）。
- 骶髂关节也可以发生急性细菌感染。
- 腰骶部先天性畸形和变异也很常见。例如，L5 的横突增大形成骶髂关节；腰骶部出现椎间盘导致局部组织发生变性。

临床表现、诊断和治疗

诊　断

"欧洲骨盆带状疼痛指南"回顾分析了一些临床骶髂关节诊断试验[50]，在孕妇和非妊娠患者中回顾分析各种各样的检查、程序和测试。位置或运动试验没有诊断价值，并且广泛使用的站立位髋部弯曲试验（Gillet 试验或 "rücklauf"）[51] 也是一种假象[24]。

孕妇检查程序的研究中，一些诊断方法的组合包括：观察行走步态、坐卧姿势和骨盆倾斜度，触诊韧带和肌肉，锁定 SIJ 的试验，检查骶髂关节和耻骨联合的疼痛激发试验。早期的研究更侧重于视诊和触诊结果，而后来的研究重点更多地放在疼痛激发试验，可能是由于后者具有更高的可靠性和特异性。其中具有可靠性最高和最常用于骶髂关节的疼痛激发试验是 P4 / 大腿推力试验和 Patrick's FABER（Flexion, ABduction, and External Rotation, 屈曲、外展以及外旋）试验。对于耻骨联合的疼痛，这些测试包括耻骨联合的触诊以及改良 Trendelenburg 试验，其也可以作为疼痛激发试验[50]。

PGP 临床检查试验的欧洲指南建议如下：

骶髂关节疼痛：
- 后侧骨盆疼痛激发试验（P4 / 大腿推力试验）[52]（图 13.2）
- Patrick's FABER 试验（图 13.3）
- 骶髂关节背侧纵行韧带触诊[53]
- Gaenslen's 试验[54]（图 13.4）

耻骨联合痛：
- 耻骨联合触诊

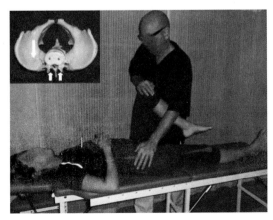

图 13.2　后侧骨盆疼痛激发试验（P4 / 大腿推力试验）

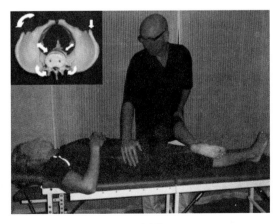

图 13.3　Patrick's FABER 试验

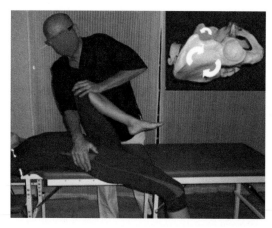

图 13.4 Gaenslen's 试验

- 改良骨盆带状 Trendelenburg 功能试验

骨盆功能试验：

- 主动直腿抬高试验（ASLR）[40]（图 13.5）

功能性疼痛病史：

- 由于长时间站立、行走和（或）坐位引起疼痛的病史需要特别关注。为了确保该疼痛是在骨盆带区，疼痛的确切区域很重要：患者要么指出其身体上的精确位置，要么在疼痛部位图上标出明确的疼痛位置[50]。

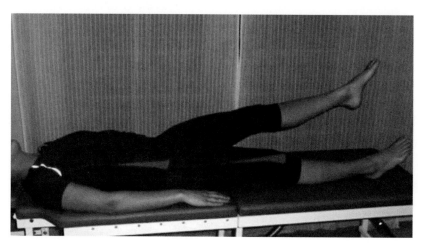

图 13.5 主动直腿抬高试验（ASLR）

诊断标准

已经提出了一个骶髂关节疼痛诊断的"金标准"[55, 56]，并且在一个双盲试验中得到进一步证实，在该试验中三种诊断 SIJ 的试验用来确定骶髂关节的病理学改变[57]。最近的临床回顾总结分析说明对骶髂关节进行诊断性注射的准确率很高[58]。

物理治疗

治疗骶髂疼痛有很多不同的锻炼方案，但其临床证据不是很充分。欧洲指南[50] 建议是推荐用一个个性化的持续训练方案作为综合治疗方案的一部分[59, 60]。锻炼计划是训练局部深部肌肉的激活和控制。渐渐地，锻炼计划可以扩大到包括更多的浅表肌肉动力性训练，以提高控制流动性、强度和持续能力。可以安装骨盆带来测试症状的缓解程度。较长时间使用骨盆带的风险是皮下脂肪萎缩。但是目前还没有确切证据能够说明这种锻炼的效果。水上体操、针灸、按摩作为多学科个体化治疗的一部分有一定帮助。

外科技术

手术治疗

在 20 世纪早期有过一些骶髂关节手术治疗的研究 [54, 61]。在骶髂关节融合的所有报道中，术前评估都很严格，只是对保守治疗无效的患者进行手术 [54, 61-74]。这些研究少至 2 例患者，多则 78 例患者，结果优良率 48% ~ 89%。Berthelot 等报道了 2 例病例，患者疼痛完全缓解 [67]。手术有很多不同的术式，其中改良 Smith-Petersen 和 Rogers 术式是最广泛使用的术式 [61]。不同的外科医生和患者采用了不同的术式，假关节率为 10% 左右。围术期出血量很大，因为外科手术入路经过后髂翼的松质骨。患者住院时间长（5 ~ 7 天），同时需要一定的康复过程。

微创技术

随着腰椎微创手术的发展，已经提出了几种用于骶髂关节融合的新技术。经髂骨螺钉非融合固定已被广泛应用，但还没有应用于退行性骶髂疾病的临床研究报道。也已提出了几种不同的微创融合技术 [75-78]，但尚未实际应用于临床。SI-BONE 的 iFuse® 植入系统微创技术符合形式和应力闭合理论 [78]。然而，在任何手术之前，至少应遵医嘱进行 6 个月的个性化体育运动和专门定制的锻炼计划。

iFuse® 技术

iFuse® 技术过程简单，但其前提是医生需要掌握骶髂关节解剖结构的知识。手术前必要的影像检查包括盆腔 CT 扫描和 MRI 检查。术前骨盆 MRI 显示不存在任何腰骶部异常，就不再需要进行其他检查。术前 MRI 检查的目的是排除可能存在的禁忌证。但是，如果 MRI 检查显示腰骶部存在异常，应该进一步进行 CT 检查。

患者体位

患者仰卧在 Jackson 平板或手术床上，这样 C 臂可以自由移动，能够获得侧位、入口和出口位的最佳图像（图 13.6）。为了获得最佳的手术结果和减少手术并发症，这些拍片体位是必要的。有三种植入物推荐，可使骨骼和植入物之间获得充分的接触。iFuse® 植入物是有钛离子体涂层的三角形棒，应用非骨水泥技术植入关节。

首先将植入物植入 S1 椎体，类似植入一枚骶髂关节螺钉。主要手术风险是伤及 L5 神经，因此必须小心植入，以避免伤害骶骨内外的神经结构、血管。L5 神经位于前骶翼，如果骶骨翼在 C 臂下可见，可以在皮肤上做一切口标记（图 13.7）。

导　针

骶骨前方导入 3mm 的斯氏针导针，在侧位透视下，1cm 的尾端指向骶骨翼。在斯氏针

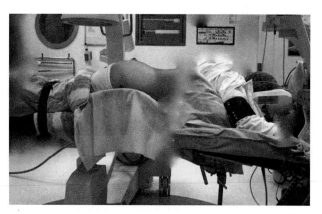

图 13.6　手术中可以移动 C 臂获得患者更好的影像

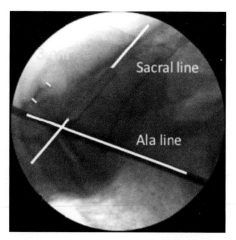

图 13.7　髂嵴后方的皮肤切口标记

导针进入时必须小心，在出口和进口位置需要考虑导针的位置。针的尖端应该位于骶骨翼的下方和第一骶孔的上方，在侧位看刚好位于骶骨的正中间（图 13.8）。位于 S1 区域中的植入物应该尽可能与骶骨多一些接触，这对于植入物和骨的融合非常重要。必须选择合适的植入物长度，如果以后进行腰椎手术，以便可以导入后方腰骶椎螺钉。

钻　头

沿斯氏针导入一个空心钻头，然后去除斯氏针。钻头穿过髂骨及骶髂关节。骶骨比骶髂关节更软，不需要进行钻孔（图 13.9）。

攻　丝

去除钻头套筒，三角形丝锥攻丝，它应该平行于骶骨翼线。丝锥应该通过骶髂关节，否则攻丝深度不够（图 13.10）。

植　入

去除丝锥，植入适当长度的植入物（图 13.11）。在所有三个位置（侧位、入口和出口位）检查植入物位置和深度。植入物距离髂骨前壁 2 ~ 5mm。最简单的方法是完成植入后用手指探查切口，感觉植入物的尾端。之后，根据相同的解剖位置及步骤，植入第二枚和第三枚植入物（图 13.12）。建议将植入物平行排列，这在平行导针的帮助下很容易实现。此外，在侧位上，建议第二植入物位置稍微比第一植入物更靠前，植入物桥接的是关节软骨而不是SIJ 的韧带。

术后护理

术后即刻至 3 ~ 6 周，患侧可以部分扶拐负重，承受一半的体重。术后推荐通过低剂量

CT 明确植入物的位置。恢复期与融合期相同，大概都是 5 个月。在此期间，患者不应从事重体力劳动。主要通过临床检查疼痛和功能恢复情况进行随访。推荐用 ASLR 试验检查功能恢复情况。5 个月的随访过程中，通过临床检查评估治疗效果。如果患者在 5 个月的随访中仍然疼痛，建议通过 X 线和（或）CT 查找透亮区。

并发症

到目前为止，还没有感染和植入物断裂的报道，但是因植入物位置错误和愈合不良而翻修的比率均在 1% 左右。与刚开始手术发生 10% 的假关节率相比，iFuse® 并发症的发生率很低。也没有严重的神经或血管损伤的报道。

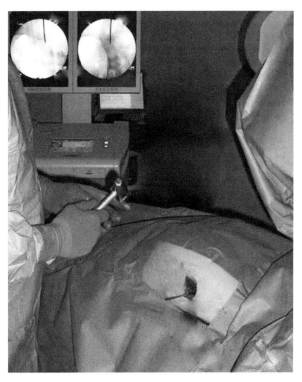

图 13.8　导入斯氏针

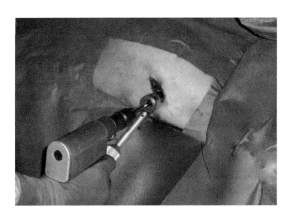

图 13.9　钻头穿透髂骨及骶髂关节

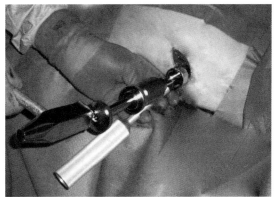

图 13.10　锤入攻丝

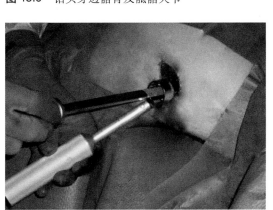

图 13.11　植入植入物

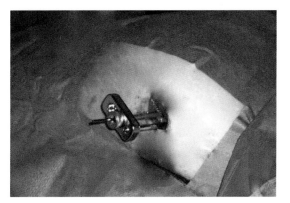

图 13.12　为了获得平行定位，安置定位器后置入第二枚植入物

结　论

　　笔者有超过 25 年治疗 SIJ 疼痛患者的经验。大约有 50 名患者进行改良 Smith-Peterson 手术，其中约 80% 取得了好或极好的效果 [73]。在大多数情况下，外固定器可以用于术后稳定。然而，这种技术的适应证选择非常严格，在患者骨愈合的情况下，持续的软组织暴露会导致臀大肌肌力下降。基于 iFuse® 的微创技术最小程度损害肌肉和软组织，患者住院时间短，恢复相当快。对于外科医生，这种技术简单易学，比开放手术要求的技术低。笔者实施了约 50 例 iFuse® 手术，90% 的患者结果为优良。尽管如此，区分患者腰痛是否是来源于骶髂关节很重要，也很有挑战性。与许多治疗方法一样，目前该技术还没有循证医学证据支持。最近也开始出现了关于这种手术结果的科学报道，同时也正进行纵向以及随机对照研究 [78-80]

（何玉保　译　张彤童　审校）

参考文献

1. Lynch FW. The pelvic articulations during pregnancy, labor, and the puerperium: an x-ray study. Surg Gynecol Obstet. 1920; 30:575–80.

2. Goldthwait JE, Osgood RB. A consideration of the pelvic articulations from an anatomical, pathological and clinical standpoint. Boston Med Surg J. 1905; 152(21):593–601.

3. Albee FH. A study of the anatomy and the clinical importance of the sacroiliac joint. JAMA. 1909; 53(16):1273–6.

4. Smith-Petersen MN. Clinical diagnosis of common sacroiliac conditions. Am J Roentgenol Radium Ther. 1924; 12:546–50.

5. Brooke R. The sacro-iliac joint. J Anat. 1924; 58:299–305.

6. Yeoman W. The relation of arthritis of the sacro-iliac joint to sciatica with an analysis of 100 cases. Lancet. 1928; 212(5492):1119–22.

7. Chamberlain WE. The symphysis pubis in the roentgen examination of the sacroiliac joint. Am J Roentgenol Radium Ther. 1930; 24(6):621–5.

8. Sashin D. A critical analysis of the anatomy and the pathologic changes of the sacro iliac joints. J Bone Joint Surg Am. 1930; 12(4):891–910.

9. Cyriax E. Minor displacements of the sacro-iliac joints. Br J Phys Med. 1934; 8:191–3.

10. Mixter WJ, Barr JS. Rupture of the intervertebral disc with involvement of the spinal canal. N Engl J Med. 1934; 211(5):210–5.

11. Weisl H. The ligaments of the sacro-iliac joint examined with particular reference to their function. Acta Anat (Basel). 1954; 20(3):201–13.

12. Weisl H. The movements of the sacro-iliac joint. Acta Anat (Basel). 1955; 23(1):80–91.

13. Solonen KA. The sacroiliac joint in the light of anatomical, roentgenological and clinical studies. Acta Orthop Scand Suppl. 1957; 27:1–127.

14. Schunke GB. The anatomy and development of the sacro-iliac joint in man. Anat Rec. 1938; 72(3):313–31.

15. Bowen V, Cassidy JD. Macroscopic and microscopic anatomy of the sacroiliac joint from embryonic life until the eighth decade. Spine. 1981; 6(6):620–8.

16. Vleeming A, Stoeckart R, Volkers ACW, Snijders CJ. Relation between form and function in the sacroiliac joint. Part I: clinical anatomical aspects. Spine. 1990; 15(2):130–2.

17. Stewart TD. Pathologic changes in aging sacroiliac joints: a study of dissecting-room skeletons. Clin Orthop Relat Res. 1984; 183:188–96.

18. Vleeming A. The sacro-iliac joint; an anatomical, biomechanical and radiological approach. Thesis. Erasmus University Rotterdam; 1990.

19. Resnick D, Niwayama G, Goergen TG. Degenerative disease of the sacroiliac joint. Invest Radiol. 1975; 10(6):608–21.

20. Lovejoy CO. Evolution of human walking. Sci Am. 1988; 259(5):118–25.

21. Sturesson B, Uden A, Vleeming A. A radiostereometric analysis of the movements of the sacroiliac joints in the reciprocal straddle position. Spine. 2000; 25(2):214–7.

22. Snijders CJ, Vleeming A, Stoeckart, Kleinrensink GJ, Mens JMA. Biomechanics of sacroiliac joint stability: validation experiments on the concept of self-locking. In: Vleeming A, Mooney V, Dorman T, Snijders C, editors. Proceedings of the second interdisciplinary world congress on low back pain: the integrated function of the lumbar spine and sacroiliac joint. San Diego; 1995. p. 77–91.

23. Sturesson B, Selvik G, Udén A. Movements of the sacroiliac joints. A roentgen stereophotogrammetric analysis. Spine. 1989; 14(2):162–5.

24. Sturesson B, Udén A, Vleeming A. A radiostereometric analysis of movements of the sacroiliac joints during the standing hip flexion test. Spine. 2000; 25(3):364–8.

25. Jacob HAC, Kissling RO. The mobility of the sacroiliac joints in healthy volunteers between 20 and 50 years of age. Clin Biomech (Bristol, Avon). 1995; 10(7):352–61.

26. Selvik G. Roentgen stereophotogrammetry: a method for the study of the kinematics of the skeletal system. Acta Orthop Scand Suppl. 1989; 232:1–51.

27. Selvik G. Roentgen stereophotogrammetric analysis. Acta Radiol. 1990; 31(2):113–26.

28. Egund N, Olsson TH, Schmid H, Selvik G. Movements in the sacroiliac joints demonstrated with roentgen stereophotogrammetry. Acta Radiol Diagn (Stockh). 1978; 19(5):833–46.

29. Tullberg T, Blomberg S, Branth B, Johnsson R. Manipulation does not alter the position of the sacroiliac joint. A roentgen stereophotogrammetric analysis. Spine. 1998; 23(10):1124–8.

30. Sturesson B, Udén A, Önsten I. Can an external frame fixation reduce the movements in the sacroiliac joint? A radiostereometric analysis of 10 patients. Acta Orthop Scand. 1999; 70(1):42–6.

31. Vleeming A, Buyruk M, Stoeckart R, Karamursel S, Snijders CJ. An integrated therapy for peripartum pelvic instability: a study of the biomechanical effects of pelvic belts. Am J Obstet Gynecol. 1992; 166(4):1243–7.

32. Mens JM, Vleeming A, Snijders CJ, Stam HJ, Ginai AZ. The active straight leg raising test and mobility of the pelvic joints. Eur Spine J. 1999; 8(6):468–73.

33. Mens JM, Damen L, Snijders CJ, Stam HJ. The mechanical effect of a pelvic belt in patients with pregnancy-related pelvic pain. Clin Biomech (Bristol, Avon). 2006; 21(2):122–7.

34. Snijders CJ, Slagter AHE, van Strik R, Vleeming A, Stam HJ, Stoeckart R. Why leg-crossing? The infl

uence on common postures on abdominal muscle activity. Spine. 1995; 20(18):1989–93.

35. Snijders CJ, Vleeming A, Stoeckart R. Transfer of lumbosacral load to iliac bones and legs. Part 2: loading of the sacroiliac joints when lifting a stooped posture. Clin Biomech. 1993; 8:295–301.

36. Vleeming A, Volkers ACW, Snijders CJ, Stoeckart R. Relation between form and function in the sacroiliac joint. Part II: biomechanical aspects. Spine. 1990; 15(2):133–6.

37. Snijders CJ, Vleeming A, Stoeckart R. Transfer of lumbosacral load to iliac bones and legs. Part 1: biomechanics of self-bracing of the sacroiliac joints and its significance for treatment and exercise. Clin Biomech. 1993; 8:285–94.

38. Snijders CJ, Ribbers MT, de Bakker HV, Stoeckart R, Stam HJ. EMG recordings of abdominal and back muscles in various standing postures; validation of a biomechanical model on sacroiliac joint stability. J Electromyogr Kinesiol. 1998; 8:205–14.

39. Hodges PW, Richardson CA. Inefficient muscular stabilization of the lumbar spine associated with low back pain: a motor control evaluation of transversus abdominis. Spine. 1996; 21(22):2640–50.

40. Hodges PW, Richardson CA. Feedforward contraction of transversus abdominis is not influenced by the direction of arm movement. Exp Brain Res. 1997; 114(2):362–70.

41. Hodges PW, Richardson CA. Delayed postural contraction of transversus abdominis in low back pain associated with movement of the lower limb. J Spinal Disord. 1998; 11(1):46–56.

42. Vleeming A, Snijders CJ, Stoeckart R, Mens JMA. A new light on low back pain. In: Vleeming A, Mooney V, Dorman T, Snijders C, editors. Proceedings of the second interdisciplinary world congress on low back pain: the integrated function of the lumbar spine and sacroiliac joint. San Diego; 1995. p. 147–68.

43. Dieppe P, Cushnaghan J, Tucker M, Browning S, Shepstone L. The Bristol 'OA500 study': progression and impact of the disease after 8 years. Osteoarthritis Cartilage. 2000; 8(2):63–8.

44. Paradowski PT, Englund M, Roos EM, Lohmander LS. Similar group mean scores, but large individual variations, in patient-relevant outcomes over 2 years in meniscectomized subjects with and without radiographic knee osteoarthritis. Health Qual Life Outcomes. 2004; 2:38.

45. Östgaard HC, Andersson GBJ, Karlsson K. Prevalence of back pain in pregnancy. Spine. 1991; 16(5):549–52.

46. Östgaard HC, Andersson GBJ, Schultz AB, Miller JAA. Influence of some biomechanical factors on low-back pain in pregnancy. Spine. 1993; 18(1):61–5.

47. Mantle MJ, Greenwood RM, Currey HL. Backache in pregnancy. Rheumatol Rehabil. 1977; 16(2):95–101.

48. Sturesson B, Udén G, Udén A. Pain pattern in pregnancy and "catching" of the leg in pregnant women with posterior pelvic pain. Spine. 1997; 22(16):1880–3; discussion 1884.

49. Albert H, Godskesen M, Westergaard J. Prognosis in four syndromes of pregnancy-related pelvic pain. Acta Obstet Gynecol Scand. 2001; 80(6):505–10.

50. Vleeming A, Albert HB, Östgaard HC, Sturesson B, Stuge B. European guidelines for the diagnosis and treatment of pelvic girdle pain. Eur Spine J. 2008; 17(6):794–819.

51. Kirkaldy-Willis WH, Hill RJ. A more precise diagnosis for low-back pain. Spine. 1979; 4(2):102–9.

52. Östgaard HC, Zetherström G, Roos-Hansson E. The posterior pelvic pain provocation test in pregnant women. Eur Spine J. 1994; 3(5):258–60.

53. Vleeming A, Pool-Goudzwaard AL, Annelies L, Hammudoghlu D, Stoeckart R, Snijders CJ. The function

of the long dorsal sacroiliac ligament: its implication for understanding low back pain. Spine. 1996; 21(5):556–62.

54. Gaenslen FJ. Sacro-iliac arthrodesis: indications, author's technic and end-results. JAMA. 1927; 89(24):2031–5.

55. Maigne JY, Aivaliklis A, Pfefer F. Results of sacroiliac joint double block and value of sacroiliac pain provocation tests in 54 patients with low back pain. Spine. 1996; 21(16):1889–92.

56. Maigne JY, Planchon CA. Sacroiliac joint pain after lumbar fusion: a study with anesthetic blocks. Eur Spine J. 2005; 14(7):654–8.

57. Broadhurst NA, Bond MJ. Pain provocation tests for the assessment of sacroiliac joint dysfunction. J Spinal Disord. 1998; 11(4):341–5.

58. Simopoulos TT, Manchikanti L, Singh V, Gupta S, Hameed H, Diwan S, Cohen SP. A systematic evaluation of prevalence and diagnostic accuracy of sacroiliac joint interventions. Pain Physician. 2012; 15(3):E305–44.

59. Stuge B, Lærum E, Kirkesola G, Vøllestad N. The efficacy of a treatment program focusing on specific stabilizing exercises for pelvic girdle pain after pregnancy. A randomized controlled trial. Spine. 2004; 29(4):351–9.

60. Stuge B, Veierød MB, Lærum E, Vøllestad N. The efficacy of a treatment program focusing on specific stabilizing exercises for pelvic girdle pain after pregnancy. A two-year follow-up of a randomized clinical trial. Spine. 2004; 29(10):E197–203.

61. Smith-Petersen MN, Rogers WA. End-result study of arthrodesis of the sacro-iliac joint for artritis – traumatic and non-traumatic. J Bone Joint Surg Am. 1926; 8(1):118–36.

62. Olerud S, Walheim GG. Symphysiodesis with a new compression plate. Acta Orthop Scand. 1984; 55(3):315–8.

63. Waisbrod H, Krainick JU, Gerbershagen HU. Sacroiliac joint arthrodesis for chronic lower back pain. Arch Orthop Trauma Surg. 1987; 106(4):238–40.

64. Moore MR. Surgical treatment of chronic painful sacroiliac joint dysfunction. In: Vleeming A, Mooney V, Snijders C, Dorman T, Stoeckart R, editors. Movement, stability, and low back pain: the essential role of the pelvis. New York: Churchill Livingstone; 1997. p. 563–72.

65. Keating JG, Avillar MD, Price M. Sacroiliac joint arthrodesis in selected patients with low back pain. In: Vleeming A, Mooney V, Snijders C, Dorman T, Stoeckart R, editors. Movement, stability, and low back pain: the essential role of the pelvis. New York: Churchill Livingstone; 1997. p. 573–86.

66. Belanger TA, Dall BE. Sacroiliac arthrodesis using a posterior midline fascial splitting approach and pedicle screw instrumentation: a new technique. J Spinal Disord. 2001; 14(2): 118–24.

67. Berthelot JM, Gouin F, Glemarec J, Maugars Y, Prost A. Possible use of arthrodesis for intractable sacroiliitis in spondylarthropathy: report of two cases. Spine. 2001; 26(20):2297–9.

68. van Zwienen CM, van den Bosch EW, Snijders CJ, van Vugt AB. Triple pelvic ring fixation in patients with severe pregnancy-related low back and pelvic pain. Spine. 2004; 29(4):478–84.

69. Giannikas KA, Khan AM, Karski MT, Maxwell HA. Sacroiliac joint fusion for chronic pain: a simple technique avoiding the use of metalwork. Eur Spine J. 2004; 13(3):253–6.

70. Buchowski JM, Kebaish KM, Sinkov V, Cohen DB, Sieber AN, Kostuik JP. Functional and radiographic

outcome of sacroiliac arthrodesis for the disorders of the sacroiliac joint. Spine J. 2005; 5(5):520–8.

71. Schütz U, Grob D. Poor outcome following bilateral sacroiliac joint fusion for degenerative sacroiliac joint syndrome. Acta Orthop Belg. 2006; 72(3):296–308.

72. Ebraheim NA, Ramineni SK, Alla SR, Ebraheim M. Sacroiliac joint fusion with fibular graft in patients with failed percutaneous iliosacral screw fixation. J Trauma. 2010; 69(5):1226–9.

73. Sturesson B. Pelvic girdle pain – indication for surgery? In: Szpalski M, Gunzburg R, Rydevik B, Le Huec J-C, Mayer HM, editors. Surgery for low back pain. Heidelberg: Springer; 2010. p. 165–8.

74. Kibsgård TJ, Røise O, Sudmann E, Stuge B. Pelvic joint fusions in patients with chronic pelvic girdle pain: a 23-year follow up. Eur Spine J [Internet]. 2012; Available from: http://www. springerlink.com/ index/10.1007/s00586-012-2512-8 .

75. Al-Khayer A, Hegarty J, Hahn D, Grevitt MP. Percutaneous sacroiliac joint arthrodesis: a novel technique. J Spinal Disord Tech. 2008; 21(5):359–63.

76. Wise CL, Dall BE. Minimally invasive sacroiliac arthrodesis: outcomes of a new technique. J Spinal Disord Tech. 2008; 21(8):579–84.

77. Khurana A, Guha AR, Mohanty K, Ahuja S. Percutaneous fusion of the sacroiliac joint with hollow modular anchorage screws: clinical and radiological outcome. J Bone Joint Surg Br. 2009; 91(5):627–31.

78. Sembrano J, Reiley MA, Polly Jr DW, Garfin SR. Diagnosis and treatment of sacroiliac joint pain. Curr Orthop Pract. 2011; 22(4):344–50.

79. Rudolf L. Sacroiliac joint arthrodesis—MIS technique with titanium implants: report of the first 50 patients and outcomes. Open Orthop J. 2012; 6(1):495–502.

80. Sachs D, Capobianco R. One year successful outcomes for novel sacroiliac joint arthrodesis system. Ann Surg Innov Res. 2012; 6(1):13.

第十四章
图像和机器人导航在脊柱外科中的应用

Yair Barzilay, Eyal Itshayek, Josh E. Schroeder, Meir Liebergall, Leon Kaplan

引 言

各种手术工具的不断问世，使得脊柱外科医生能够在维持或恢复脊柱稳定性的前提下，治疗复杂的脊柱脊髓病变。椎弓根螺钉已成为这些复杂手术的一部分[1]。随着脊柱手术越来越复杂，椎弓根螺钉置钉位置错误逐渐增多，导致脊髓、神经根、大血管或内脏组织损伤，或者脊柱丧失稳定性，成为影响手术效果的一个因素。

螺钉位置置入错误的相关危险因素包括外科医生的经验、解剖变异（脊柱变异包括颈椎椎、胸椎、腰椎或骶骨变异以及椎弓根的大小）、先天性异常或变异、畸形和翻修手术（特别是后外侧植骨融合手术）[2-16]。通过对徒手或透视辅助椎弓根螺钉置入文献分析，颈椎错置率在 7.4% ~ 65.5%[17, 18]，腰椎 5% ~ 41%，胸椎 3% ~ 55%[2-16, 19-27]。据报道，植入物相关的神经损伤发生率是 0% ~ 8%，而螺钉引起的硬膜破裂的发生率是 0% ~ 16%[2-16, 28]。螺钉有关的内脏和血管损伤也有零星报道[29, 30]。然而，这些并发症发生率可能被低估了，因为以上数据只是代表了大医院的发生率，而大医院的患者数量很多，相对而言，患者数量少的小医院，并发症的发生率应该更高[28]。

在过去的 20 年里，外科医生通过持续不断努力提高新技术、引进新工具，减少了螺钉误置率及并发症的发生率，提高了临床疗效。螺钉的位置可以通过术中 X 线透视确定，但这种技术具有明显的缺点。因为其定位是置钉后进行，并且不能实时验证，既费时又增加了感染的风险。后来发明了实时的二维（2D）透视验证螺钉位置，但缺点是二维透视与三维（3D）可视化导航[31] 相比，其精确度低，从正位到侧位透视的过程中透视机反复移动，导致感染风险增加[32]，而且手术室内的患者和医生均暴露在电离辐射之下。

辐射暴露已成为近年来的一个重要问题。患者[33] 和外科医生[34, 35] 都可能发生辐射诱导的恶性肿瘤。据估计，骨科医生患癌症风险比一般人群大 5.37 倍[35]，而女性骨科医生患乳腺癌的风险比一般人群高 2.88 倍[34]。有一项研究预测，未来高达 29 000 例癌症可能与美国 2007 年进行的 CT 扫描有关[36]。对于年轻女性而言，如果辐射集中在内脏区域，辐射相关的癌症风险很高[33]。辐射曝露也与其他的健康问题有关，如年轻患者的白内障和皮肤病。出于这些原因考虑，2010 年 2 月美国食品和药物管理局（FDA）发起了一项倡议，以减少不必要的医学成像辐射[37]。

根据透视技术（透视验证与实时连续透视）不同，以及医生是否徒手或者经皮透视引导置入螺钉的不同，透视引导下脊柱手术辐射暴露时间估计为每颗螺钉 3.4 ～ 66s [38-42]。透视引导下进行椎体骨水泥注入和微创脊柱手术的外科医生会接受更高剂量的电离辐射 [43-45]。

位置好的椎弓根螺钉比错误放置的椎弓根螺钉具有生物力学优势。一项尸体研究表明，错误放置的螺钉抗拔出强度降低了约 11%[46]。另一项尸体研究发现，偏内侧放置错位的螺钉与位置良好的椎弓根螺钉相比，有稍大的平均拉拔强度，外侧错误放置的螺钉抗拔出强度更低。"三不沾"（airball）螺钉只有位置良好螺钉平均拔出力的 66%[47]。

导航和机器人系统的应用，在减少患者和医务人员的辐射暴露的同时，能够获得更高的精度和更强的稳定性，减少手术并发症，避免二期翻修手术。本章的目的是探讨各种导航和机器人系统，总结其精确度及辐射的数据。我们也提出在今后研究中需要解决的问题。

导航脊柱外科的系统和流程

二维透视导航（虚拟透视）

C 臂上连接一个校准网格板，透视正位、侧位，有时需要通过相邻椎体的棘突（这是恒定的解剖学标志）透视确定椎弓根斜位。这些图像被传输到导航工作站，用于在屏幕中虚拟解剖结构上对植入物的置入进行导航。利用扫描椎弓根的红外摄像机可以在相关的解剖结构中连续识别导航工具。红外摄像机通过连续的"视线"区别参考椎弓根和导航工具。只要参考椎弓根稳定，该系统的精度就很稳定。与所获取的图像相比，脊柱椎体的位置不能改变，导航工具与置入骨道轨迹保持一致。

二维 - 透视导航具有操作简单的优点。此外，患者都需要术前 CT 检查，以降低他们术中放射线照射剂量。但是，导航期间不能提供三维可视化脊柱解剖，因此，导航错误的风险会增加，并且可能会遗漏异常的解剖。如果出现骨质疏松、腹腔积气、肥胖、脊柱畸形、术前或者先天畸形，导航错误的风险会更大 [48]。此外，视野中心图像分辨率较好，而视野周围的结构可能会失真，所以为了保持导航的精确性，多个节段的解剖数据采集可能需要重复几次 [49]。

CT 影像导航

基于 CT 术前薄扫和几个程序数据库建立的导航系统，构成了术中导航的基础。术前 CT 扫描时患者是仰卧位，而患者手术期间是卧位，通常应用 Jackson 支架使腹部悬空。由此产生的脊椎移位和调整可能会导致导航出现误差，因此，每个椎体必须单独进行准确的计算，便于进行手术。

术前 CT 三维导航计划

点匹配技术

术中患者精确解剖可以通过术前 CT 扫描时选择的解剖点来反映，并且能够在导航屏幕上直观显示。此过程耗时较长，需要小心解剖相关骨组织的解剖学标志并且需要 4 ～ 8 个点来匹配，以便获得足够的数据 [50, 51]。既往椎板切除术后所剩无几的骨骼解剖结构可能导致患者的解剖点不足以建立导航程序[52]。导航程序必须为每个椎骨进行运动补偿，因为术前 CT（仰卧）和术中解剖（俯卧）存在一定的运动[53-55]。

表面匹配技术

多个随机选择的表面解剖点可以用来增加数据点采集的数目。选择多个点可以减少点匹配技术（point-matching technique）错误的机会，但会增加手术时间[51]。

CT- 透视融合系统

连接到 C 臂的网格板可以获得术中正侧位透视图像，可作为患者解剖结构的参考。这些图像合并到术前 CT 扫描中，可以建立一个以上椎体的导航程序[56-58]。

电磁登记系统

电磁（electromagnetic, EM）系统已经用于在外科导航手术中定位手术器械，用来解决光学器件和电缆的缺点，保持红外线照相机和手术器械之间的"视线"。从一个固定的解剖学基准点发射器发射三个正交电磁场。这些仪器的位置数据由接收器收集和集成，以利于进行导航。由于术野不需要直视，外科医生和护理人员能够在手术区域内自由地开展工作。然而，EM 图像导航会受到金属伪影影响，包括外科植入物以及手术室会产生电磁场的设备，如单电极、心电图监测设备和手机。鉴于这些 EM 场的面积有限，发射机也可以根据需要重复传送解剖结构，以获得足够的跟踪信息进行多层次的手术[40, 41, 59, 60]。

另一个 EM 研究性系统结合了 EM 尖端针和基于 CT 平扫的机器人手臂，进行疼痛介入门诊手术，如小关节关节囊注射和选择性神经根阻滞[61]。

术中锥束 CT 系统

与术前 CT 导航系统相比，锥束 CT（cone-beam CT，cbCT）系统的出现是一个突破（图 14.1）。在扫描过程中，cbCT 围绕患者自动旋转 190°～360°，拍摄多个（通常是 50～100）透视图像，覆盖运动节段的变化范围。各个系统具有彼此不同的特性。患者摆好手术体位后进行扫描，防止体位改变导致解剖学位置变化。参考点定位在手术目标区域，这样可以

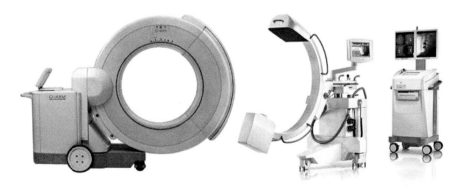

图 14.1　脊柱外科锥束 CT（cbCT）。Ziehm Vision Vario 3D 系统（Ziehm Imaging, Nuremberg, Germany）和 O- 臂（Medtronics, Minneapolis, MN, USA）是当前 cbCT 产品的代表

自动收集并将数据传输到导航系统。类似于 CT 扫描，二维图像通过轴向、冠状和矢状面重建。这些重建允许术前规划植入物的轨迹、尺寸和长度并且进行术中导航。二次术中扫描可以确认植入物的位置，植入物错置后能够立即在术中矫正，从而避免了早期翻修手术。

术中 CT

与 cbCT 相比，在手术室中使用标准的 CT 设备能够提供更高质量的图像。患者会受到辐射暴露，但外科医生和手术室工作人员不受影响[62]。术中 CT 系统成本较高，扫描检测和记录的过程时间较长，且不能使用 Jackson 支架。该系统无法在不同的手术室之间移动[62-65]。

脊柱外科机器人导航

最近几年，不同外科领域引入了各种机器人[66, 67]。手术机器人大致可分为三大类：（1）监测控制系统使外科医生能够在脱离机器情况下执行手术计划，指令机器人执行操作。机器人在医生的密切监督下自主执行手术程序。（2）远程外科系统允许医生直接通过控制操纵杆来控制机器人上的外科手术器械，被动或主动地执行任务。（3）共享控制系统允许外科医生和机器人同时直接控制手术器械[68]。迄今为止，大多数机器人辅助操作都涉及一个共享的控制系统。

最近的一篇综述中讨论了 18 个机器人系统，其中 5 个已经应用于临床[69]。一个专门用于脊柱外科；一个是用于针的操作；二个用于放射外科手术；一个在脊柱手术中进行试验，但主要是用于其他外科专业。目的对于脊柱外科手术机器人领域的结论是："尚处于发展的早期阶段，但有很大的提升潜力。"

机器人系统的临床应用

据作者所知，只有一个在临床上应用的专门用于脊柱外科的机器人系统[70-76]。该系统包括一个 C 臂透视机、一台运行术前规划和术中执行软件的计算机和一个屏幕（图 14.2a）。骨科微型机器人是一个半主动系统，可以通过外科工具，模仿外科医生的手进行精确的外科操作，如钻孔（图 14.2b）。此概念于 2003 年至 2004 年之间首次提出，然后经历了实验室测试[79, 80]以及临床发展阶段[81, 82]。

机器人程序包括五个步骤：

1. 术前规划——将通过专用通讯协议进行 CT 扫描获得的 DICOM 图像导入机器人工作站软件。该软件可以安装在标准的笔记本电脑或台式电脑上，并可以进行术前规划。该软件能够在每个椎体的最佳植入物区域创建 2D 图像。这是一个关键的步骤，可以检测解剖变异、椎弓根缺失和畸形以及确定植入物的直径和长度（图 14.3）。
2. 装置连接——三个装置中的一个用于手术。单边床固定装置以及双边多向床固定装置与手术架的尾部连接在一起，通过克氏针或者微型夹板与患者的解剖结构相固定。Hover-T 架则是通过插入髂后上嵴的斯氏针与插入棘突的克氏针来固定。以上两种装置用于微创手术。夹板主要用于开放手术，在完成骨膜下剥离后，将夹板固定在棘突上（图 14.4）。

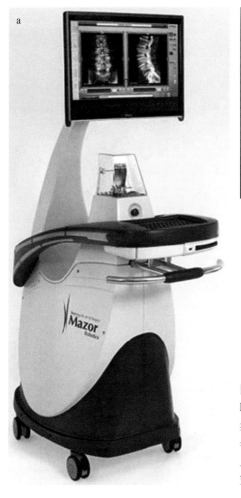

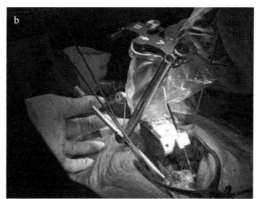

图 14.2　(a)　一个机器人工作站（Renaissance，Mazor Robotics，Caesarea, Israel）。计算机运行术前规划软件、图像采集、录入和控制机器人程序；触摸屏和一个 250g 6 DF 微型机器人。(b) 该翻修手术中，机器人安装在固定在已融合的结构上的夹板上（照片由 I.H. Lieberman 博士提供，Texas Back 研究所，Plano TX，美国）

3. 图像采集和记录——将图像采集系统连接到机器人平台，正位和 60° 斜位片会半自动传输到术前 CT 图像系统中。外科医生必须在进一步操作前确定采集记录过程准确无误。

4. 机器人装配和运动——按照软件的指导，将微型机器人固定到安装架上，从三种机械手术臂中选择一种连接至机器人。机器人按照指令移动到合适位置后锁定，保证机械臂末端的导向管方向与规划螺钉（或手术器械）方向一致。插入 Trocar 后，将导向管经皮（或经开放切口）放置到椎弓根进针点。取出 Trocar，换为工作通道。轻轻敲击前端带齿的工作通道，使其到达脊柱的骨组织表面。

5. 执行操作——通过工作通道沿着设计好的方向进行钻孔。开放手术中，钻孔后置入探子。经皮手术中，通过工作通道置入空心导管，推进到椎弓根并穿过椎体后壁。将克氏针置入椎体，撤出空心导管。重复此过程，直到所有治疗的椎体钻出骨道，放置探子或者克氏针。此时，机器人引导结束。在微创手术中，系统允许机器人重复引导，防止其中的任何一个骨道丢失。

开发中的机器人系统

2010 年，一个韩国研究小组在一套由双平面透视机器、计算机工作站以及一个可以

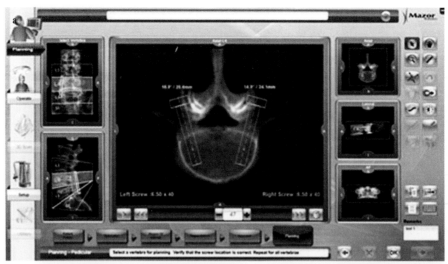

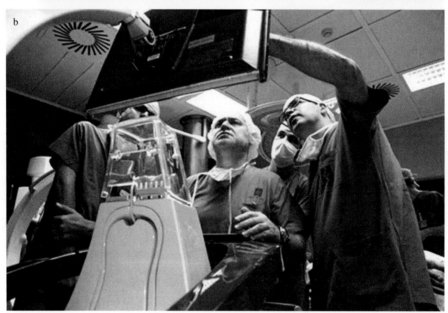

图 14.3 术前计划可以识别患者独特的解剖结构，并测量植入物的长度和尺寸。（a）操作系统可以进行植入定位和估计连接杆长度。（b）手术团队在工作站进行术前设计

经皮置入克氏针（或经皮置钉）的辅助机器人组成的系统上进行了尸体研究。该系统不使用定向装置及坐标系统，因此不需要将一些辅助装置固定在患者身上。该系统需要两步匹配。第一步通过点匹配的方式将机器人操作者与双平面图像匹配；第二步匹配为术前 CT 或 MRI 与术中双平面透视图像的匹配。研究者报道，术后 CT 与术前规划相比，距离误差为 $1.38 \pm 0.21mm$，轴状面偏差为 $2.45° \pm 2.56°$，矢状面偏差为 $0.71° \pm 1.21°$。该系统目前仍未应用于临床。

2012 年，瑞士一个小组发表了他们在颈椎手术中应用机器人导航系统的报道[84]。该系统包含一个由支持结构悬挂在术野上方四个自由度的机器人。附加部分包括光学跟踪系统、外科输入设备以及制订计划及导航的软件工作站。通过记录术前薄扫 CT 结果，建立由点对点和每个椎体表面相匹配的数据库。机器人由外科医生放置在手术视野。锁定支撑结构之后，

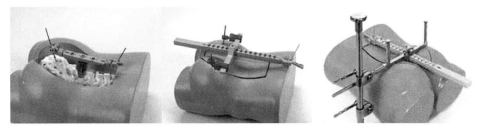

图 14.4 机器人导航的三个装置：夹板（左）、Hover -T 架（中）以及床固定装置（右）。后两者用于脊柱微创手术，而夹板用于开放手术

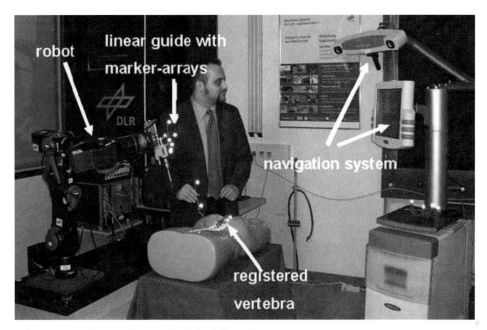

图 14.5 原型机器人辅助置钉的实验装置（German Aerospace Center [DLR EV] Institute of Robotics and Mechatronics, Wessling, Germany），此处所示为 VectorVision 导航系统（BrainLab, Feldkirchen, Germany）（图片经 John Wiley 和 Sons 同意。Ortmaier 等[85]）

机器人可以使用引导工具指导外科医生按照计划制作骨道，钻入克氏针，随后置入螺钉。

　　2006 年，德国航空航天中心的研究小组发布了导航系统和装有手术器械的阻抗控制轻型机器人[85]。导航系统用于人工骨和牛脊柱椎弓根螺钉的定位，在机器运动过程中进行运动误差补偿。机器人"漂浮"在脊柱上方，并且明显占用空间（图 14.5）。作者的结论是磨孔比钻孔更精确，机器人应该比测试的设计（15 N）能够承受更高的磨削力（30 N），并且该跟踪系统的精度是关键参数，因为它是用来关闭位置控制回路的。在设置时，跟踪精度似乎是一个限制因素。此外，该跟踪系统的等待时间将被最小化。这个项目没有应用到脊柱外科临床。目前该集团旗下的机器人计划应用于其他手术领域。

　　2009 年，韩国科学家发表了关于融合手术的研究系统[86]。该系统是一个具有灵巧顶端执行器的机器人，可以有人控制操作进行脊柱融合手术，它能够高速钻孔，并且由一个五个自由度的机器人控制位置，这个机器人具有运动学封闭结构体以承受强大的作用力。机器人允许外科医生控制该端部执行器的位置和方向。为了提高安全性，外科医生通过一个"钻线控"（drill-by-wire）机制钻入一个螺钉，用机械方式分离主/从系统。该系统具有触觉特性，能够模拟螺钉置入时的感觉。但是跟踪系统还没有开发出来。

临床上可用的远程手术机器人系统

在过去 10 年中[87-94]，远程外科手术系统（图 14.6）已经应用在泌尿外科、妇科和外科的临床中，并且渗透到这些专业的领域中。该系统已经在一个健康的猪脊柱中得到应用和测试。在初步研究中，已经进行了椎板开窗术、椎板切除术、椎间盘切除和硬脑膜撕裂修复[91]。作者得出结论，使用适当的机械工具，该系统可用于后路脊柱手术。同样的系统也已在猪模型中得到测试，在腹腔镜下采用腹膜后途径进行腰椎前路椎体间融合（anterior lumbar interbody fusion, ALIF）[88]。作者报道大血管有轻微的收缩，手术视野非常清晰，利于进行 ALIF。在人体中，只有很少病例报道，包括机器人辅助口咽途径颅颈交界区减压[87]、椎旁神经鞘瘤切除[93]、胸腰椎神经纤维瘤切除[90]。

图像和机器人导航脊柱外科的文献回顾

图像导航应用于脊柱外科手术已有 30 年，而机器人导航脊柱外科手术在过去 10 年才出现。此外，一些公司已经开发出透视为基础的 2D 和 3D 系统，以及基于图像引导系统的术前或术中 cbCT，这些产品引起了激烈的竞争，从而得到不断完善，但是目前只有一家公司开发出在脊柱外科应用的商用机器人系统。其他机器人系统仍处于发展阶段，有些甚至被遗弃。由于这些原因，图像导航脊柱外科（image-guided spine suigery, IGSS）[2, 11, 17, 19, 21, 40, 41, 52, 95-127] 的文献数据远比机器人引导下脊柱外科手术的文献要多[69, 75, 87-94]。

在文献复习过程中，我们把重点放在脊柱外科图像或机器人导航的具体问题上：

1. 是否需要一个学习曲线？需要多久？

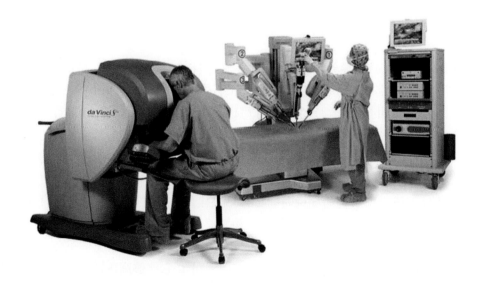

图 14.6 远程手术机器人系统（da Vinci，Intuitive Surgical，Sunnyvale CA，USA）。该系统已经在动物模型脊柱外科中测试并且在脊柱的不同区域进行软组织肿瘤切除（版权归 Intuitive Surgical，经同意后使用）

2. 这些系统是否能提高置入的准确性？

3. 这些系统是否能减少神经、重要脏器损伤的概率？

4. 这些系统是否能减少患者、手术室工作人员和外科医生的辐射暴露？

5. 这些系统是否能够通过提高精确度获得更佳的位置；如果是这样，是否会影响到翻修手术？

图像导航脊柱外科

学习曲线

很多文献报道图像导航脊柱外科需要有一个学习曲线[128-131]。一项研究表明，在实际透视中，学习曲线时间约 6 个月，随后置钉会很准确，手术时间也更短[128]。另一项研究表明，根据术前点匹配 3D CT 图像，初学者在尸体上练习后，胸椎椎弓根皮质穿孔率从 37.5% 下降到 4.2%[129]。

在学习曲线期间，外科医生采用了新的工作流程。他们必须获得患者的解剖影像，同时定位红外线相机位置，这样才能够识别参考解剖标志和导航工具。外科医生必须习惯于看着电脑屏幕，而不是手术视野。此外，手术器械必须与计划骨道一致，而不能有偏差，一旦骨道已经确定，偏差的工具会造成屏幕上的一个"偏差的骨道"，最终会产生误差[52]。

准确性

与非导航的椎弓根螺钉置入器械相比，IGSS 的效果如何？越来越多的数据表明[2, 11, 17, 19, 21, 40, 41, 52, 95-127]，当应用图像导航时能够获得更高的精度；只有两项研究的结论是，脊柱外科图像导航并不优于非导航技术[95, 109]。

2007 年发表了第一个关于比较图像导航与非导航下椎弓根螺钉置入位置的荟萃分析[132]。导航螺钉置入的平均准确度是 95.2%，而没有导航的螺钉是 90.3%。在 2010 年，另一项荟萃分析报道导航的椎弓根螺钉位置准确率是 93.3%，而没有导航的是 84.7%。在 2009 年，另一项荟萃分析报道使用 2D 导航螺钉置入准确度为 85.48%，使用 3D 导航的准确度为 90.76%[31]。在 2011 年，同一作者发表了一项新的荟萃分析，采用常规方法置入椎弓根螺钉与使用 3D 图像导航的方法进行精确度比较（3D 点匹配、虚拟透视和 cbCT）[21]。他们的结论是图像导航的精度更高。体内（临床）研究表明这三个图像导航系统之间的精确度没有区别；然而，尸体研究表明基于 CT 的导航系统更精确。

2012 年发表了两个荟萃分析[19, 133]。Gelalis 等只报道了前瞻性临床研究，而忽略了尸体研究。作者们一致同意以前荟萃分析的结论，他们认为基于 CT 的导航比虚拟透视准确性更高[19]。作者们还指出，徒手螺钉置入往往偏向椎弓根内侧，而 CT 导航螺钉往往偏向椎弓根外侧。根据这一荟萃分析结果，影像导航和非导航下的神经系统并发症发生率相似。第二个荟萃分析表明图像导航骨道错误率为 6%，而非导航的骨道错误率为 15%[133]。

5 个随机对照研究比较了图像导航和常规技术脊柱手术。其中 4 个研究报道应用 IGSS 具有精确度高的优点[11, 117, 134, 135]。一项研究报道，比较三维 cbCT 图像导航和常规的胸椎畸形矫正术，3D cbCT IGSS 椎弓根螺钉骨道误置率为 2%，而常规技术为 23%[117]。第二个比较研究报道 3D cbCT 导航的准确率为 95.3%，而徒手置钉准确率为 84.1%[135]。第三项研究报道 3D cbCT 骨道准确率为 95.65%，其余 4.35% 的错误骨道差距不到 2mm，没有超过 2mm 的错误骨道。与透视相比，总体精确率下降到 83.33%，13.1% 的错误骨道误差不超过 2mm，3.57% 的错误骨道误差超过 2mm[134]。点匹配的 CT IGSS 和非导航技术的比较研究发现，CT 导航骨道错误率为 4.6%，而常规技术为 13.4%[11]。

也有一项随机对照试验研究表明，术前 CT 导航系统与传统手术相比并没有明显优势[136]。

辐射暴露

在开放手术中使用荧光透视置入椎弓根螺钉，每个螺钉辐射暴露时间为 3.4 ~ 66s[38-42, 137]。椎弓根螺钉置入时辐射暴露为非脊柱手术的 10 ~ 12 倍[137]。

在透视下椎体骨水泥注入时，每个椎体的平均透视曝光时间在 2.9min ± 23s[138] 和 10.1min ± 22s[33] 之间。

透视下进行经皮椎间孔单个或者两个腰椎椎体间融合（transforaminal lumbar interbody fusion, TLIF）[43]，平均每例的曝光时间为 1.69min，外科医生的优势手暴露剂量为 76mrem（毫雷姆）。以这样的速度，医生做 194 例手术后即达到每年最大职业暴露剂量。应用了正在研究中的脉冲透视物，TLIF 椎间融合器置入时可以不用透视，使用肌电图（EMG）即可。使用其他设备的辐射暴露可能会更高。

有学者进行了一项经皮置入螺钉的尸体研究，用来测试辐射暴露，所有螺钉的骨道均可接受，均置入骨组织内[139]。10 枚经皮椎弓根螺钉的总透视时间为 4 分 56 秒（平均每个螺钉 29 秒）。保护剂量低于报道剂量。环形剂量计记录总辐射剂量为 103mrem，每个螺钉 10.3mrem。对眼睛的辐射剂量是每个螺钉 2.35mrem。作者得出结论，当外科医生置入 4854 个螺钉时，眼睛的职业辐射接触剂量会超过限值，而置入 6396 个螺钉时，四肢的职业辐射接触剂量会超过限值。

尸体研究表明[38, 41, 140, 141]，与传统的使用透视比较，应用图像导航后医生辐射暴露较少。通过使用基于术前 CT 点匹配登记系统或者 iCT 图像导航系统，外科医生在术中无辐射暴露[64]。当术中需要采集透视图像或者术中 3D 透视研究以及 cbCT 图像导航，外科医生的辐射暴露取决于所使用的辐射剂量和辐射源的距离。在这些辐射的过程中，手术室工作人员可以退后躲到含铅墙壁后面或者退出手术室。

从患者的角度来看，基于术前 CT 的 IGSS 与透视相比有更高水平的辐射暴露[42, 142]。术中 cbCT 扫描相当于透视 40s，感兴趣区域（region-of-interest, ROI）CT 扫描接受大约一半的剂量[143]。一个患者经历 2 次 cbCT 扫描，即术前扫描输入数据和术中进行扫描验证位置，因而暴露的辐射剂量等同于 ROI 的 CT 扫描，即 80s 透视。这个辐射剂量与经皮透视下一个和两个椎间盘 TLIF 接受的辐射剂量相似[43]，但是低于经皮透视下一个椎体骨水泥注入时的辐射剂量[138]。

手术时间

一些文献研究了图像导航手术的时间。一些研究发现导航手术时间较长[11, 53, 115, 136, 144, 145]，而另有一些研究发现导航手术时间较短[117, 131, 134, 146]。

一些研究者发现随着他们学习曲线完善，手术时间逐渐减少，图像导航和手术时间之间的关系取决于在一个特定的医院导航系统应用的熟练程度。效果如何定义？如何放置红外摄像头不干扰导航？外科医生的学习曲线有多久？怎么进行 X 射线技术人员和手术团队之间的协调？

脊柱外科机器人导航

准确性

在一项尸体研究中，2 名经验丰富的脊柱外科医生在透视下置入胸腰椎椎弓根螺钉（对照组），而 13 名外科医生应用机器人导航在尸体胸腰段置入椎弓根螺钉（研究组）。12 具尸体共置入 234 枚椎弓根螺钉。按照 Gertzbein 和 Robbins 分类[10] 测量螺杆位置精度。机器人导航组的螺钉置入平均偏差为 1.1±0.4mm，在对照组为 2.6±0.7mm。研究组中 1.5% 发生4mm 以上椎弓根壁破坏，而对照组的发生率为 5.4%[147]。

在早期临床阶段，使用机器人导航的情况下，成功率为 93%，并且 96% 螺钉置钉准确[76]。

31 例患者接受机器人导航下后路经皮椎体间融合（posterior lumbar interbody fusion,PLIF）内固定手术，置入 133 枚椎弓根螺钉[73]。根据 Gertzbein 和 Robbins 评分系统[10]，在轴向平面上，91.7% 的螺钉归为 A 组，6.8% 为 B 组。在矢状面，81.2% 的螺钉归为 A 组，9.8% 为 B 组。在轴向平面 1 个螺钉评价为 C 组，在纵向平面 1 个螺钉评价为 D 组。

一个多中心回顾性研究分析了 635 例患者 3271 个椎弓根螺钉的位置，其中 49% 为经皮置入[70]。该研究包括了很多不同的临床病例，从简单的退行性疾病到严重的畸形。通过术后 CT 扫描评估 139 例 646 枚椎弓根螺钉的精度，其余患者是通过术中荧光透视评估椎弓根螺钉精确度。98% 的患者螺钉置入是临床可接受的。术后 CT 扫描证实，98.3% 的螺钉位于（635/646）安全区之内；89.3% 是完全位于椎弓根内，9% 穿透侧壁 <2mm，1.4% 穿透侧壁2～4mm，只有 2 枚（0.3%）螺钉超过椎弓根侧壁 4mm。4 例患者出现短暂神经功能障碍，随后程序改良后，没有出现永久性神经损伤。

有学者回顾性分析了 2006 年 57 例传统开放螺钉置入手术、2007 年 20 例开放机器人导航螺钉置入手术以及 2008—2010 年进行的 35 例经皮穿刺机器人导航椎弓根螺钉置入手术[72]，发现 94.5% 的机器人辅助螺钉、91.4% 的传统手术螺钉位于椎弓根或者紧邻椎弓根壁。经皮机器人导航组和开放机器人导航组结果没有差异。机器人导航手术螺钉错置率为 1%，而传统开放手术为 12.2%。

一项回顾性研究分析了 102 例机器人导航脊柱外科手术[71]，其中 95 例使用机器人导航螺钉置入。7 例未使用机器人导航，原因如下：严重畸形（1 例），身体质量指数非常高（1例），骨质量极差（1 例），由于术前硬件松动导致数据输入困难（1 例），平台安装困难（1例），技术与设备问题（2 例）。95 例患者成功置入 949 枚螺丝（计划置入螺丝的 1085 枚中87.5%），98.9% 的螺钉位置临床可接受。11 枚螺钉（1.0%）位置错误（推测原因可能是由于钻头"削薄"套管或套管针滑脱到小关节突的一侧）。术中发现 10 枚错置螺钉并纠正；1 例术后发现并通过翻修手术移除螺钉。机器人导航中置了 110 枚螺钉（10.1%），随后徒手置入螺钉，通常是由于术前数据输入错误和（或）技术性骨道问题（骨道轨迹超出了机器人的作业量）。

只有一个腰骶椎椎弓根螺钉置入的随机对照试验比较了徒手和机器人导航手术[74]。60例患者被随机分为两组，共置入 298 枚螺钉；徒手置入组 93% 的螺钉位置良好（Gertzbein和 Robbins 评分系统归类为 A 或者 B），机器人导航组为 85%。10 例机器人导航螺钉术中需要转换为徒手置入。1 例徒手螺钉置入错误，需要通过翻修手术纠正。

作者认为连接到手术床尾侧的仪器和头侧连接棘突的克氏针是不稳定的，从而导致活动和不正确的骨道轨迹，而有些情况下"套管打滑"（工作通道滑脱至关节突的一侧）也会导致螺钉位置置入错误。

本章作者是一名有经验的机器人导航脊柱外科医生，认为这些错置螺钉的外科医生仍然是处于学习曲线中。削薄（打滑）发生的几个原因：（1）计划在陡坡或骨嵴上置钉，导致入点丢失；（2）入点未准备或准备不充分（开放手术中破开骨皮质或者在经皮手术中使用特定的工具），导致引导工具的滑动；（3）引导工具插入太用力或过深，从而导致刮削（图 14.7）。作者本人犯过这些错误，并且教别人如何避免它们，但尚没有在学习曲线的早期进行随机对照试验。

辐射暴露

一项尸体研究比较机器人导航（研究组）椎弓根螺钉置入和透视下（对照组）椎弓根螺钉置入，发现研究组的外科医生平均辐射暴露为 4.2merm，而对照组为 136merm[147]。一项回顾性比较研究机器人导航和透视下椎弓根螺钉置入，发现机器人导航组每个螺丝的平均透视曝光时间为 34s，而传统的情况下为 77s[72]。唯一的一个随机对照试验比较机器人导航和透视下置钉，发现术中两组辐射暴露时间相同（1.9min），而机器人导航组由于术前 CT 导致患者增加了 411mGY cm 辐射剂量[74]。机器人导航的手术辐射暴露剂量反映出外科医生的信心。尸体的研究中辐射暴露水平反映出每个外科医生力争达到最好的手术效果[147]。

在学习曲线初期，应在 X 线透视下监视机器人导航过程的每一步；但是，随着医生经验积累，采取适当的手术技巧，辐射会很少。在作者的单位，登记拍摄的透视图像，然后按照术前计划的骨道轨迹进行钻孔（微创手术中放置克氏针或者开放手术中在钻好的椎弓根置入金属杆标记物），随后完成手术，关闭切口。手术过程中当导管打滑时，钻孔前再次通过透视评估螺钉的位置（未发表的数据）。在椎体骨水泥注入手术（稿件修改中）和脊柱融合手术（未发表的数据）时，这些措施会减少透视时间。

手术时间

对比透视和机器人导航的尸体研究中，12 具尸体置入了 234 枚椎弓根螺钉。机器人导航的平均手术时间是 1.23h，对照组为 1.98h[147]。在另一项随机对照试验中，与机器人导航手术

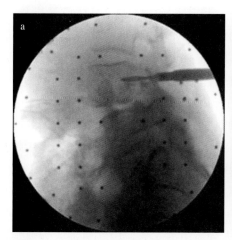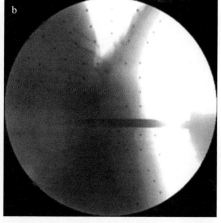

图 14.7　机器人辅助脊柱外科椎弓根螺钉误置存在三个主要原因：计划错误、不稳定的机器人平台和钻头打滑或工作通道套筒移位。（a）良好的手术技术保证椎弓根螺钉置钉满意。（b）在此过程中，套筒和导管过深，从而导致在小关节突滑动和侧位透视置钉错误。骨道通过手动纠正

（95min）相比，徒手置钉手术时间短（84min）[74]。但是，两组的手术室准备时间和整体手术时间没有不同。

本章作者一致认为，处于学习曲线时，机器人导航置钉手术时间要长一些；然而，根据我们的经验，当机器人导航手术与开放手术的熟练程度一致时，短节段固定的机器人导航手术与透视下手术的时间相似，但是对于长节段固定，机器人导航手术时间将缩短，尤其是经皮椎弓根螺钉手术。

远程脊柱外科手术机器人系统

远程外科手术机器人系统允许外科医生通过操纵杆或手动控制机器人操作手术器械。任务执行可以是被动或者主动的。迄今为止，在临床只有一个远程手术机器人系统在应用。虽然该系统主要用于泌尿科，它也已在两个猪模型中经腹膜后途径行 ALIF 手术[88, 94]。也有人在猪模型的胸腰段脊柱进行椎板开窗术、椎板切除术、椎间盘切除及缝合硬脊膜手术[91]。作者的结论是，随着合适的手术工具的发展，这种系统将用于临床。尸体研究表明，经口腔颅颈交界区机器人减压手术和这个区域硬膜内、外肿瘤的切除手术，在技术上是可行的[89]。

在人体试验中，已有机器人辅助经口腔颅颈交界区减压的病例报道[87]、经腹膜后机器人辅助腹腔镜切除左侧胸椎神经纤维瘤的病例报道[90]、椎旁纵隔神经源性肿瘤例如神经鞘瘤的病例报道[92]以及经腹膜入路切除腰骶椎旁肿物的病例报道[93]。

应用图像或机器人导航的现实问题

影像导航脊柱外科随着 cbCT 的应用越来越"成熟"，因为它可以在"正确"的位置进行术中扫描，同时对几个运动节段进行同步化。这些系统允许离开手术室前进行验证扫描。这减少了外科医生和手术室工作人员的职业暴露，但患者的辐射显著增加。越来越多的外科医生正在从事微创脊柱手术。他们的辐射暴露显著增加，并且也有早期翻修手术辐射剂量增加高达 10% 的报道[148]。考虑到这些问题，制定某种规范或者指南势在必行。此外，在后路融合的翻修手术、解剖异常或者脊柱畸形的情况下，应用图像或机器人导航接受的辐射剂量会明显不同。在这些情况下，花费在椎间孔成形术或者暴露螺钉置入点解剖标志的精力，现在可以转移到翻修手术的其他重要步骤中，例如椎管扩大神经减压。只需要简单的一步，使用预先用于计划的导航系统软件，手术将变得更简单，通过术前暴露骨组织和神经解剖变异，制定适当的计划，可以避免螺钉在不能置入位置进行无谓的尝试。

决定使用图像或机器人导航对于脊柱外科医生并不是一件容易事。需要克服很多障碍：

1. "我并不需要它，我可以比机器做得更好"的心态必须改变。事实上，在大多数情况下，机器设备比一般的外科医生操作精确度高，且辐射暴露较低。承认这些事实是外科医生的第一步，之后，就会有兴趣寻找导航系统。

2. 医生从图像或机器人导航获益之前，存在一个学习曲线，这需要一些时间。二维透视图像导航系统最直观，最初始，脊柱外科医生可以先采用这个导航系统。更复杂的系统需要一个较长的学习曲线；然而，对于导航系统和手术步骤进行深入的了解后，可以重复椎弓根螺钉的位置，很少发生错置。学习曲线使许多外科医生失去了耐心，并停止使用该导航系统。需要制定激励制度和相关纪律以达到长期目标。

3. 这些导航系统很昂贵，并不是全世界所有脊柱外科都能购买。在未来，其价格将下降。这是因为大量生产、竞争和设备简化的结果。现在，重要的是通过医院管理工作，让患者和工作人员知道可以从导航系统中获益。

4. 这些导航系统很复杂，它们需要在手术室占据显著的空间，并需要受过训练的人员来操作它们。与大多数导航系统一样，电缆连接无菌区和导航系统，并且外科医生和手术室工作人员必须通过开放的"视线"保持红外线照相机和导航工具正常运行。这就需要能够对导航系统进行适当的设置。在未来，将不再需要"视线"看着这些仪器设备，外科医生在手术操作过程中通过无线系统使导航系统自动运行或者停止，从而减少了他们控制仪器设备的精力。

选择使用图像导航的外科医生必须记住一个简单的事实：他们的目光必须集中在屏幕显示的虚拟解剖和虚拟工具上。否则可能会出现导航错误：

1. 扫描错误
2. 患者的解剖结构扫描后录入系统质量较差
3. 系统录入后，解剖结构相对参考图像发生了运动
4. 参考图像和相关解剖结构之间的差距太大
5. 参考图像变异或不稳定
6. 由红外线相机获得的参考图像的角度不佳
7. 偏斜或变形的工具在屏幕上产生了一个错误的骨道轨迹

当前的系统需要某种形式的电离辐射成像。未来的系统可基于术前的 MRI 和术中超声或者术前 MRI 的 EM 点匹配，这将减少医生和患者的电离辐射危险，但是，这些想法还不能在短期内实现。

选择使用机器人导航的外科医生必须记住几个简单的规则：

1. 操作平台是不能移动的。无论它是一个夹子、Hover T，或者单侧或双侧的安装在手术床的设备，医生必须确保在开始操作之前是一个稳定的操作平台。

2. 正侧位和 60° 斜位的透视图像必须清楚地看到所操作目标的中心。患者必须在此步骤保持不动。在透视图像采集的过程中，如果呼吸运动过程中患者会产生移动，需要麻醉师暂时停止患者呼吸。

3. 外科医生应该对半自动登记录入进行视觉验证。如果术前 CT 和术中透视图像之间发生了移动，外科医生应该确认平台是稳定的，重复透视验证，保证机器人导航系统获得足够的登记信息。

4. 确保机器人连接到正确的位置，并与操作工作站的工作人员随时保持不间断的和清晰的沟通。将手臂正确连接到机器人，工作站屏幕上的骨道轨迹计划应该清晰明确。选择正确的导航工具，钻孔钻入正确的长度。

5. 皮肤切口设计应该与套管针置入位置相符。根据骨道轨迹，切开筋膜。推动套管针，轻轻地引导导管通过肌肉，直到椎弓根入点，但是不要将导管置入太深。保持导管不接触骨性解剖，从而避免打滑（图 14.7）。移除套管，在椎弓根置入点放置带齿工作通道。这一步存在一个学习曲线，外科医生经过几次在骨嵴的刮削或打滑，才能正确确定入点。在开放手术中，外科医生必须确保导向工具经过椎旁肌时没有施加压力，因为这可能会导致刮削和螺钉错位。

6. 钻头全速前进，同时稳定工作通道的顶端，以防止出现移位。

7. 每个骨道保留一个克氏针作为标记，然后制作下一个骨道。应该确保机器人手臂断开时没有额外的力施加，因为这可能导致平台发生移动，尤其在使用一个单边床贴装器件时。

使用机器人导航的医生应该记住，图像导航下手术与传统手术是不同的。在图像导航下进行手术，医生需要按照屏幕上的虚拟骨道轨迹获得"我要去哪里"的感觉；然而，当错误的骨道钻出时，机器人导航却没有控制机制来及时提醒医生。本章作者认为这是当前可用的机器人导航系统中最薄弱的环节，并建议应开发出从计划入点出现任何偏差的反馈机制。在当前的导航系统中，入点应该使用经皮的工具确定，在开放手术中咬除部分骨质，为带齿工作通道创造一个舒适的"着陆区"。此外，在使用软件计划手术的时候，了解着陆区域的三维解剖非常重要，可以有效避免导管刮削和打滑的风险。在学习曲线的起点医生应该通过透视检查来控制自己的手术步骤。慢慢的，医生已经发展到能够感觉到刮削和打滑的能力，这时可以减少透视。

机器人导航目前基于术前 CT 扫描。公司最初的协议要求高能量 CT 薄片成像进行登记录入，以利于术中透视。根据这样的协议，患者 CT 扫描辐射剂量很高，因此，本章作者和公司之间进行了交流，对术前 CT 协议进行了两处修改。修改后的协议使患者接受的辐射剂量减少到原来协议的 25%，这个水平接近脊柱的正常 CT 扫描剂量。

提供触觉的专用远程手术系统将是一个重大的突破，这项技术让脊柱外科医生充分从此项技术中获益[91]。这些好处包括更好的人体工程学设计，减少疲劳，每天可以做更多的手术；可以有效改善年龄较大医生的手抖、手指握力下降及视力恶化等情况；以及外科领域放大的三维可视化图像。远程手术系统更加微创，对组织的牵拉更少，出血更少，由于手术视野清晰，撕裂硬脊膜的概率更低。

外科医生将远程手术系统与图像和（或）机器人导航相结合，可以通过机器人进行减压和脊髓手术，并且机器人能够协助医生完成复杂的手术，如截骨矫形术。

结　论

图像导航系统极大地推进了脊柱外科的进步，已经实现从颈椎到骶椎、从正面到背面的覆盖，提高了精度，减少了医生和手术室工作人员的辐射暴露。未来系统有望使解剖可视化，减少登记录入错误，并且不依赖电离辐射成像技术。

机器人导航脊柱外科正处于起步阶段，许多系统处在不同的发展阶段。目前市场上的机器人系统已被证明是精确的，能够减少在学习曲线下坡的外科医生手的辐射量。但是该系统缺乏一个提醒医生的机制，以免导管在正确的入点打滑。

结合某种形式的导航和触觉功能，远程手术系统的未来是令人兴奋的，并会使脊柱外科医生的能力大大增强，远远超出了当前的医疗水平。

（何玉保　译　张彤童　审校）

参考文献

1. Weinstein JN, Lurie JD, Olson PR, Bronner KK, Fisher ES. United States' trends and regional variations in lumbar spine surgery: 1992–2003. Spine (Phila Pa 1976). 2006; 31(23):2707–14.

2. Amiot LP, Lang K, Putzier M, Zippel H, Labelle H. Comparative results between conventional and computer-assisted pedicle screw installation in the thoracic, lumbar, and sacral spine. Spine (Phila Pa 1976). 2000; 25(5):606–14.

3. Belmont Jr PJ, Klemme WR, Dhawan A, Polly Jr DW. In vivo accuracy of thoracic pedicle screws. Spine (Phila Pa 1976). 2001; 26(21):2340–6.

4. Belmont Jr PJ, Klemme WR, Robinson M, Polly Jr DW. Accuracy of thoracic pedicle screws in patients with and without coronal plane spinal deformities. Spine (Phila Pa 1976). 2002; 27(14):1558–66.

5. Boachie-Adjei O, Girardi FP, Bansal M, Rawlins BA. Safety and efficacy of pedicle screw placement for adult spinal deformity with a pedicle-probing conventional anatomic technique. J Spinal Disord. 2000; 13(6):496–500.

6. Carbone JJ, Tortolani PJ, Quartararo LG. Fluoroscopically assisted pedicle screw fixation for thoracic and thoracolumbar injuries: technique and short-term complications. Spine (Phila Pa 1976). 2003; 28(1):91–7.

7. Castro WH, Halm H, Jerosch J, Malms J, Steinbeck J, Blasius S. Accuracy of pedicle screw placement in lumbar vertebrae. Spine (Phila Pa 1976). 1996; 21(11):1320–4.

8. Esses SI, Sachs BL, Dreyzin V. Complications associated with the technique of pedicle screw fixation. A selected survey of ABS members. Spine (Phila Pa 1976). 1993; 18(15):2231–8; discussion 8–9.

9. Farber GL, Place HM, Mazur RA, Jones DE, Damiano TR. Accuracy of pedicle screw placement in lumbar fusions by plain radiographs and computed tomography. Spine (Phila Pa 1976). 1995; 20(13):1494–9.

10. Gertzbein SD, Robbins SE. Accuracy of pedicular screw placement in vivo. Spine (Phila Pa 1976). 1990; 15(1):11–4.

11. Laine T, Lund T, Ylikoski M, Lohikoski J, Schlenzka D. Accuracy of pedicle screw insertion with and without computer assistance: a randomised controlled clinical study in 100 consecutive patients. Eur Spine J. 2000; 9(3):235–40.

12. Laine T, Makitalo K, Schlenzka D, Tallroth K, Poussa M, Alho A. Accuracy of pedicle screw insertion: a prospective CT study in 30 low back patients. Eur Spine J. 1997; 6(6):402–5.

13. Liljenqvist UR, Halm HF, Link TM. Pedicle screw instrumentation of the thoracic spine in idiopathic scoliosis. Spine (Phila Pa 1976). 1997; 22(19):2239–45.

14. Lonstein JE, Denis F, Perra JH, Pinto MR, Smith MD, Winter RB. Complications associated with pedicle screws. J Bone Joint Surg Am. 1999; 81(11):1519–28.

15. Odgers CJ, Vaccaro AR, Pollack ME, Cotler JM. Accuracy of pedicle screw placement with the assistance of lateral plain radiography. J Spinal Disord. 1996; 9(4):334–8.

16. Schulze CJ, Munzinger E, Weber U. Clinical relevance of accuracy of pedicle screw placement. A computed tomographic-supported analysis. Spine (Phila Pa 1976). 1998; 23(20):2215–20; discussion 20–1.

17. Ludwig SC, Kramer DL, Balderston RA, Vaccaro AR, Foley KF, Albert TJ. Placement of pedicle screws in the human cadaveric cervical spine: comparative accuracy of three techniques. Spine (Phila Pa 1976). 2000; 25(13):1655–67.

18. Yoshimoto H, Sato S, Hyakumachi T, Yanagibashi Y, Masuda T. Spinal reconstruction using a cervical pedicle screw system. Clin Orthop Relat Res. 2005; 431:111–9.

19. Gelalis ID, Paschos NK, Pakos EE, Politis AN, Arnaoutoglou CM, Karageorgos AC, et al. Accuracy of pedicle screw placement: a systematic review of prospective in vivo studies comparing free hand, fluoroscopy guidance and navigation techniques. Eur Spine J. 2012; 21(2):247–55.

20. Suk SI, Lee CK, Kim WJ, Chung YJ, Park YB. Segmental pedicle screw fixation in the treatment of thoracic idiopathic scoliosis. Spine (Phila Pa 1976). 1995; 20(12):1399–405.

21. Tian NF, Huang QS, Zhou P, Zhou Y, Wu RK, Lou Y, et al. Pedicle screw insertion accuracy with different assisted methods: a systematic review and meta-analysis of comparative studies. Eur Spine J. 2011; 20(6):846–59.

22. Vaccaro AR, Rizzolo SJ, Allardyce TJ, Ramsey M, Salvo J, Balderston RA, et al. Placement of pedicle screws in the thoracic spine. Part I: morphometric analysis of the thoracic vertebrae. J Bone Joint Surg Am. 1995; 77(8):1193–9.

23. Vaccaro AR, Rizzolo SJ, Balderston RA, Allardyce TJ, Garfin SR, Dolinskas C, et al. Placement of pedicle screws in the thoracic spine. Part II: an anatomical and radiographic assessment. J Bone Joint Surg Am. 1995; 77(8):1200–6.

24. Weinstein JN, Spratt KF, Spengler D, Brick C, Reid S. Spinal pedicle fixation: reliability and validity of roentgenogram-based assessment and surgical factors on successful screw placement. Spine (Phila Pa 1976). 1988; 13(9):1012–8.

25. Xu R, Ebraheim NA, Ou Y, Yeasting RA. Anatomic considerations of pedicle screw placement in the thoracic spine. Roy-Camille technique versus open-lamina technique. Spine (Phila Pa 1976). 1998; 23(9):1065–8.

26. Schwarzenbach O, Berlemann U, Jost B, Visarius H, Arm E, Langlotz F, et al. Accuracy of computer-assisted pedicle screw placement. An in vivo computed tomography analysis. Spine (Phila Pa 1976). 1997; 22(4):452–8.

27. Welch WC, Subach BR, Pollack IF, Jacobs GB. Frameless stereotactic guidance for surgery of the upper cervical spine. Neurosurgery. 1997; 40(5):958–63; discussion 63–4.

28. Boos N, Webb JK. Pedicle screw fixation in spinal disorders: a European view. Eur Spine J. 1997; 6(1):2–18.

29. Kakkos SK, Shepard AD. Delayed presentation of aortic injury by pedicle screws: report of two cases and review of the literature. J Vasc Surg. 2008; 47(5):1074–82.

30. O'Brien JR, Krushinski E, Zarro CM, Sciadini M, Gelb D, Ludwig S. Esophageal injury from thoracic pedicle screw placement in a polytrauma patient: a case report and literature review. J Orthop Trauma. 2006; 20(6):431–4.

31. Tian NF, Xu HZ. Image-guided pedicle screw insertion accuracy: a meta-analysis. Int Orthop. 2009; 33(4):895–903.

32. Patel AA, Whang PG, Vaccaro AR. Overview of computer-assisted image-guided surgery of the spine. Semin Spin Surg. 2008; 20:186–94.

33. Perisinakis K, Damilakis J, Theocharopoulos N, Papadokostakis G, Hadjipavlou A, Gourtsoyiannis N. Patient exposure and associated radiation risks from fluoroscopically guided vertebroplasty or kyphoplasty.

Radiology. 2004; 232(3):701–7.

34. Chou LB, Cox CA, Tung JJ, Harris AH, Brooks-Terrell D, Sieh W. Prevalence of cancer in female orthopaedic surgeons in the United States. J Bone Joint Surg Am. 2010; 92(1): 240–4.

35. Mastrangelo G, Fedeli U, Fadda E, Giovanazzi A, Scoizzato L, Saia B. Increased cancer risk among surgeons in an orthopaedic hospital. Occup Med (Lond). 2005; 55(6):498–500.

36. de Berrington Gonzalez A, Mahesh M, Kim KP, Bhargavan M, Lewis R, Mettler F, et al. Projected cancer risks from computed tomographic scans performed in the United States in 2007. Arch Intern Med. 2009; 169(22):2071–7.

37. FDA X-Ray record card. Guidelines. Initiative to reduce unnecessary radiation exposure from medical imaging. 2010. Available from: http://www.fda.gov/downloads/Radiation-EmittingProducts/ RadiationSafety/RadiationDoseReduction/UCM200087.pdf . Accessed 23 Jan 2013.

38. Linhardt O, Perlick L, Luring C, Stern U, Plitz W, Grifka J. Extracorporeal single dose and radiographic dosage in image-controlled and fluoroscopic navigated pedicle screw implantation. Z Orthop Ihre Grenzgeb. 2005; 143(2):175–9.

39. Perisinakis K, Theocharopoulos N, Damilakis J, Katonis P, Papadokostakis G, Hadjipavlou A, et al. Estimation of patient dose and associated radiogenic risks from fluoroscopically guided pedicle screw insertion. Spine (Phila Pa 1976). 2004; 29(14):1555–60.

40. Sagi HC, Manos R, Benz R, Ordway NR, Connolly PJ. Electromagnetic field-based imageguided spine surgery part one: results of a cadaveric study evaluating lumbar pedicle screw placement. Spine (Phila Pa 1976). 2003; 28(17):2013–8.

41. Sagi HC, Manos R, Park SC, Von Jako R, Ordway NR, Connolly PJ. Electromagnetic fieldbased image-guided spine surgery part two: results of a cadaveric study evaluating thoracic pedicle screw placement. Spine (Phila Pa 1976). 2003; 28(17):E351–4.

42. Slomczykowski M, Roberto M, Schneeberger P, Ozdoba C, Vock P. Radiation dose for pedicle screw insertion. Fluoroscopic method versus computer-assisted surgery. Spine (Phila Pa 1976). 1999; 24(10):975–82; discussion 83.

43. Bindal RK, Glaze S, Ognoskie M, Tunner V, Malone R, Ghosh S. Surgeon and patient radiation exposure in minimally invasive transforaminal lumbar interbody fusion. J Neurosurg Spine. 2008; 9(6):570–3.

44. Harstall R, Heini PF, Mini RL, Orler R. Radiation exposure to the surgeon during fluoroscopically assisted percutaneous vertebroplasty: a prospective study. Spine (Phila Pa 1976). 2005; 30(16):1893–8.

45. Singer G. Occupational radiation exposure to the surgeon. J Am Acad Orthop Surg. 2005; 13(1):69–76.

46. George DC, Krag MH, Johnson CC, Van Hal ME, Haugh LD, Grobler LJ. Hole preparation techniques for transpedicle screws. Effect on pull-out strength from human cadaveric vertebrae. Spine (Phila Pa 1976). 1991; 16(2):181–4.

47. Brasiliense LB, Theodore N, Lazaro BC, Sayed ZA, Deniz FE, Sonntag VK, et al. Quantitative analysis of misplaced pedicle screws in the thoracic spine: how much pullout strength is lost? Presented at the 2009 joint spine section meeting. J Neurosurg Spine. 2010; 12(5):503–8.

48. Holly LT, Foley KT. Image guidance in spine surgery. Orthop Clin North Am. 2007; 38(3):451–61; abstract viii.

49. Quinones-Hinojosa A, Robert Kolen E, Jun P, Rosenberg WS, Weinstein PR. Accuracy over space and

time of computer-assisted fluoroscopic navigation in the lumbar spine in vivo. J Spinal Disord Tech. 2006; 19(2):109–13.

50. Fitzpatrick JM, West JB, Maurer Jr CR. Predicting error in rigid-body point-based registration. IEEE Trans Med Imaging. 1998; 17(5):694–702.

51. Holly LT, Bloch O, Johnson JP. Evaluation of registration techniques for spinal image guidance. J Neurosurg Spine. 2006; 4(4):323–8.

52. Nottmeier EW. A review of image-guided spinal surgery. J Neurosurg Sci. 2012; 56(1):35–47.

53. Lee TC, Yang LC, Liliang PC, Su TM, Rau CS, Chen HJ. Single versus separate registration for computer-assisted lumbar pedicle screw placement. Spine (Phila Pa 1976). 2004; 29(14): 1585–9.

54. Nottmeier EW, Crosby TL. Timing of paired points and surface matching registration in threedimensional (3D) image-guided spinal surgery. J Spinal Disord Tech. 2007; 20(4):268–70.

55. Peterson MD, Nelson LM, McManus AC, Jackson RP. The effect of operative position on lumbar lordosis. A radiographic study of patients under anesthesia in the prone and 90–90 positions. Spine (Phila Pa 1976). 1995; 20(12):1419–24.

56. Deen HG, Nottmeier EW. Balloon kyphoplasty for treatment of sacral insufficiency fractures. Report of three cases. Neurosurg Focus. 2005; 18(3):e7.

57. Florensa R, Munoz J, Cardiel I, Bescos A, Tardaguila M, Plans G, et al. Posterior spinal instrumentation image guided and assisted by neuronavigation. Experience in 120 cases. Neurocirugia (Astur). 2011; 22(3):224–34.

58. Sakai Y, Matsuyama Y, Yoshihara H, Nakamura H, Nakashima S, Ishiguro N. Simultaneous registration with ct-fluoro matching for spinal navigation surgery. A case report. Nagoya J Med Sci. 2006; 68(1–2): 45–52.

59. von Jako R, Finn MA, Yonemura KS, Araghi A, Khoo LT, Carrino JA, et al. Minimally invasive percutaneous transpedicular screw fixation: increased accuracy and reduced radiation exposure by means of a novel electromagnetic navigation system. Acta Neurochir (Wien). 2011; 153(3):589–96.

60. von Jako RA, Carrino JA, Yonemura KS, Noda GA, Zhue W, Blaskiewicz D, et al. Electromagnetic navigation for percutaneous guide-wire insertion: accuracy and efficiency compared to conventional fluoroscopic guidance. Neuroimage. 2009; 47 Suppl 2: T127–32.

61. Penzkofer T, Isfort P, Bruners P, Wiemann C, Kyriakou Y, Kalender WA, et al. Robot arm based flat panel CT-guided electromagnetic tracked spine interventions: phantom and animal model experiments. Eur Radiol. 2010; 20(11):2656–62.

62. Cui G, Wang Y, Kao TH, Zhang Y, Liu Z, Liu B, et al. Application of intraoperative computed tomography with or without navigation system in surgical correction of spinal deformity: a preliminary result of 59 consecutive human cases. Spine (Phila Pa 1976). 2012; 37(10):891–900.

63. Nottmeier EW, Crosby T. Timing of vertebral registration in three-dimensional, fluoroscopybased, image-guided spinal surgery. J Spinal Disord Tech. 2009; 22(5):358–60.

64. Scheufler KM, Cyron D, Dohmen H, Eckardt A. Less invasive surgical correction of adult degenerative scoliosis, part I: technique and radiographic results. Neurosurgery. 2010; 67(3):696–710.

65. Scheufler KM, Cyron D, Dohmen H, Eckardt A. Less invasive surgical correction of adult degenerative scoliosis. Part II: complications and clinical outcome. Neurosurgery. 2010; 67(6):1609–21; discussion 21.

66. Taylor RH, Stoianovici D. Medical robotics in computer-integrated surgery. IEEE Trans Robot Automat. 2003; 19(5):765–81.

67. Barzilay Y, Kaplan L, Liebergall M. Miniature robotic guidance for spine surgery. In: Bozociv V, editor. Medical robotics. Available online: http://www.intechopen.com/books/medical_robotics/miniature_ robotic_guidance_for_spine_surgery . Accessed 8 Jan 2013. InTech Open: Rijeka; 2008.

68. Nathoo N, Cavusoglu MC, Vogelbaum MA, Barnett GH. In touch with robotics: neurosurgery for the future. Neurosurgery. 2005; 56(3):421–33; discussion –33.

69. Bertelsen A, Melo J, Sánchez E, Borro D. A review of surgical robots for spinal interventions. Int J Med Robot. 2012; 1(2):18–34.

70. Devito DP, Kaplan L, Dietl R, Pfeiffer M, Horne D, Silberstein B, et al. Clinical acceptance and accuracy assessment of spinal implants guided with SpineAssist surgical robot: retrospective study. Spine (Phila Pa 1976). 2010; 35(24):2109–15.

71. Hu X, Ohnmeiss DD, Lieberman IH. Robotic-assisted pedicle screw placement: lessons learned from the first 102 patients. Eur Spine J. 2013; 22:661–6.

72. Kantelhardt SR, Martinez R, Baerwinkel S, Burger R, Giese A, Rohde V. Perioperative course and accuracy of screw positioning in conventional, open robotic-guided and percutaneous robotic-guided, pedicle screw placement. Eur Spine J. 2011; 20(6):860–8.

73. Pechlivanis I, Kiriyanthan G, Engelhardt M, Scholz M, Lucke S, Harders A, et al. Percutaneous placement of pedicle screws in the lumbar spine using a bone mounted miniature robotic system: first experiences and accuracy of screw placement. Spine (Phila Pa 1976). 2009; 34(4):392–8.

74. Ringel F, Stüer C, Reinke A, Preuss A, Behr M, Auer F, et al. Accuracy of robot-assisted placement of lumbar and sacral pedicle screws: a prospective randomized comparison to conventional freehand screw implantation. Spine (Phila Pa 1976). 2012; 37(8):E496–501.

75. Roser F, Tatagiba M, Maier G. Spinal robotics: current applications and future perspectives. Neurosurgery. 2013; 72 Suppl 1:A12–8.

76. Sukovich W, Brink-Danan S, Hardenbrook M. Miniature robotic guidance for pedicle screw placement in posterior spinal fusion: early clinical experience with the SpineAssist. Int J Med Robot. 2006; 2(2):114–22.

77. Shoham M, Burman J, Zehavi E, Joskowicz L, Batkilin E, Kunicher Y. Bone-mounted miniature robot for surgical procedures: concept and clinical applications. IEEE Trans Robot Automat. 2003; 19(5):893–901.

78. Wolf A, Shoham M, Michael S, Moshe R. Feasibility study of a mini, bone-attached, robotic system for spinal operations: analysis and experiments. Spine (Phila Pa 1976). 2004; 29(2):220–8.

79. Lieberman IH, Togawa D, Kayanja MM, Reinhardt MK, Friedlander A, Knoller N, et al. Bone-mounted miniature robotic guidance for pedicle screw and translaminar facet screw placement: part I–technical development and a test case result. Neurosurgery. 2006; 59(3): 641–50; discussion –50.

80. Togawa D, Kayanja MM, Reinhardt MK, Shoham M, Balter A, Friedlander A, et al. Bonemounted miniature robotic guidance for pedicle screw and translaminar facet screw placement: part 2 – evaluation of system accuracy. Neurosurgery. 2007; 60(2 Suppl 1):ONS129–39; discussion ONS39.

81. Barzilay Y, Liebergall M, Fridlander A, Knoller N. Miniature robotic guidance for spine surgery– introduction of a novel system and analysis of challenges encountered during the clinical development phase at two spine centres. Int J Med Robot. 2006; 2(2):146–53.

82. Shoham M, Lieberman IH, Benzel EC, Togawa D, Zehavi E, Zilberstein B, et al. Robotic assisted spinal surgery – from concept to clinical practice. Comput Aided Surg. 2007; 12(2):105–15.

83. Kim S, Chung J, Yi BJ, Kim YS. An assistive image-guided surgical robot system using O-arm fluoroscopy for pedicle screw insertion: preliminary and cadaveric study. Neurosurgery. 2010; 67(6):1757–67; discussion 67.

84. Kostrzewski S, Duff JM, Baur C, Olszewski M. Robotic system for cervical spine surgery. Int J Med Robot. 2012; 8(2):184–90.

85. Ortmaier T, Weiss H, Dobele S, Schreiber U. Experiments on robot-assisted navigated drilling and milling of bones for pedicle screw placement. Int J Med Robot. 2006; 2(4):350–63.

86. Lee J, Hwang I, Kim K, Choi S, Chung WK, Kim YS. Cooperative robotic assistant with drill-by-wire end-effector for spinal fusion surgery. Ind Robot: Int J. 2009; 36(1):60–72.

87. Lee JY, Lega B, Bhowmick D, Newman JG, O' Malley Jr BW, Weinstein GS, et al. Da Vinci robot-assisted transoral odontoidectomy for basilar invagination. ORL J Otorhinolaryngol Relat Spec. 2010; 72(2):91–5.

88. Kim MJ, Ha Y, Yang MS, Yoon do H, Kim KN, Kim H, et al. Robot-assisted anterior lumbar interbody fusion (ALIF) using retroperitoneal approach. Acta Neurochir (Wien). 2010; 152(4):675–9.

89. Lee JY, O'Malley BW, Newman JG, Weinstein GS, Lega B, Diaz J, et al. Transoral robotic surgery of craniocervical junction and atlantoaxial spine: a cadaveric study. J Neurosurg Spine. 2010; 12(1):13–8.

90. Moskowitz RM, Young JL, Box GN, Pare LS, Clayman RV. Retroperitoneal transdiaphragmatic robotic-assisted laparoscopic resection of a left thoracolumbar neurofibroma. JSLS. 2009; 13(1):64–8.

91. Ponnusamy K, Chewning S, Mohr C. Robotic approaches to the posterior spine. Spine (Phila Pa 1976). 2009; 34(19):2104–9.

92. Ruurda JP, Hanlo PW, Hennipman A, Broeders IA. Robot-assisted thoracoscopic resection of a benign mediastinal neurogenic tumor: technical note. Neurosurgery. 2003; 52(2):462–4; discussion 4.

93. Yang MS, Kim KN, Yoon do H, Pennant W, Ha Y. Robot-assisted resection of paraspinal schwannoma. J Korean Med Sci. 2011; 26(1):150–3.

94. Yang MS, Yoon do H, Kim KN, Kim H, Yang JW, Yi S. Robot-assisted anterior lumbar interbody fusion in a swine model in vivo test of the da Vinci surgical-assisted spinal surgery system. Spine (Phila Pa 1976). 2011; 36(2):E139–43.

95. Arand M, Hartwig E, Hebold D, Kinzl L, Gebhard F. Precision analysis of navigation-assisted implanted thoracic and lumbar pedicled screws. A prospective clinical study. Unfallchirurg. 2001; 104(11):1076–81.

96. Arand M, Schempf M, Fleiter T, Kinzl L, Gebhard F. Qualitative and quantitative accuracy of CAOS in a standardized in vitro spine model. Clin Orthop Relat Res. 2006; 450:118–28.

97. Assaker R, Reyns N, Vinchon M, Demondion X, Louis E. Transpedicular screw placement: image-guided versus lateral-view fluoroscopy: in vitro simulation. Spine (Phila Pa 1976). 2001; 26(19):2160–4.

98. Austin MS, Vaccaro AR, Brislin B, Nachwalter R, Hilibrand AS, Albert TJ. Image-guided spine surgery: a cadaver study comparing conventional open laminoforaminotomy and two image-guided techniques for pedicle screw placement in posterolateral fusion and nonfusion models. Spine (Phila Pa 1976). 2002; 27(22):2503–8.

99. Choi WW, Green BA, Levi AD. Computer-assisted fluoroscopic targeting system for pedicle screw

insertion. Neurosurgery. 2000; 47(4):872–8.

100. Fu TS, Wong CB, Tsai TT, Liang YC, Chen LH, Chen WJ. Pedicle screw insertion: computed tomography versus fluoroscopic image guidance. Int Orthop. 2008; 32(4):517–21.

101. Gruetzner P, Waelti H, Vock B, Axel H, Nolte LP, Wentzensen A. Navitation using fluoro-CT technology: concept and clinical experience in a new method for intraoperative navigation. Eur J Trauma. 2004; 30(3):161–70.

102. Hart RA, Hansen BL, Shea M, Hsu F, Anderson GJ. Pedicle screw placement in the thoracic spine: a comparison of image-guided and manual techniques in cadavers. Spine (Phila Pa 1976). 2005; 30(12):E326–31.

103. Ito H, Neo M, Yoshida M, Fujibayashi S, Yoshitomi H, Nakamura T. Efficacy of computerassisted pedicle screw insertion for cervical instability in RA patients. Rheumatol Int. 2007; 27(6):567–74.

104. John PS, James C, Antony J, Tessamma T, Ananda R, Dinesh K. A novel computer-assisted technique for pedicle screw insertion. Int J Med Robot. 2007; 3:59–63.

105. Kotani Y, Abumi K, Ito M, Takahata M, Sudo H, Ohshima S, et al. Accuracy analysis of pedicle screw placement in posterior scoliosis surgery: comparison between conventional fluoroscopic and computer-assisted technique. Spine (Phila Pa 1976). 2007; 32(14):1543–50.

106. Laine T, Schlenzka D, Makitalo K, Tallroth K, Nolte LP, Visarius H. Improved accuracy of pedicle screw insertion with computer-assisted surgery. A prospective clinical trial of 30 patients. Spine (Phila Pa 1976). 1997; 22(11):1254–8.

107. Lee GY, Massicotte EM, Rampersaud YR. Clinical accuracy of cervicothoracic pedicle screw placement: a comparison of the "open" lamino-foraminotomy and computer-assisted techniques. J Spinal Disord Tech. 2007; 20(1):25–32.

108. Lekovic GP, Potts EA, Karahalios DG, Hall G. A comparison of two techniques in imageguided thoracic pedicle screw placement: a retrospective study of 37 patients and 277 pedicle screws. J Neurosurg Spine. 2007; 7(4):393–8.

109. Li SG, Sheng L, Zhao H. Computer-assisted navigation technique in the spinal pedical screw internal fixation. J Clin Rehabil Tissue Eng Res. 2009; 13:3365–9.

110. Li Y. The study of clinical anatomy of cervical pedicle with Iso-C arm and clinical application of Iso-C navigation system. Master's thesis, Shandong University; 2007.

111. Liu YJ, Tian W, Liu B, Li Q, Hu L, Li ZY, et al. Accuracy of CT-based navigation of pedicle screws implantation in the cervical spine compared with X-ray fluoroscopy technique. Zhonghua Wai Ke Za Zhi. 2005; 43(20):1328–30.

112. Ludwig SC, Kowalski JM, Edwards 2nd CC, Heller JG. Cervical pedicle screws: comparative accuracy of two insertion techniques. Spine (Phila Pa 1976). 2000; 25(20):2675–81.

113. Merloz P, Tonetti J, Pittet L, Coulomb M, Lavallee S, Sautot P. Pedicle screw placement using image guided techniques. Clin Orthop Relat Res. 1998; 354:39–48.

114. Merloz P, Troccaz J, Vouaillat H, Vasile C, Tonetti J, Eid A, et al. Fluoroscopy-based navigation system in spine surgery. Proc Inst Mech Eng H. 2007; 221(7):813–20.

115. Mirza SK, Wiggins GC, Kuntz C, York JE, Bellabarba C, Knonodi MA, et al. Accuracy of thoracic vertebral body screw placement using standard fluoroscopy, fluoroscopic image guidance, and computed

tomographic image guidance: a cadaver study. Spine (Phila Pa 1976). 2003; 28(4):402–13.

116. Nottmeier EW, Seemer W, Young PM. Placement of thoracolumbar pedicle screws using three-dimensional image guidance: experience in a large patient cohort. J Neurosurg Spine. 2009; 10(1):33–9.

117. Rajasekaran S, Vidyadhara S, Ramesh P, Shetty AP. Randomized clinical study to compare the accuracy of navigated and non-navigated thoracic pedicle screws in deformity correction surgeries. Spine (Phila Pa 1976). 2007; 32(2):E56–64.

118. Richter M, Cakir B, Schmidt R. Cervical pedicle screws: conventional versus computerassisted placement of cannulated screws. Spine (Phila Pa 1976). 2005; 30(20):2280–7.

119. Sakai Y, Matsuyama Y, Nakamura H, Katayama Y, Imagama S, Ito Z, et al. Segmental pedicle screwing for idiopathic scoliosis using computer-assisted surgery. J Spinal Disord Tech. 2008; 21(3):181–6.

120. Schnake KJ, Konig B, Berth U, Schroeder RJ, Kandziora F, Stockle U, et al. Accuracy of CT-based navigation of pedicle screws in the thoracic spine compared with conventional technique. Unfallchirurg. 2004; 107(2):104–12.

121. Seller K, Wild A, Urselmann L, Krauspe R. Prospective screw misplacement analysis after conventional and navigated pedicle screw implantation. Biomed Tech (Berl). 2005; 50(9):287–92.

122. Tian W, Liu B, Li Q, et al. Experience of pedicle screw fixation in the cervical spine using navigation system. J Spinal Surg. 2003; 1:15–8.

123. Xu L, Yu X, Zheng DB, et al. Preliminary application of spinal navigation with the intraoperative 3D-imaging modality in pedicle screw fixation. Orthop J Chin. 2004; 12:1895–7.

124. Yan H, Rong K, Shi-yuan F, De-wan Y, Shou-min L, Zhang B, et al. Comparison study between C-arm X-ray and 3D CT in guiding thoracolumbar pedicle screw fixation. Shandong Med J. 2009; 49:5–7.

125. Yang LL, Chen HJ, Chen DY. Clinical applications of computer assisted navigation technique in scoliosis surgery. Orthop J Chin. 2007; 15:1772–6.

126. Yong-hong YE, Hong Z, Jie Z, Qing Z, Zhang DS. Application of orthopaedic guidance for pedicle screw fixation of spine. Orthop J Chin. 2005; 13:75–6.

127. Zhang DS, Yuan JT, Zheng J. Pedical screw placement under the guidance of computerassisted navigation system. Chin J Min Inv Surg. 2008; 8:544–6.

128. Bai YS, Zhang Y, Chen ZQ, Wang CF, Zhao YC, Shi ZC, et al. Learning curve of computerassisted navigation system in spine surgery. Chin Med J (Engl). 2010; 123(21):2989–94.

129. Kim KD, Patrick Johnson J, Bloch BO, Masciopinto JE. Computer-assisted thoracic pedicle screw placement: an in vitro feasibility study. Spine (Phila Pa 1976). 2001; 26(4):360–4.

130. Nakanishi K, Tanaka M, Misawa H, Sugimoto Y, Takigawa T, Ozaki T. Usefulness of a navigation system in surgery for scoliosis: segmental pedicle screw fixation in the treatment. Arch Orthop Trauma Surg. 2009; 129(9):1211–8.

131. Sasso RC, Garrido BJ. Computer-assisted spinal navigation versus serial radiography and operative time for posterior spinal fusion at L5-S1. J Spinal Disord Tech. 2007; 20(2):118–22.

132. Kosmopoulos V, Schizas C. Pedicle screw placement accuracy: a meta-analysis. Spine (Phila Pa 1976). 2007; 32(3):E111–20.

133. Shin BJ, James AR, Njoku IU, Hartl R. Pedicle screw navigation: a systematic review and meta-analysis of perforation risk for computer-navigated versus freehand insertion. J Neurosurg Spine. 2012; 17(2):113–22.

134. Wu H, Gao ZL, Wang JC, Li YP, Xia P, Jiang R. Pedicle screw placement in the thoracic spine: a randomized comparison study of computer-assisted navigation and conventional techniques. Chin J Traumatol. 2010; 13(4):201–5.

135. Yu X, Xu L, Bi LY. Spinal navigation with intra-operative 3D-imaging modality in lumbar pedicle screw fi xation. Zhonghua Yi Xue Za Zhi. 2008; 88(27):1905–8.

136. Li SG, Sheng L, Zhao H, Zhang JG, Zhai JL, Zhu Y. Clinical applications of computerassisted navigation technique in spinal pedicle screw internal fixation. Zhonghua Yi Xue Za Zhi. 2009; 89(11):736–9.

137. Rampersaud YR, Foley KT, Shen AC, Williams S, Solomito M. Radiation exposure to the spine surgeon during fluoroscopically assisted pedicle screw insertion. Spine (Phila Pa 1976). 2000; 25(20):2637–45.

138. Izadpanah K, Konrad G, Sudkamp NP, Oberst M. Computer navigation in balloon kyphoplasty reduces the intraoperative radiation exposure. Spine (Phila Pa 1976). 2009; 34(12):1325–9.

139. Mroz TE, Abdullah KG, Steinmetz MP, Klineberg EO, Lieberman IH. Radiation exposure to the surgeon during percutaneous pedicle screw placement. J Spinal Disord Tech. 2011; 24(4):264–7.

140. Kim CW, Lee YP, Taylor W, Oygar A, Kim WK. Use of navigation-assisted fluoroscopy to decrease radiation exposure during minimally invasive spine surgery. Spine J. 2008; 8(4): 584–90.

141. Smith HE, Welsch MD, Sasso RC, Vaccaro AR. Comparison of radiation exposure in lumbar pedicle screw placement with fluoroscopy vs computer-assisted image guidance with intraoperative three-dimensional imaging. J Spinal Cord Med. 2008; 31(5):532–7.

142. Schaeren S, Roth J, Dick W. Effective in vivo radiation dose with image reconstruction controlled pedicle instrumentation vs. CT-based navigation. Orthopade. 2002; 31(4):392–6.

143. Zhang J, Weir V, Fajardo L, Lin J, Hsiung H, Ritenour ER. Dosimetric characterization of a cone-beam O-arm imaging system. J Xray Sci Technol. 2009; 17(4):305–17.

144. Kim JS, Eun SS, Prada N, Choi G, Lee SH. Modified transcorporeal anterior cervical microforaminotomy assisted by O-arm-based navigation: a technical case report. Eur Spine J. 2011; 20 Suppl 2:S147–52.

145. Silbermann J, Riese F, Allam Y, Reichert T, Koeppert H, Gutberlet M. Computer tomography assessment of pedicle screw placement in lumbar and sacral spine: comparison between freehand and O-arm based navigation techniques. Eur Spine J. 2011; 20(6):875–81.

146. Johnson JP, Stokes JK, Oskouian RJ, Choi WW, King WA. Image-guided thoracoscopic spinal surgery: a merging of 2 technologies. Spine (Phila Pa 1976). 2005; 30(19):E572–8.

147. Lieberman IH, Hardenbrook MA, Wang JC, Guyer RD. Assessment of pedicle screw placement accuracy, procedure time, and radiation exposure using a miniature robotic guidance system. J Spinal Disord Tech. 2012; 25(5):241–8.

148. Ringel F, Stoffel M, Stuer C, Meyer B. Minimally invasive transmuscular pedicle screw fixation of the thoracic and lumbar spine. Neurosurgery. 2006; 59(4 Suppl 2):ONS361–6; discussion ONS6–7.

第十五章
脊柱融合中的骨组织替代物：过去、现在和未来

Giandomenico Logroscino, Wanda Lattanzi

引 言

骨融合在骨科实践中是一种挑战，尤其是在病理状态，如骨折不愈合、骨髓炎、骨缺损时，往往意味着骨折愈合生物反应减弱。这就是为什么最近的基础研究一直致力于解决这个问题，新的创新产品已经应用到临床实践中。脊柱融合可以定义为手术治疗后两个椎体之间的骨愈合。美国每年有超过 20 万例的脊柱融合手术。从 1993 年到 2001 年，颈椎融合手术率提高了 433%，而胸腰椎融合手术率从 52% 增加至 352%。尽管手术技术在进步，稳定系统也越来越多地在使用，腰椎不融合率仍然很高（10% ~ 40%）[1, 2]。

本章旨在描述在脊柱外科手术中各种常用于骨融合的技术（骨移植物、骨替代物、生长因子和干细胞）以及这一领域的未来发展 [3, 4]。

脊柱融合和骨组织替代物

在过去的几年里，骨性融合的生物学原理得到了较为深入的研究。

在世界上，骨移植是第二种最常见的组织移植，最常见的组织移植是输血。在美国，每年有超过 50 万例骨移植。这些骨移植手术中，有 50% 是脊柱融合手术。在脊柱融合中，骨移植物的目的是为了骨组织尽快愈合获得更好的生物稳定性。脊柱融合取决于足够可用的骨母细胞，新骨形成所需要的骨基质，移植物内存在骨诱导信号，有充足的血液供应以支持局部骨愈合，以及适合骨形成的局部环境。

2007 年 Giannoudis 提出了骨愈合的基本要求，即基本的原理："钻石概念"[5]。

骨愈合取决于四个互动的主要因素。当骨愈合延迟或者缺失（不连），一个或多个这些因素都将丢失，骨折永远不会愈合。"钻石概念"的四个因素如下（图 15.1）：

- 成骨细胞和血液供应
- 机械稳定性
- 生长因子
- 骨传导支架（结合生长因子）

理论上，理想的骨组织替代品，具有骨传导性、骨诱导性、可再吸收、没有免疫原性、不会传播疾病、易于使

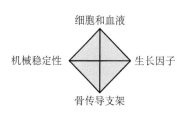

图 15.1 "钻石概念"

用，最后，应该有足够的机械强度，生产成本低。

源于活的干细胞和祖细胞的骨移植物，在适当的条件下，它们可以存活并直接有助于新骨形成。骨诱导活性是指某些刺激因子或者肽生长因子，具有刺激未成熟细胞使之激活并形成新骨的能力。骨诱导因子的原型是骨形态发生蛋白（BMP），特别 BMP2、4、6、7 和 9 更具有骨传导性。骨传导是指骨组织结构和移植物基质表面接触后出现的结果。骨传导性指的是骨基质提高成骨干细胞和祖细胞以及其他成骨细胞的迁移能力。骨基质的骨传导性是指它的宏观结构或体系结构的功能，包括材料孔的大小和它们之间的连接，以及其结构和表面的化学特性。

不幸的是，目前还没有骨组织替代物能够满足这些要求。

实际上，骨组织替代物主要有三大类（表 15-1）：

- 生物骨移植物（自体移植、同种异体移植、异种移植）
- 合成骨替代物（含钙的、多种聚合物的）
- 生长因子（DBM、BMP、PDGF）
- 骨髓和干细胞

我们将在随后讨论他们的优点和缺点。

表 15.1　骨替代物总结

			骨诱导	骨传导	强度	可吸收性
生物	自体移植		+	+	+	+
	同种异体移植		+/−	+	+	+
	异种移植物		+/−	+	+	+
合成	钙为基础	HA-TCP-HA/TCP	−	+	+/−	+/−
	聚合物为基础		−	+/−	+/−	+
生长因子	BMPs		+	+	−	+
	DBM		+/−	+	−	+
	PDGF		+/−	+	−	+
细胞为基础	骨髓		+/−	+/−	−	+
	干细胞		+	+	−	+

+：该材料具有此特性

−：所述材料不具有该特性

+/−：该材料具有中间特性

生物移植物

基本上有三种类型的骨移植物可供选择：

- 自体移植物：供体和受体是相同的。
- 同种异体移植物：供体是人的，但是与受体不是同一个个体。
- 异种移植物：供体是来源于动物的。

Meekeren 在 1632 年首先报道了骨移植，他成功地将狗的骨头植入到人体。由于天主教会的批评，移植随后被禁止。在 19 世纪末和 20 世纪初，Axhausen[6]、Phemister[7] 和 Barth[8] 提出了骨移植的"爬行替代"理论，即骨移植的二次聚集机制。

自体骨移植（颈椎）有 77% 的融合率[9]。自体骨具有形成新生骨所必需的所有特性，因此被认为是脊柱融合最好的移植材料。自体移植具有骨传导性、骨诱导性、强度高、生长因子、成骨细胞，没有发生传染疾病和免疫反应的风险，并能缓慢地通过替代形成新骨。缺点包括供区发生出血或血肿（30%）、感染、神经血管损伤、骨折、供区外观畸形（髂嵴或腓骨）和较长的手术时间[2, 10]。遗憾的是，自体骨的缺陷是只能从同一患者体内获得，这是一个显著限制。

同种异体移植物避免了自体移植的并发症（供区的发病率和获得性）。在 20 世纪 80 年代，组织库已经发展很快，但是存在生产成本和存储相关的问题。一个供体人的骨具有骨传导性和骨诱导性（有生长因子，但是没有细胞），但存储的方式可能损害材料的机械特性。反对的人提出的第一个风险就是感染。自 1989 年以来，仅有 2 个报告艾滋病病例，风险比为 1：160 万人。其他重要的感染风险是 HBV（1 例）、HCV（2 例），1 例致命的难辨梭菌感染和 26 例细菌感染[11, 12]。

异种移植物是一种替代方式，而且口腔科手术比矫形外科的报道更早。异种移植是以猪、牛和马作为供体。1957 年 Maatz 和 Bauermeister[13, 14] 提出牛骨作为供体。异种骨（异种移植物）因为它的高抗原性水平，导致不能诱导骨修复。部分脱蛋白和脱脂异种骨（Kiel 骨或 Oswestry 骨）抗原性显著降低，免疫反应小。在变性的过程中，破坏了蛋白质基质，骨诱导特性也丧失了。有人将这种材料与能够成骨活性的细胞进行浸润研究。但是，有人担心从动物传染给人类"人畜共患"病，例如疯牛病（牛海绵状脑病）或 PERV（猪内源性逆转录病毒）[13]。但是研究结果是矛盾的，一些作者认为不会传染给人类。尽管异种移植物和同种异体材料的生产成本相似，而且容易获取，但是异种移植物却很少被使用。此外，最近的报道证明在髋部手术中应用的效果很差，感染并发症高达 25%[15-19]。异种移植物的主要优点是成本低，容易获得，具有骨传导性以及良好的机械性能[20]。

合成骨替代物

合成骨替代物是理想的骨替代解决方案。一个 II 级和 IV 级研究发现，与自体髂骨移植相比，合成骨替代物痛苦小、手术时间短、失血少、并发症少[21]。

目前有两个类别：

- 陶瓷骨替代物
- 聚合物骨替代物

陶瓷骨替代物最常用在手术室。它们具有骨传导性，但是没有良好的机械性。它们没有骨诱导性，但是根据非结晶化（磷酸三钙）的程度，是可吸收的。

目前市场上主要有三类陶瓷骨替代物：

- TCP
- HA
- HA 和 TCP 的混合

通常的陶瓷代用品都是基于钙质的，常见的是 HA（羟基磷灰石）和非晶相 TCP（磷酸三钙）的混合物。根据浓度不同，HA 是相对惰性的物质，在体内存在的时间较长，而在骨形成区域多孔的 TCP 通常在 6 个星期内生物降解。钙／磷摩尔比为 1.5 的 TCP 被吸收的速度太快，而钙／磷摩尔比为 1.67 的 HA 被吸收过慢。HA 具有非常高的机械强度，而 TCP 的机械强度较差。混合（40% ~ 60%）TCP 与（60% ~ 40%）HA 的双相磷酸钙，可以在机械支撑和骨吸收之间达到生理平衡[22]。

众所周知，HA 是安全有效的骨替代物。HA-TCP 现在以块状、颗粒状以及可注射试剂盒的形式提供。相互连接的大小 100 ~ 400 μm 的大孔是骨生长必要的。根据 HA 和 TCP 的浓度不同，骨替代物的强度为 10 ~ 60 MPa，比皮质骨（150 ~ 200MPa）的抗压强度低，这也是以陶瓷为主的生物材料的主要缺点之一。这些材料的一个改良是珊瑚 HA，它是通过加热碳酸盐珊瑚骨骼得到的〔ProOsteon 200（50% 的孔隙率）或 ProOsteon 500（65% 孔隙率）〕。这些材料在动物脊柱融合中已经过测试[23]。在人类，Dai 和 Jiang 发表了一个椎间融合的对照研究，并得出结论认为，β-TCP 适合颈椎融合，而且许多其他学者认为 HA 或 HA/TCP 的临床效果不错[24-26]。

纳米与仿生骨替代物

在过去，合成的 HA 代用品是天然 HA（Ca，1P）通过一个简单的化学反应再生而成。相反，众所周知，骨组织具有复杂的纳米结构，是由钙、磷和胶原精确组合在一起的化合物[27]。在纳米水平，骨结构是与胶原纤维排列一致的结晶 HA 单位[28]。新的纳米技术表明，组装可能是将原始微观单位、纳米分子的起始原料，通过称为"底部到顶部"（bottom to top）的过程，生产出具有生物活性的大分子物质。关于这方面，近来提出了一类新的合成 HA 骨替代物，与骨矿化基质的化学和功能类似。这些新的合成纳米材料的化学成分是具有生物活性的离子，能够直接与周围环境发生反应，经过局部刺激能够改变材料的特性。这可能是通过添加具有化学活性的 HA 活性离子，如 Mg^{2+}（6% ~ 14% 摩尔的 Ca）、CO_3（3% ~ 8% 重量）、氟、硅、锶和 CO_3 的替代品。这些是一个新的骨替代家族材料，称为"仿生材料"，它们能够模仿人体骨组织的能力。这些陶瓷骨替代物与人骨基质的生物学性能相似[28-35]。事实上，在天然骨组织中 $Mg-CO_3$ 替代羟基磷灰石在成骨过程的初始阶段浓度很高，当骨组织成熟时也容易消失。镁确实能够加速 HA 自然核的动力学，而镁耗尽将会影响骨形成。此外，镁置换能够增加材料的溶解性和吸收性能。因此，这种材料在生物环境中具有一个非常高的骨整合动力学。在以前的动物研究中观察到，结构化成熟骨组织快速和有效的骨重塑后能够形成新合成的骨基质[34, 35]。

注射骨替代物

为了减少并发症和降低成本，辅助微创手术（minimally invasive procedures，MIS）和组织保留手术（tissue-sparing surgery，TSS）的临床实践中引入了可注射的骨替代物。在脊柱外科，有两种技术都可以使用注射骨替代物：椎体成形术和后凸成形术（图 15.2）。

实际上，在这些技术中，所使用最常见的金标准材料是 PMMA（聚甲基丙烯酸甲酯）。这种材料是不可再吸收的，它也不适合年轻患者。

对于骨组织的反应，PMMA 被归类为生物惰性物质。越来越多的年轻急性创伤性压缩和爆裂性骨折患者最近都做了椎体后凸成形术。在这个年龄段的人群中使用骨水泥，应重视一些生物相容性问题和严重的后背牵涉痛问题。在老年患者中这些问题可能相对并不重要，因为 PMMA 椎体成形术很容易成功地治疗疼痛和退行性脊柱疾病。然而，在年轻活跃的人群中，如果 PMMA 的生物相容性问题导致他们的生活质量下降，那就是不能接受的。因此，

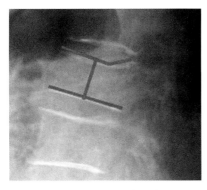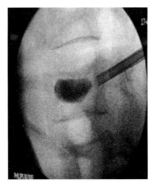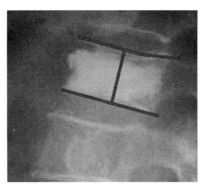

图 15.2　椎体骨折后凸成形术

选择更可靠的材料对于未来的脊柱外科至关重要。

为了避免这些问题，同时与 PMMA 作为金标准相对比，我们试图制定一个最佳的标准，对于将来脊柱外科使用最佳的注射骨替代物非常有必要：

- 可注射
- 低黏度（≥ 100 Pa s）
- 混合时间：室温（19 ~ 22℃）下 3 ~ 4.5 分钟
- 加工时间：室温（19 ~ 22℃）下 2 ~ 2.6 分钟
- 在 37℃下，早期凝结时间为 4.5 ~ 10 分钟
- 在 37℃下，延迟硬化时间为 12 ~ 24 小时
- 在 37℃下硬化（低于 56℃）无放热反应
- 透射线性〔硫酸钡（$BaSO_4$）、氧化锆（ZrO_2）或其他组成成分〕
- 可吸收性（45 天 ~ 6 个月的期间变量）
- 几分钟后可以钻入螺钉
- 骨传导性或骨诱导性
- 生物性能相似（掺有 Mg、CO_3、Sr、F 等离子）
- 足够的机械强度（60 ~ 150MPa）
- 孔隙率：200 ~ 500μm 的大孔和相互连接的微孔（占 30% ~ 60%）

磷酸钙骨水泥

作为骨移植物替代方案，已经开发了自凝固合成的可注射磷酸钙胶骨水泥。Hillmeier 等发表了的一个里程碑式的研究，主要是应用 PMMA 或磷酸钙治疗骨质疏松性骨折和创伤性骨折，比较单纯椎体后凸成形术和（或）后路内固定手术效果，发现二者结果相似[36, 37]。磷酸钙水泥不存在 PMMA 所涉及的生物相容性问题。磷酸钙骨水泥是生物相容性材料，不会在局部放热或对周围骨组织有毒性作用，并且随着时间的推移生物活性降解，通过爬行替代和在骨材料界面（骨传导性）刺激新骨的形成。人类尸体研究中，一些作者已经证明了椎体内磷酸钙骨水泥和 PMMA 具有类似的压缩强度和刚度，但也表明，磷酸钙骨水泥承受（环状的）抗转矩和抗应力比丙烯酸类骨水泥差。Verlaan 等发现，在尸体模型中，磷酸钙骨水泥球囊后凸成形术后骨折没有移位[38]。胸腰椎爆裂性骨折经椎弓根羟基磷灰石椎体成形的生物力学研究表明，这种椎体术后加强了椎弓根螺钉弯矩和屈伸平面的初始刚度。最近一项体外人体骨质疏松性

腰椎骨折的生物力学研究，使用不同的材料（PMMA、磷酸钙和硅系材料）行椎体后凸成形术，发现磷酸钙骨水泥在轴向压缩的机械性能与 PMMA 相同（相似的下陷）[39]。

最近，在椎体后凸成形术中应用一些磷酸钙生物材料进行了研究：

Calcibon（Biomet，Wehrheim，Germany）是不透射线能够迅速变硬的液体磷酸钙骨水泥。它是一种合成材料，包括两个部分：粉末（磷酸三钙、磷酸氢钙、碳酸钙、羟基磷灰石）和液体部分（含水二氢钠 - 磷酸溶液）。该材料是自 2002 年 6 月为临床提供使用。黏合时间为 1 分钟，最初加工时间为 3 分钟，在 37℃ 的固化时间为 7.5 分钟而不释放热量。在 6 小时后压缩强度达到 30MPa，3 天后达到 60MPa。动物实验研究证实，6 个月后生物骨传导性增强，没有细胞毒性或突变[37]。此外，与 PMMA 相比，磷酸钙具有快速硬化和没有放热反应的优点，尤其在邻近重要结构时优势更明显[29, 36, 38-50]。

2010 年 6 月，KYPHON（ActivOs 10 Bone Cement，Medtronic,Inc.），一个含有羟基磷灰石（HA）的 PMMA 骨水泥正式上市。ActivOs 10 具有 HA 的优势，同时也具有骨水泥的可靠性。骨水泥的操控性能很好，是不透射线的，为医生完成椎体后凸成形术提供了最佳的工作时间。据报道，KYPHON 植入到 8 只兔子股骨，随后观察到骨水泥的表面上形成新骨而没有形成一层纤维组织和异物炎症反应。这表明，骨水泥的表面与骨组织是生物兼容的。遗憾的是，还没有任何关于这种混合过程的研究资料。

虽然已经有大量关于体内应用磷酸钙（CAP）骨水泥的报道，但仍有一些问题需要克服，主要涉及凝结时间、抗压强度和体内骨水泥的降解速率。

在脊柱外科中有两个问题阻碍使用可注射磷酸钙骨水泥：增加的冲洗和低强度机械应力（弯曲、拉伸和剪切）。实际上，PMMA 的弯曲力、拉力和剪切力比磷酸钙骨水泥强 10 倍。目前有实验正在进行研究使用不同的添加剂（羟丙基甲基纤维素、羧甲基纤维素、脱乙酰壳多糖）减少冲洗的效果。通过两种不同的方法改进磷酸钙骨水泥的生物力学特性：一方面，初级纤维增强材料（芳族聚酰胺、碳、生物玻璃）提高结构稳定性；另一方面，用骨诱导物质进行骨覆盖产生早期二次整合[53]。

未来脊柱融合发展趋势

所有艰苦的研究工作，迄今已取得很多进展，虽然规范了手术方式，但不能完全避免自体皮质骨或松质骨移植，这会导致供区出现并发症。将来脊柱融合的进一步发展将依赖于干细胞生物学的进展。此外，随着分子生物学的进展，成骨和骨愈合的骨诱导基因会逐渐清晰，可以作为脊柱外科手术的潜在治疗靶点。很多动物实验表明，基因疗法可能实现骨愈合和脊柱融合[54-56]。实验性脊柱融合策略最有说服力的证据源于细胞学的方法，即转基因细胞，它通过适当的体外操作获得骨诱导表达的基因[57]。因此基因工程细胞可以产生维持生理剂量的基因产物，一旦接种到选定的解剖学部位，将高效促进骨愈合[58]。

以细胞为基础的脊柱融合

以细胞为基础的骨形成和再生被广泛认为是最有效的，因为它们能有效地在体内形成生理成骨过程。具体地，间质干细胞（mesenchymal stem cells，MSCs）已被广泛地用作诱导骨形成和再生的干细胞[57, 59, 60]。MSCs 是多功能潜在干细胞，存在于成人器官和组织的间充质结缔组织基质内，因此它们也被称为"基质干细胞"[61]。它们能够自我更新，具有可塑性和分化潜能，能够根据中胚层组织谱系进行分化[62]。

最初，干细胞是从骨髓分离出来的（骨髓来源的间质干细胞，BMSCs）；此后，发现它们广泛存在于结缔组织器官中，包括脂肪组织、肺、骨骼肌、滑膜、肌腱和皮肤，以及在产前组织如脐带、胎盘和羊水等[63-67]。干细胞在体外很容易通过胶原酶消化和吸附选择进行分离；它们可以进一步传代培养，而不丧失其可塑性和自我更新潜力[68]。尽管如此，与胚胎干细胞和诱导多能干细胞相比，培养基中的干细胞可塑性有限，寿命也短，致癌风险也小[69]。培养的干细胞已被证明是有效的骨原细胞，因为它们通过适当的体外诱导，可以很容易地沿成骨谱系进行分化。此属性已被开发用于先天性骨疾病的细胞疗法[70, 71]。此外，干细胞能够在体内形成骨组织，分化成成骨细胞和产生细胞外基质，增加 ALP 活性，在移植区域表达骨特异性基因[56, 59, 72]。在同种异体移植的骨科手术中应用 MSC 的方法可行，因为它们具有先天免疫调节性能，能够有效预防移植物抗宿主病[73]。

目前在临床使用 MSC 进行骨组织再生的大多数实验数据来源于 BMSC。然而，在临床上使用 BMSC 的主要缺点是源于骨髓采集需要侵入性操作，对患者造成痛苦，成人中骨髓组织来源稀缺，并且异基因骨髓移植供者的数量有限。此外，骨髓基质细胞成骨潜能随着年龄的增加逐渐减弱，大部分是反应性再生产生的[74]。在写这篇文章的时候，正在进行一个 I 期临床试验，自体骨髓基质细胞扩增用于脊柱退行性疾病脊柱融合（www.clinicaltrials.gov）。最近研究表明 MSC 存在于脂肪组织的基质血管层（即脂肪组织衍生的基质细胞，ATSCs），与 BMSCs 相比，其具有更好的可塑性和自我更新能力。BMSCs 和 ATSCs 共同表达一个免疫表型，这个基因表型能够保持原始未分化状态[75-78]。ATSCs 不仅广泛存在于大多数成年人的少量脂肪抽吸物，而且原代培养可容易地获得高产量的分离细胞。这些特征表明 ATSC 比 BMSC 优势巨大，再生医学能够弥补供体到临床的缺口。

前期动物脊柱模型临床研究已经测试了 BMSC 或 ATSC 的有效性，通过结合替代支架和（或）细胞工程策略，研究结果是成功的（表 15.2）。大多数研究将同种异体细胞移植到免疫受体动物[72, 86, 91, 95, 98, 100, 102]。特别是大鼠脊柱融合模型的体外试验已经清楚地证明同种异体 ATSCs 具有非免疫原性，也不能产生细胞免疫反应[99]。此外，有研究证明，ATSC 不需要离体细胞工程诱导就能在骨组织体内再生[59]。综合起来，这些数据可以提供非常有说服力的证明，健康供体提供的 MSC 具有安全性和有效性。然而根据目前的实验协议标准，ATSC 的分离和培养难以满足临床级细胞生产所要求的标准（即 cGMP 准则）[103]。

除了干细胞，成纤维细胞也适合用于骨再生。特别是皮肤成纤维细胞（dermal fibroblasts，DF）能够容易地从小的皮肤活检中分离，能够减少局部并发症，并在培养中能迅速扩增。真皮成纤维细胞与 MSC 有显著的相似之处，可作为皮肤来源的 MSC，并且可以向成骨谱系迅速诱导分化[58, 104, 105]。这些特点使 DF 具有骨形成和再生潜力。

细胞工程策略

为了增加骨形成细胞的成骨潜力，使骨组织在体内更快地形成，脊柱外科手术中提出并验证了很多不同基因改造策略。

骨形态发生蛋白（BMP）是成骨反应中最有效的因子，已在脊柱融合模型中广泛用于诱导骨形成[106]。

表 15.2　脊柱融合动物模型中基于细胞的基因治疗

BMSC

融合	物种	移植类型	细胞治疗	移植物	参考文献
PLF	兔	自体移植	AdBMP2	胶原蛋白海绵	Riew 等 [79]
PLF	兔	自体移植	AdBMP2	无	Cheng 等 [80]
PF	大鼠	异种移植	无	基质胶	Cui 等 [81]
PF	大鼠	同种异体移植	AdBMP7	同种异体移植物	Hidaka 等 [82]
PLF	猕猴	自体移植	无	β-TCP	Orii 等 [83]
PLF	山羊	自体移植	无	不同陶瓷	Kruyt 等 [84]
PLF	大鼠	同种异体移植	Lenti-BMP2 Adeno-BMP2	胶原蛋白	Miyazaki 等 [85]
PLF	大鼠	同种异体移植	Lenti-BMP2	胶原蛋白海绵	Miyazaki 等 [86]
PLF	兔	异种移植	无	CRM	Kim 等 [87]
PLF	兔	自体移植	rhBMP2	海藻酸钠	Fu 等人 [88]
PLF	小鼠	异种移植	无	胶原海绵	Rao 等 [89]
PLF	兔	自体移植	高压氧气	海藻酸钠	Fu 等人 [90]
PLF	兔	异体移植	无	Pro-Osteon 500R	Giannicola 等 [91]
PLF	大鼠	异体移植	无	陶瓷	Geuze 等人 [92]
PLF	兔	自体移植	AdSmad1C	明胶海绵	Douglas 等 [93]
PLF	大鼠	异种移植	氧固醇	胶原海绵	Johnson 等人 [94]
PLF	兔	异体移植	无	HA/COL	Huang 等 [72]
AIBF	猪	同种异体移植	无	MPCL/TCP	Abbah 等 [95]

ATSC

融合	物种	移植类型	细胞治疗	支架 / 移植物	参考文献
PLF	大鼠	异种移植	rhBMP2	I 型胶原	Hsu 等 [96]
PF	小鼠	异种移植	rhBMP6	无	Sheyn 等 [97]
PLF	大鼠	异种移植	AdenoBMP2	胶原海绵	Miyazaki 等 [85, 86]
PLF	大鼠	自体 + 同种异体移植	无	TCP/ 胶原	Lopez 等 [98]
PLF	大鼠	自体 + 同种异体移植	无	β-TCP/ 胶原	McIntosh 等 [99]
PF	山羊	同种异体移植	无	PLCL	Vergroesen 等 [100]
PLF	兔	自体移植	无	nHAC-PLA	Tang 等 [101]

PF 后路融合，*PLF* 后外侧融合，*AIBF* 前壁椎间融合，*TCP* 磷酸三钙，*CRM* 抗压基质，*HA/COL* 羟基磷灰石 /1 型胶原，*mPCL* 医用级聚合物（ε- 己内酯），*PLCL* 聚合物（L- 丙交酯 - 共 ε- 己内酯），*nHAC-PLA* 纳米羟磷灰石 - 胶原 / 聚乳酸

　　BMP 家族包括超过 20 个不同的高度保守的分泌蛋白，根据功能和（或）结构特征进一步分为多个小组 [107, 108]。骨形态发生蛋白在肢体发育期间的所有骨骼发育相关进程中起关键作用，特别是，它们诱导间充质细胞成骨，同时抑制其分化成肌和脂肪组织，并增加破骨细胞生成能力 [108-111]。成骨骨形态发生蛋白，即 BMP2、BMP4 和 BMP7（也称为成骨蛋白 1，OP-1），可以诱导多潜能间质细胞分化成骨软骨原细胞和成骨前体细胞，表明在椎体直接和间接骨化过程中十分重要 [112-114]。很多临床前研究已经表明这些小分子能够在适当的浓度通过适当的支架到达骨缺损部位，经肌内植入诱导异位骨形成，有效地促进骨愈合 / 再生 [57, 115]。此外，在欧洲和美国重组人 BMP2（rhBMP2）和 BMP7（rhBMP7）已被批准应用于临床中，其中包括前路脊柱椎间融合手术。然而，尽管它们有显著的骨修复潜能，但是迄今为止还没

有令人信服的临床试验[116]。很多基因工程方法生产出第二代 BMPs，旨在改善特定的靶细胞结合能力，减少天然抑制剂的敏感性，降低免疫原性，增加溶解性和稳定性[117]。

使用重组蛋白诱导骨形成在临床应用中的主要限制是，为了合适的生物浓度，在骨缺损部位需要持续的递送系统提供成骨因子[58, 59]。人类缺陷腺病毒基因载体非常适合，因为它们能够产生高水平和短期的基因表达。虽然它们在临床应用中存在几个潜在的缺点[57]，临床前期脊柱融合模型中已经成功地应用携带骨诱导基因的腺病毒载体（表 15.2）。很多学者将携带 BMP2 基因（AdBMP2）的缺陷腺病毒载体采用体外细胞转染[79, 80, 86, 96, 104] 或者直接经皮注射的方法进行研究[118]。根据细胞类型不同，Mayazaki 等最近证明了 AdBMP2 转导的 MSC 治疗结果与 MSC 的组织来源无关，因为在大鼠脊柱融合模型中，ATSC 和 BMSC 的结果没有不同[102]。直接在椎旁肌肉内注射携带 BMP4[119]、BMP6[120] 和 BMP9[121] 的腺病毒载体也是有效的。为了诱导脊柱融合，BMP7 分子可以通过体外方式转移入 BMSC[82]。

有几个禁忌证阻碍了人类腺病毒载体的应用，其中包括全身毒性、免疫反应性（超过 95% 的成年人有中和抗体的腺病毒血清 5 型）和低细胞选择性[57]。

在一个大鼠脊柱融合模型中，慢病毒 BMP2（Lenti-BMP2）是一个能够随机整合在宿主细胞基因组中的特异逆转录病毒，也是一个诱导 BMSC 稳定成骨的可行工具[85]。虽然，这种策略比 AdBMP2 转染细胞更有效促进骨形成[86]，但是使用慢病毒载体时需要考虑存在插入突变的风险[57]。

有学者尝试采用非病毒的核转染方法在 ATSC 中导入 rhBMP6，即，核内电穿孔进行转染[122]。尽管在质粒 DNA 转染过程中存在细菌相关的毒性，这种无病毒技术的结果令人鼓舞。

除了骨形态发生蛋白，脊柱融合的基因治疗中还有很多其他分子具有成骨潜能。这些措施包括 Nel 样分子（NELL1）[123]、LIM 矿化蛋白（LMP）[58, 124] 以及同源皮肤生长因子 1（Smad1）[93]。NELL1 是成骨细胞中特异表达调节细胞生长调节和分化的三聚体分泌蛋白。NELL1 过表达在散发尖头畸形病例的颅盖连接处[125]，能够诱导大鼠颅骨缺损骨再生[126]。根据有关证据，该基因比 BMP 更具有成骨细胞特异性，在大鼠后外侧脊柱植骨融合模型注射 AdNell-1 非常有效[123]。

LMP 作为成骨细胞分化的一个正调节因子，位于细胞内 LIM 结构蛋白域，能够诱导骨形态发生蛋白和下游信号传导途径的活化[127, 128]。在人类中，LMP 编码基因（PDZ 和 LIM 结构域 -7，PDLIM7）有三种不同的剪接变体，分别为 LMP1、LMP2 和 LMP3。LMP1 和 LMP3 诱导间充质祖细胞和前成骨细胞的体外骨分化，也可以诱导多个动物模型的骨形成[58, 59, 116, 82, 119-122, 124, 128-133]。类似于 NELL1，人类中的 LMP 过表达在颅骨组织，从尖头畸形的患者骨连接处能够分离到细胞，很可能与患者的发病机制有关[134]。经质粒转染和腺病毒载体介导的 LMP1 已成功地用于诱导大鼠和兔的脊柱融合[124, 127]。在椎旁异位骨形成的小鼠模型中，腺病毒介导体外转染过度表达 LMP3 的真皮成纤维细胞生产大量的新骨[58]。

最近有研究在兔脊柱融合模型中使用 Smad1 的 Hoxc-8 相互作用域的基因治疗方法。在这种情况下，使用腺病毒载体进行体外转染修饰靶向 BMSC，提高了基因转染效率[93]。

整体而言，在脊柱外科手术中的基因工程策略是非常有效的，但还应该通过限制毒性和避免基因组不稳定修饰，来提高基因递送策略的安全性。

（何玉保 译 张彤童 审校）

参考文献

1. Etminan M, Girardi FP, Khan SN, et al. Revision strategies for lumbar pseudarthrosis. Orthop Clin North Am. 2002; 33:381–92.

2. Boden SD. Overview of the biology of lumbar spine fusion and principles for selecting a bone graft substitute. Spine (Phila Pa 1976). 2002; 27(16 Suppl 1):S26–31.

3. Cowan JA, Dimick JB, Wainess R, Upchurch GR, Chandler WF, La Marca F. Changes in the utilization of spinal fusion in the United States. Neurosurgery. 2006; 59:15–20.

4. Reid JJ, Johnson JS, Wang JC. Challenges to bone formation in spinal fusion. J Biomech. 2011; 44(2): 213–20.

5. Giannoudis PV, Einhorn TA, Marsh D. Fracture healing: the diamond concept. Injury. 2007; 38 Suppl 4:S3–6.

6. Axhausen G. Arch klin Chir. 1909; 88:23–28.

7. Phemister DB. Surg Gynecol Obstet. 1914; 19:303–307.

8. Barth A. Die entstehung und das wachstum der freien gelenkkorper. Eine histologischklinische studie. Arch f Klin Chir. 1898; 56:507–73.

9. Wigfield CC, Nelson RJ. Nonautologous interbody fusion materials in cervical spine surgery: how strong is the evidence to justify their use? Spine. 2001; 26:687–94.

10. Rawlinson JN. Morbidity after anterior cervical decompression and fusion. The influence of the donor site on recovery, and the results of a trial of surgibone compared to autologous bone. Acta Neurochir (Wien). 1994; 131:106–18.

11. Khan SN, Cammisa Jr FP, Sandhu HS, Diwan AD, Girardi FP, Lane JM. The biology of bone grafting. J Am Acad Orthop Surg. 2005; 13(1):77–86.

12. Tomford WW. Transmission of disease through transplantation of musculoskeletal allografts. J Bone Joint Surg Am. 1995; 77:1742–54.

13. Laurencin CT, El-Amin SF. Xenotransplantation in orthopaedic surgery. J Am Acad Orthop Surg. 2008; 16(1):4–8.

14. Maatz R, Bauermeister A. A method of bone maceration. Results of animal experiments. J Bone Joint Surg Am. 1957; 39:153–66.

15. Lofgren H, Johannsson V, Olsson T, Ryd L, Levander B. Rigid fusion after cloward operation for cervical disc disease using autograft, allograft, or xenograft: a randomized study with radiostereometric and clinical follow-up assessment. Spine. 2000; 25:1908–16.

16. Malca SA, Roche PH, Rosset E, Pellet W. Cervical interbody xenograft with plate fixation: evaluation of fusion after 7 years of use in post-traumatic discoligamentous instability. Spine. 1996; 21:685–90.

17. Ramani PS, Kalbag RM, Sengupta RP. Cervical spinal interbody fusion with Kiel bone. Br J Surg. 1975; 62:147–50.

18. Savolainen S, Usenius JP, Hernesniemi J. Iliac crest versus artificial bone grafts in 250 cervical fusions. Acta Neurochir (Wien). 1994; 129:54–7.

19. Siqueira EB, Kranzler LI. Cervical interbody fusion using calf bone. Surg Neurol. 1982; 18:37–9.

20. Beer M, Charalambides C, Cobb AG. Poor results after augmenting autograft with xenograft (surgibone) in

hip revision surgery: a report of 27 cases. Acta Orthop. 2005; 76(4):544–9.

21. Lerner T, Bullmann V, Schulte TL, Schneider M, Liljenqvist U. A level-1 pilot study to evaluate of ultraporous beta-tricalcium phosphate as a graft extender in the posterior correction of adolescent idiopathic scoliosis. Eur Spine J. 2009; 18(2):170–9.

22. Boyan BD, McMillan J, Lohmann CH, Ranly DM, Schwartz Z. Bone graft substitutes: basic information for successful clinical use with special focus on synthetic graft substitutes. In: Laurencin CT, editor. Bone graft substitutes. West Conshohocken: ASTM International; 2003. p. 231–59.

23. Yamamuro T, Shikata J, Okumura H, et al. Replacement of lumbar vertebrae of sheep with ceramic prostheses. J Bone Joint Surg Br. 1990; 72:889–93.

24. Dai L, Jiang L. Anterior cervical fusion with interbody cage containing beta-tricalcium phosphate augmented with plate fixation: a prospective randomized study with 2-year follow-up. Eur Spine J. 2008; 17:698–705.

25. Kim P, Wakai S, Matsuo S, Moriyama T, Kirino T. Bisegmental cervical interbody fusion using hydroxyapatite implants: surgical results and long-term observation in 70 cases. J Neurosurg. 1998; 88:21–7.

26. Suetsuna F, Yokoyama T, Kenuka E, Harata S. Anterior cervical fusion using porous hydroxyapatite ceramics for cervical disc herniation. A two-year follow-up. Spine J. 2001; 1:348–57.

27. Lowenstam HA, Weiner S. On biomineralization. New York: Oxford University Press; 1989.

28. Le Geros RZ. Calcium phosphates in oral biology and medicine. In: Myers KH, editor. Monographs in oral science, vol. 15. Basel: AG Publishers; 1991. p. 82–107.

29. Korovessis P, Repantis T, Petsinis G, Iliopoulos P, Hadjipavlou A. Direct reduction of thoracolumbar burst fractures by means of balloon kyphoplasty with calcium phosphate and stabilization with pedicle-screw instrumentation and fusion. Spine (Phila Pa 1976). 2008; 33(4):E100–8.

30. Bigi A, Foresti E, Gregoriani R, Ripamonti A, Roveri N, Shah JS. The role of magnesium on the structure of biological apatite. Calcif Tissue Int. 1992; 50:439–44.

31. Bigi A, Falini G, Foresti E, Gazzano M, Ripamonti A, Roveri N. Magnesium influence on hydroxyapatite crystallization. J Inorg Biochem. 1993; 49:69–78.

32. TenHuisen KS, Brown PW. Effects of magnesium on the formation of calcium deficient hydroxyapatite from $CaHPO_4 \cdot 2H_2O$ and $Ca_4(PO_4)_2O$. J Biomed Mater Res. 1997; 36:306–14.

33. Rey C, Renugopalakrishnan V, Collins B, Glimcher M. Fourier transform infrared spectroscopic study of the carbonate ions in bone mineral during aging. Calcif Tissue Int. 1991; 49:251–8.

34. Landi E, Tampieri A, Mattioli-Belmonte M, Celotti G. Biomimetic Mg- and Mg, CO_3-substituted hydroxyapatites: synthesis characterization and in vitro behaviour. J Eur Ceramic Soc. 2006; 26:2593–601.

35. Landi E, Logroscino G, Proietti L, Tampieri A, Sandri M, Sprio S. Biomimetic Mg-substituted hydroxyapatite: from synthesis to in vivo behaviour. J Mater Sci Mater Med. 2008; 19:239–47.

36. Hillmeier J, et al. Augmentation von Wirbelkörperfrakturen mit einem neuen Calciumphosphate-Zement nach Ballon-Kphoplastie. Orthopade. 2004; 33(1):31–9.

37. Maestretti G, Cremer C, Otten P, Jakob RP. Prospective study of standalone balloon kyphoplasty with calcium phosphate cement augmentation in traumatic fractures. Eur Spine J. 2007; 16(5):601–10.

38. Verlaan JJ, Oner FC, Slootweg PJ, Verbout AJ, Dhert WJ. Histologic changes after vertebroplasty. J Bone

Joint Surg Am. 2004; 86:1230–8.

39. Chow LC, Takagi S, Constantino PD. Self-setting calcium phosphate cements. Mat Res Soc Symp Proc. 1991; 179:1–24.

40. Driessens FC, Planell JA, Gil FJ. Calcium phosphate bone cements. In: Wise DL et al., editors. Encyclopedic handbook of biomaterials and bioengineering part B, applications, vol. 2. New York: Marcel Dekker; 1995. p. 855–77.

41. Toyone T, Tanaka T, Kato D, Kaneyama R, Otsuka M. The treatment of acute thoracolumbar burst fractures with transpedicular intracorporeal hydroxyapatite grafting following indirect reduction and pedicle screw fixation: a prospective study. Spine. 2006; 31:E208–14.

42. Lim TH, Brebach GT, Renner SM, Kim WJ, Kim JG, Lee RE, et al. Biomechanical evaluation of an injectable calcium phosphate treatment of acute thoracolumbar burst fractures with kyphoplasty an intracorporeal grafting with calcium phosphate: a prospective study. Spine. 2002; 27:1297–302.

43. Tomita S, Molloy S, Jasper LE, Abe M, Belkoff SM. Biomechanical comparison of kyphoplasty with different bone cements. Spine. 2004; 29:1203–7.

44. Cho DY, Lee WY, Sheu PC. Treatment of thoracolumbar burst fractures with polymethyl methacrylate vertebroplasty and short segment pedicle screw fixation. Neurosurgery. 2003; 53:1354–61.

45. Gelb H, Schumacher HR, Cuckler J, Ducheyne P, Baker DG. In vivo inflammatory response to polymethylmethacrylate particulate debris: effect of size, morphology and surface area. J Orthop Res. 1994; 12:83–92.

46. San Millán Ruíz D, Burkhardt K, Jean B, Muster M, Martin JB, Bouvier J, et al. Pathology findings with acrylic implants. Bone. 1999; 25:85S–90.

47. Bai B, Jazrawi LM, Kummer FJ, Spivak JM. The use of an injectable, biodegradable calcium phosphate bone substitute for the prophylactic augmentation of osteoporotic vertebrae and the management of vertebral compression fractures. Spine. 1999; 24:1521–6.

48. Dujovny M, Aviles A, Agner C. An innovative approach for cranioplasty using hydroxyapatite cement. Surg Neurol. 1997; 48:294–7.

49. LeGeros RZ. Properties of osteoconductive biomaterials: calcium phosphates. Clin Orthop Relat Res. 2002; 395:81–98.

50. Ooms EM, Wolke JG, van der Waerden JP, Jansen JA. Trabecular bone response to injectable calcium phosphate (Ca-P) cement. J Biomed Mater Res. 2002; 61:9–18.

51. Verlaan JJ, van Helden WH, Oner FC, Verbout AJ, Dhert WJ. Balloon vertebroplasty with calcium phosphate cement augmentation for direct restoration of traumatic thoracolumbar vertebral fractures. Spine. 2002; 27:543–8.

52. Korovessis P, Repantis T, George P. Treatment of acute thoracolumbar burst fractures with kyphoplasty and short pedicle screw fixation: transpedicular intracorporeal grafting with calcium phosphate: a prospective study. Indian J Orthop. 2007; 41(4):354–61.

53. Blattert TR, Jestaedt L, Weckbach A. Suitability of a calcium phosphate cement in osteoporotic vertebral body fracture augmentation: a controlled, randomized, clinical trial of balloon kyphoplasty comparing calcium phosphate versus polymethylmethacrylate. Spine (Phila Pa 1976). 2009; 34(2):108–14.

54. Yoon ST, Boden SD. Spine fusion by gene therapy. Gene Ther. 2004; 11(4):360–7.

55. Baltzer AW, Lieberman JR. Regional gene therapy to enhance bone repair. Gene Ther. 2004; 11(4):344–50.

56. Pneumaticos SG, Triantafyllopoulos GK, Chatziioannou S, Basdra EK, Papavassiliou AG. Biomolecular strategies of bone augmentation in spinal surgery. Trends Mol Med. 2011; 17(4):215–22.

57. Lattanzi W, Pola E, Pecorini G, Logroscino CA, Robbins PD. Gene therapy for in vivo bone formation: recent advances. Eur Rev Med Pharmacol Sci. 2005; 9(3):167–74.

58. Lattanzi W, Parrilla C, Fetoni A, Logroscino G, Straface G, Pecorini G, Stigliano E, Tampieri A, Bedini R, Pecci R, Michetti F, Gambotto A, Robbins PD, Pola E. Ex vivo-transduced autologous skin fibroblasts expressing human Lim mineralization protein-3 efficiently form new bone in animal models. Gene Ther. 2008; 15(19):1330–43. PubMed PMID: 18633445.

59. Parrilla C, Saulnier N, Bernardini C, Patti R, Tartaglione T, Fetoni AR, Pola E, Paludetti G, Michetti F, Lattanzi W. Undifferentiated human adipose tissue-derived stromal cells induce mandibular bone healing in rats. Arch Otolaryngol Head Neck Surg. 2011; 137(5):463–70.

60. Gómez-Barrena E, Rosset P, Müller I, Giordano R, Bunu C, Layrolle P, Konttinen YT, Luyten FP. Bone regeneration: stem cell therapies and clinical studies in orthopaedics and traumatology. J Cell Mol Med. 2011; 15(6):1266–86.

61. Horwitz EM, Le Blanc K, Dominici M, Mueller I, Slaper-Cortenbach I, Marini FC, Deans RJ, Krause DS, Keating A, International Society for Cellular Therapy. Clarification of the nomenclature for MSC: The International Society for Cellular Therapy position statement. Cytotherapy. 2005; 7(5):393–5.

62. Pittenger MF, Mackay AM, Beck SC, Jaiswal RK, Douglas R, Mosca JD, Moorman MA, Simonetti DW, Craig S, Marshak DR. Multilineage potential of adult human mesenchymal stem cells. Science. 1999; 284(5411):143–7.

63. De Bari C, Dell'Accio F, Tylzanowski P, Luyten FP. Multipotent mesenchymal stem cells from adult human synovial membrane. Arthritis Rheum. 2001; 44(8):1928–42.

64. Asakura A, Komaki M, Rudnicki M. Muscle satellite cells are multipotential stem cells that exhibit myogenic, osteogenic, and adipogenic differentiation. Differentiation. 2001; 68(4–5):245–53.

65. Zuk PA, Zhu M, Mizuno H, Huang J, Futrell JW, Katz AJ, Benhaim P, Lorenz HP, Hedrick MH. Multilineage cells from human adipose tissue: implications for cell-based therapies. Tissue Eng. 2001; 7(2):211–28.

66. Erices A, Conget P, Minguell JJ. Mesenchymal progenitor cells in human umbilical cord blood. Br J Haematol. 2000; 109(1):235–42.

67. Saulnier N, Lattanzi W, Puglisi MA, Pani G, Barba M, Piscaglia AC, Giachelia M, Alfieri S, Neri G, Gasbarrini G, Gasbarrini A. Mesenchymal stromal cells multipotency and plasticity: induction toward the hepatic lineage. Eur Rev Med Pharmacol Sci. 2009; 13 Suppl 1:71–8.

68. Prockop DJ, Oh JY. Medical therapies with adult stem/progenitor cells (MSCs): a backward journey from dramatic results in vivo to the cellular and molecular explanations. J Cell Biochem. 2012; 113(5):1460–9.

69. Prockop DJ, Kota DJ, Bazhanov N, Reger RL. Evolving paradigms for repair of tissues by adult stem/progenitor cells (MSCs). J Cell Mol Med. 2010; 14(9):2190–9.

70. Horwitz EM, Gordon PL, Koo WK, Marx JC, Neel MD, McNall RY, Muul L, Hofmann T. Isolated allogeneic bone marrow-derived mesenchymal cells engraft and stimulate growth in children with osteogenesis imperfecta: implications for cell therapy of bone. Proc Natl Acad Sci USA. 2002;

99(13):8932–7.

71. Chamberlain JR, Schwarze U, Wang PR, Hirata RK, Hankenson KD, Pace JM, Underwood RA, Song KM, Sussman M, Byers PH, Russell DW. Gene targeting in stem cells from individuals with osteogenesis imperfecta. Science. 2004; 303(5661):1198–201.

72. Huang JW, Lin SS, Chen LH, Liu SJ, Niu CC, Yuan LJ, Wu CC, Chen WJ. The use of fluorescence-labeled mesenchymal stem cells in poly(lactide-co-glycolide)/hydroxyapatite/collagen hybrid graft as a bone substitute for posterolateral spinal fusion. J Trauma. 2011; 70(6):1495–502.

73. Uccelli A, Moretta L, Pistoia V. Mesenchymal stem cells in health and disease. Nat Rev Immunol. 2008; 8(9):726–36.

74. Zaim M, Karaman S, Cetin G, Isik S. Donor age and long-term culture affect differentiation and proliferation of human bone marrow mesenchymal stem cells. Ann Hematol. 2012; 91(8):1175–86.

75. Zuk PA, Zhu M, Ashjian P, De Ugarte DA, Huang JI, Mizuno H, Alfonso ZC, Fraser JK, Benhaim P, Hedrick MH. Human adipose tissue is a source of multipotent stem cells. Mol Biol Cell. 2002; 13(12):4279–95.

76. Katz AJ, Tholpady A, Tholpady SS, Shang H, Ogle RC. Cell surface and transcriptional characterization of human adipose-derived adherent stromal (hADAS) cells. Stem Cells. 2005; 23(3):412–23.

77. Saulnier N, Puglisi MA, Lattanzi W, Castellini L, Pani G, Leone G, Alfieri S, Michetti F, Piscaglia AC, Gasbarrini A. Gene profiling of bone marrow- and adipose tissue-derived stromal cells: a key role of Kruppel-like factor 4 in cell fate regulation. Cytotherapy. 2011; 13(3):329–40.

78. Gimble JM, Bunnell BA, Chiu ES, Guilak F. Concise review: adipose-derived stromal vascular fraction cells and stem cells: let's not get lost in translation. Stem Cells. 2011; 29(5):749–54.

79. Riew KD, Wright NM, Cheng S, Avioli LV, Lou J. Induction of bone formation using a recombinant adenoviral vector carrying the human BMP-2 gene in a rabbit spinal fusion model. Calcif Tissue Int. 1998; 63(4):357–60.

80. Cheng SL, Lou J, Wright NM, Lai CF, Avioli LV, Riew KD. In vitro and in vivo induction of bone formation using a recombinant adenoviral vector carrying the human BMP-2 gene. Calcif Tissue Int. 2001; 68(2):87–94.

81. Cui Q, Ming Xiao Z, Balian G, Wang GJ. Comparison of lumbar spine fusion using mixed and cloned marrow cells. Spine (Phila Pa 1976). 2001; 26(21):2305–10.

82. Hidaka C, Goshi K, Rawlins B, Boachie-Adjei O, Crystal RG. Enhancement of spine fusion using combined gene therapy and tissue engineering BMP-7-expressing bone marrow cells and allograft bone. Spine (Phila Pa 1976). 2003; 28(18):2049–57.

83. Orii H, Sotome S, Chen J, Wang J, Shinomiya K. Beta-tricalcium phosphate (beta-TCP) graft combined with bone marrow stromal cells (MSCs) for posterolateral spine fusion. J Med Dent Sci. 2005; 52(1):51–7.

84. Kruyt MC, Wilson CE, de Bruijn JD, van Blitterswijk CA, Oner CF, Verbout AJ, Dhert WJ. The effect of cell-based bone tissue engineering in a goat transverse process model. Biomaterials. 2006; 27(29): 5099–106.

85. Miyazaki M, Sugiyama O, Tow B, Zou J, Morishita Y, Wei F, Napoli A, Sintuu C, Lieberman JR, Wang JC. The effects of lentiviral gene therapy with bone morphogenetic protein-2-producing bone marrow cells on spinal fusion in rats. J Spinal Disord Tech. 2008; 21(5):372–9.

86. Miyazaki M, Sugiyama O, Zou J, Yoon SH, Wei F, Morishita Y, Sintuu C, Virk MS, Lieberman JR, Wang JC. Comparison of lentiviral and adenoviral gene therapy for spinal fusion in rats. Spine (Phila Pa 1976). 2008; 33(13):1410–7.

87. Kim HJ, Park JB, Lee JK, Park EY, Park EA, Riew KD, Rhee SK. Transplanted xenogenic bone marrow stem cells survive and generate new bone formation in the posterolateral lumbar spine of non-immunosuppressed rabbits. Eur Spine J. 2008; 17(11):1515–21.

88. Fu TS, Chen WJ, Chen LH, Lin SS, Liu SJ, Ueng SW. Enhancement of posterolateral lumbar spine fusion using low-dose rhBMP-2 and cultured marrow stromal cells. J Orthop Res. 2009; 27(3):380–4.

89. Rao RD, Gourab K, Bagaria VB, Shidham VB, Metkar U, Cooley BC. The effect of plateletrich plasma and bone marrow on murine posterolateral lumbar spine arthrodesis with bone morphogenetic protein. J Bone Joint Surg Am. 2009; 91(5):1199–206.

90. Fu TS, Ueng SW, Tsai TT, Chen LH, Lin SS, Chen WJ. Effect of hyperbaric oxygen on mesenchymal stem cells for lumbar fusion in vivo. BMC Musculoskelet Disord. 2010; 11:52.

91. Giannicola G, Ferrari E, Citro G, Sacchetti B, Corsi A, Riminucci M, Cinotti G, Bianco P. Graft vascularization is a critical rate-limiting step in skeletal stem cell-mediated posterolateral spinal fusion. J Tissue Eng Regen Med. 2010; 4(4):273–83.

92. Geuze RE, Prins HJ, Öner FC, van der Helm YJ, Schuijff LS, Martens AC, Kruyt MC, Alblas J, Dhert WJ. Luciferase labeling for multipotent stromal cell tracking in spinal fusion versus ectopic bone tissue engineering in mice and rats. Tissue Eng Part A. 2010; 16(11):3343–51.

93. Douglas JT, Rivera AA, Lyons GR, Lott PF, Wang D, Zayzafoon M, Siegal GP, Cao X, Theiss SM. Ex vivo transfer of the Hoxc-8-interacting domain of Smad1 by a tropism-modified adenoviral vector results in efficient bone formation in a rabbit model of spinal fusion. J Spinal Disord Tech. 2010; 23(1):63–73.

94. Johnson JS, Meliton V, Kim WK, Lee KB, Wang JC, Nguyen K, Yoo D, Jung ME, Atti E, Tetradis S, Pereira RC, Magyar C, Nargizyan T, Hahn TJ, Farouz F, Thies S, Parhami F. Novel oxysterols have pro-osteogenic and anti-adipogenic effects in vitro and induce spinal fusion in vivo. J Cell Biochem. 2011; 112(6):1673–84.

95. Abbah SA, Lam CX, Ramruttun AK, Goh JC, Wong HK. Fusion performance of low-dose recombinant human bone morphogenetic protein 2 and bone marrow-derived multipotent stromal cells in biodegradable scaffolds: a comparative study in a large animal model of anterior lumbar interbody fusion. Spine (Phila Pa 1976). 2011; 36(21):1752–9.

96. Hsu WK, Wang JC, Liu NQ, Krenek L, Zuk PA, Hedrick MH, Benhaim P, Lieberman JR. Stem cells from human fat as cellular delivery vehicles in an athymic rat posterolateral spine fusion model. J Bone Joint Surg Am. 2008; 90(5):1043–52.

97. Sheyn D, Pelled G, Zilberman Y, Talasazan F, Frank JM, Gazit D, Gazit Z. Nonvirally engineered porcine adipose tissue-derived stem cells: use in posterior spinal fusion. Stem Cells. 2008; 26(4):1056–64.

98. Lopez MJ, McIntosh KR, Spencer ND, Borneman JN, Horswell R, Anderson P, Yu G, Gaschen L, Gimble JM. Acceleration of spinal fusion using syngeneic and allogeneic adult adipose derived stem cells in a rat model. J Orthop Res. 2009; 27(3):366–73.

99. McIntosh KR, Lopez MJ, Borneman JN, Spencer ND, Anderson PA, Gimble JM. Immunogenicity of allogeneic adipose-derived stem cells in a rat spinal fusion model. Tissue Eng Part A. 2009; 15(9):2677–86.

100. Vergroesen PP, Kroeze RJ, Helder MN, Smit TH. The use of poly(L-lactide-co-caprolactone) as a scaffold for adipose stem cells in bone tissue engineering: application in a spinal fusion model. Macromol Biosci. 2011; 11(6):722–30.

101. Tang ZB, Cao JK, Wen N, Wang HB, Zhang ZW, Liu ZQ, Zhou J, Duan CM, Cui FZ, Wang CY. Posterolateral spinal fusion with nano-hydroxyapatite-collagen/PLA composite and autologous adipose-derived mesenchymal stem cells in a rabbit model. J Tissue Eng Regen Med. 2012; 6(4):325–36.

102. Miyazaki M, Zuk PA, Zou J, Yoon SH, Wei F, Morishita Y, Sintuu C, Wang JC. Comparison of human mesenchymal stem cells derived from adipose tissue and bone marrow for ex vivo gene therapy in rat spinal fusion model. Spine (Phila Pa 1976). 2008; 33(8):863–9.

103. Gimble JM, Bunnell BA, Chiu ES, Guilak F. Taking stem cells beyond discovery: a milestone in the reporting of regulatory requirements for cell therapy. Stem Cells Dev. 2011; 20(8):1295–6.

104. Olabisi RM, Lazard Z, Heggeness MH, Moran KM, Hipp JA, Dewan AK, Davis AR, West JL, Olmsted-Davis EA. An injectable method for noninvasive spine fusion. Spine J. 2011; 11(6):545–56.

105. Parrilla C, Lattanzi W, Rita Fetoni A, Bussu F, Pola E, Paludetti G. Ex vivo gene therapy using autologous dermal fibroblasts expressing hLMP3 for rat mandibular bone regeneration. Head Neck. 2010; 32(3):310–8.

106. Lattanzi W, Bernardini C. Genes and molecular pathways of the osteogenic process. In: Yunfeng Lin, editor. Osteogenesis. InTech; 2012. ISBN:978-953-51-0030-0. Available from: http://www. intechopen. com/books/osteogenesis/genes-and-molecular-pathways-of-the-osteogenic-process.

107. Miyazono K, Maeda S, Imamura T. BMP receptor signaling: transcriptional targets, regulation of signals, and signaling cross-talk. Cytokine Growth Factor Rev. 2005; 16(3):251–63.

108. Wu X, Shi W, Cao X. Multiplicity of BMP signaling in skeletal development. Ann N Y Acad Sci. 2007; 1116:29–49.

109. Katagiri T, Yamaguchi A, Komaki M, Abe E, Takahashi N, Ikeda T, Rosen V, Wozney JM, Fujisawa-Sehara A, Suda T. Bone morphogenetic protein-2 converts the differentiation pathway of C2C12 myoblasts into the osteoblast lineage. J Cell Biol. 1994; 127(6 Pt 1):1755–66.

110. Okamoto M, Murai J, Yoshikawa H, Tsumaki N. Bone morphogenetic proteins in bone stimulate osteoclasts and osteoblasts during bone development. J Bone Miner Res. 2006; 21(7):1022–33.

111. Pham L, Beyer K, Jensen ED, Rodriguez JS, Davydova J, Yamamoto M, Petryk A, Gopalakrishnan R, Mansky KC. Bone morphogenetic protein 2 signaling in osteoclasts is negatively regulated by the BMP antagonist, twisted gastrulation. J Cell Biochem. 2011; 112(3):793–803.

112. Bahamonde ME, Lyons KM. BMP3: to be or not to be a BMP. J Bone Joint Surg Am. 2001; 83-A(Suppl 1(Pt 1)):S56–62.

113. Balint E, Lapointe D, Drissi H, van der Meijden C, Young DW, van Wijnen AJ, Stein JL, Stein GS, Lian JB. Phenotype discovery by gene expression profiling: mapping of biological processes linked to BMP-2-mediated osteoblast differentiation. J Cell Biochem. 2003; 89(2):401–26.

114. Canalis E, Economides AN, Gazzerro E. Bone morphogenetic proteins, their antagonists, and the skeleton. Endocr Rev. 2003; 24(2):218–35.

115. Evans C. Gene therapy for the regeneration of bone. Injury. 2011; 42(6):599–604.

116. Hwang CJ, Vaccaro AR, Lawrence JP, Hong J, Schellekens H, Alaoui-Ismaili MH, Falb D.

Immunogenicity of bone morphogenetic proteins. J Neurosurg Spine. 2009; 10(5):443–51.

117. Alaoui-Ismaili MH, Falb D. Design of second generation therapeutic recombinant bone morphogenetic proteins. Cytokine Growth Factor Rev. 2009; 20(5–6):501–7.

118. Alden TD, Pittman DD, Beres EJ, Hankins GR, Kallmes DF, Wisotsky BM, Kerns KM, Helm GA. Percutaneous spinal fusion using bone morphogenetic protein-2 gene therapy. J Neurosurg. 1999; 90(1 Suppl):109–14.

119. Zhao J, Zhao DY, Shen AG, Liu F, Zhang F, Sun Y, Wu HF, Lu CF, Shi HG. Promoting lumbar spinal fusion by adenovirus-mediated bone morphogenetic protein-4 gene therapy. Chin J Traumatol. 2007; 10(2):72–6.

120. Laurent JJ, Webb KM, Beres EJ, McGee K, Li J, van Rietbergen B, Helm GA. The use of bone morphogenetic protein-6 gene therapy for percutaneous spinal fusion in rabbits. J Neurosurg Spine. 2004; 1(1):90–4.

121. Helm GA, Alden TD, Beres EJ, Hudson SB, Das S, Engh JA, Pittman DD, Kerns KM, Kallmes DF. Use of bone morphogenetic protein-9 gene therapy to induce spinal arthrodesis in the rodent. J Neurosurg. 2000; 92(2 Suppl):191–6.

122. Sheyn D, Kallai I, Tawackoli W, Cohn Yakubovich D, Oh A, Su S, Da X, Lavi A, Kimelman-Bleich N, Zilberman Y, Li N, Bae H, Gazit Z, Pelled G, Gazit D. Gene-modified adult stem cells regenerate vertebral bone defect in a rat model. Mol Pharm. 2011; 8(5):1592–601.

123. Lu SS, Zhang X, Soo C, Hsu T, Napoli A, Aghaloo T, Wu BM, Tsou P, Ting K, Wang JC. The osteoinductive properties of nell-1 in a rat spinal fusion model. Spine J. 2007; 7(1):50–60.

124. Kim HS, Viggeswarapu M, Boden SD, Liu Y, Hair GA, Louis-Ugbo J, Murakami H, Minamide A, Suh DY, Titus L. Overcoming the immune response to permit ex vivo gene therapy for spine fusion with human type 5 adenoviral delivery of the LIM mineralization protein-1 cDNA. Spine (Phila Pa 1976). 2003; 28(3):219–26.

125. Ting K, Vastardis H, Mulliken JB, Soo C, Tieu A, Do H, Kwong E, Bertolami CN, Kawamoto H, Kuroda S, Longaker MT. Human NELL-1 expressed in unilateral coronal synostosis. J Bone Miner Res. 1999; 14(1):80–9.

126. Aghaloo T, Cowan CM, Chou YF, Zhang X, Lee H, Miao S, Hong N, Kuroda S, Wu B, Ting K, Soo C. Nell-1-induced bone regeneration in calvarial defects. Am J Pathol. 2006; 169(3):903–15.

127. Boden SD, Titus L, Hair G, Liu Y, Viggeswarapu M, Nanes MS, Baranowski C. Lumbar spine fusion by local gene therapy with a cDNA encoding a novel osteoinductive protein (LMP-1). Spine (Phila Pa 1976). 1998; 23(23):2486–92.

128. Bernardini C, Saulnier N, Parrilla C, Pola E, Gambotto A, Michetti F, Robbins PD, Lattanzi W. Early transcriptional events during osteogenic differentiation of human bone marrow stromal cells induced by Lim mineralization protein 3. Gene Expr. 2010; 15(1):27–42.

129. Minamide A, Boden SD, Viggeswarapu M, Hair GA, Oliver C, Titus L. Mechanism of bone formation with gene transfer of the cDNA encoding for the intracellular protein LMP-1. J Bone Joint Surg Am. 2003; 85-A(6):1030–9.

130. Strohbach CA, Rundle CH, Wergedal JE, Chen ST, Linkhart TA, Lau KH, Strong DD. LMP-1 retroviral gene therapy infl uences osteoblast differentiation and fracture repair: a preliminary study. Calcif Tissue

Int. 2008; 83(3):202–11. PubMed PMID: 18709396.

131. Wang X, Cui F, Madhu V, Dighe AS, Balian G, Cui Q. Combined VEGF and LMP-1 delivery enhances osteoprogenitor cell differentiation and ectopic bone formation. Growth Factors. 2011; 29(1):36–48. PubMed PMID: 21222516.

132. Yoon ST, Park JS, Kim KS, Li J, Attallah-Wasif ES, Hutton WC, Boden SD. ISSLS prize winner: LMP-1 upregulates intervertebral disc cell production of proteoglycans and BMPs in vitro and in vivo. Spine (Phila Pa 1976). 2004; 29(23):2603–11. PubMed PMID: 15564908.

133. Viggeswarapu M, Boden SD, Liu Y, Hair GA, Louis-Ugbo J, Murakami H, Kim HS, Mayr MT, Hutton WC, Titus L. Adenoviral delivery of LIM mineralization protein-1 induces newbone formation in vitro and in vivo. J Bone Joint Surg Am. 2001; 83-A(3):364–76. PubMed PMID: 11263640.

134. Lattanzi W, Barba M, Novegno F, Massimi L, Tesori V, Tamburrini G, Galgano S, Bernardini C, Caldarelli M, Michetti F, Di Rocco C. Lim mineralization protein is involved in the premature calvarial ossification in sporadic craniosynostoses. Bone. 2013; 52(1):474–84. doi: 10.1016/j.bone.2012.09.004.

第十六章
腰椎关节突关节滑膜囊肿的显微治疗方法

Giuseppe Costanzo, Alessandro Ramieri, Alessandro Landi,

Maurizio Domenicucci, Roberto Delfini

引 言

滑膜囊肿和腱鞘囊肿可能发生于骨性关节炎或类风湿关节炎相关的滑膜关节或腱鞘。它们主要发生在四肢，特别是在手腕和膝关节。实际上，它们与身体其他任何活动的关节都有关系。这种疾病是由关节的滑膜囊状扩张引起的。与累及四肢的病变数量相比，脊柱发病是罕见的。然而，在过去的几年中，脊柱关节滑膜囊肿已越来越多，可能与使用高质量的 CT 和 MRI 有关 [1]。这种椎管内囊性的病变可能没有症状，也可能与背部疼痛和神经系统疾病有关。这些囊肿容易发生在 L4-L5 小的关节突关节面，这是众所周知的活动度最大的节段和承载脊柱最大轴向载荷的受力点。囊肿容易发生在 L4-L5 相邻的小关节面，与脊柱退行性疾病也发生在这一水平有关。滑膜囊肿也可以在退行性的 L4-L5 节段发现 [2]。

历史与命名

1877 年，Baker 最初描述滑膜囊肿继发于邻近退化的关节内。他报道了 1 例膝关节骨性关节炎患者的囊肿，并用他的名字命名这个囊肿。在 Baker 报道后不久，1880 年 Von Gruker 尸检发现了椎管内囊肿。随后，在神经外科、骨科、风湿病和放射医学文献中均有这些脊柱小面关节病变的报道。1950 年，Vosschulte 和 Borger 首先报道了继发于相邻的小关节囊肿的神经根压迫 [3]。

文献关于腰椎关节突关节滑膜囊肿的命名变化很大。历史上，Kao 等于 1974 年最早提出"相邻关节突关节囊肿"术语，以对两种发生在椎旁区域的关节周围囊性改变进行分类，分为滑膜囊肿和腱鞘囊肿。往往很难明确区分这两种形式的关节周围囊肿。此外，滑膜囊肿或腱鞘囊肿在黄韧带、棘间韧带和腰椎纤维环也已经有过报道。1992 年，Goffin 等用脊柱退行性关节囊肿的术语来描述源于关节突关节的这种特异性病变 [4]。

因此，今天仍然存在着滑膜囊肿及腱鞘囊肿命名上的一些混乱，在脊柱内发现的囊肿也交替使用这些命名。

组织学图片

1997 年，Rosenberg 和 Schiller 指出，滑膜囊肿和腱鞘囊肿只是在病理上存在区别。临床表现和治疗中，两种病变的特征相同。

据认为，随着时间的推移，关节退变过程中的轻微损伤导致关节囊出现薄弱区。在新形成的空腔充满了滑液导致滑膜突出，这样就形成了一个与关节囊相通的囊肿。当囊肿失去其与邻近关节联系，随着退化，可能形成典型腱鞘囊肿。

滑膜囊肿充满透明的液体，具有滑膜样上皮细胞内衬，并且，与滑膜鞘或关节囊存在一个显而易见的通道。在大多数情况下，一个滑膜囊肿形成和产生临床症状后，囊肿切除手术需要在一段时间之后进行。在这段时间内，由于囊肿腔内机械压力、炎症和出血导致内衬排列在囊肿壁滑膜的绒毛发生变化。

随后，囊肿滑膜绒毛表面覆盖多层血管化的正常表现滑膜细胞，并在其腔内壁形成沉淀的纤维蛋白层。再以后，滑膜内衬细胞完全消失，由纤维层替代。有时，基质包含含铁血黄素的巨噬细胞，或者发生软骨化。在最后阶段，囊肿壁变成高密度伴有中重度钙化的无细胞瘢痕组织。

腱鞘囊肿是没有间皮细胞内衬的胶原纤维外囊，充满各种物质，并且不与关节腔连通。由于这些特点，一个滑膜囊肿与小的关节突关节不相通后可能演变成一个腱鞘囊肿，随后发生黏液变性。遗憾的是，有报道称腱鞘囊肿的滑膜状衬可以再生，这样就导致两个概念更加混淆[5]。

出血性变异

出血性变异很罕见，已有文献报道少数描述急性囊内出血的病例。囊内出血可能导致神经根和（或）脊髓严重压迫，导致患者出现急性症状[6-9]。这些囊肿出血的本质是由于新生血管发生慢性炎症。在我们的研究中，将代表出血的血液沉积或者含铁血黄素沉积区别开；前者说明最近出现了大量出血，而后者与较少的出血有关。囊肿形成的时候可以观察到血管新生内皮细胞的存在。Koch[11] 和其他人[12, 13]观察到在炎症期间释放血管生成因子，基于上述研究，Tatter 和 Cosgrove[10]认为囊壁中出现新生血管内皮细胞及新生血管，与伴随囊肿演化的慢性炎症过程有关。我们赞同病因假说，即新形成的血管破裂导致反复出血。此外，这些新生血管很脆弱，即使没有明显创伤，也很容易破裂[14]。

分 类

从形态学上，囊肿一般分为：
- 邻近关节囊肿
  —滑膜囊肿：与关节突关节囊相通
  —腱鞘囊肿：囊肿与关节突关节囊不相通，单独存在于椎管内部和（或）外部
- 黄韧带囊肿
- 后纵韧带囊肿

如上所述，真正的滑膜囊肿具有内衬滑膜层，且与关节突关节囊相通。相反的，腱鞘囊

手术治疗后复发和并发症的发生率是完全可以接受的。2 年的随访期间平均复发率为6%。最常见的并发症是硬脊膜撕裂。有些患者出现脊柱不稳，后期需要脊柱融合。事实上，囊肿切除后治疗并没有结束，后续随访任何可能的晚期并发症也很重要。通常，症状的再现可能表明复发或出现不稳定。术后 2 年随访动态 X 线片，能够有效地发现不稳定的腰椎滑脱，这一晚期并发症需要一段时间才能发生。此外，评估治疗结果的问卷包括患者如何看待自己的疾病和预后。这也是评估治疗结果一个方法。我们最近采用的问卷调查包括随访 2 年患者的临床结果和满意度。它主要基于八个问题：

1. 手术后全身疼痛是否减轻？

2. 下肢或者脚有任何麻木或刺痛感吗？

3. 控制膀胱和肠道有问题吗？

4. 小腿或足部疼痛吗？

5. 背部疼痛吗？

6. 行走困难吗？

7. 列出手术后疼痛的具体区域。

8. 手术效果是否满意：满意，手术效果稳定；不满意，本可以避免手术。

我们的研究结果包括 18 例全部行显微手术（椎板切开术、少量去除关节突内侧面和囊肿根治性切除术）治疗的滑膜囊肿，80% 的结果为良好或优秀，20% 效果一般。我们观察到的 1 例脊柱滑脱，出现临床症状，但是囊肿没有复发[30]（图 16.1～图 16.3）。

结　论

椎管内关节突关节滑膜囊肿与关节突关节退行性病变有关，但是并不常见。神经影像学的发展对于术前发现这一疾病很重要。有关滑膜囊肿的原因仍然存在争论，最常见报道的是关节炎、外伤或节段性不稳。

在腰椎，囊肿可引起根性症状。如果囊肿发生突然增大或大量出血，疼痛或马尾神经症状有可能快速恶化。

尽管有人提出保守治疗的方法，但是治疗金标准仍然是根治性切除。囊肿切除同时神经

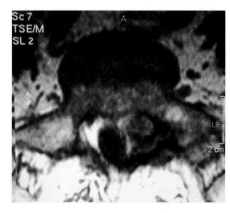
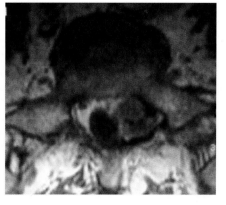

图 16.1　术前 MRI 检查。钆注射前（a）、后（b）的 T1 加权像比较。左侧 L5-S1 不均匀高信号囊性病变，压迫马尾神经，造影剂注入后信号中度增强，尤其是病灶周围边缘。诊断为腰椎出血性滑膜囊肿

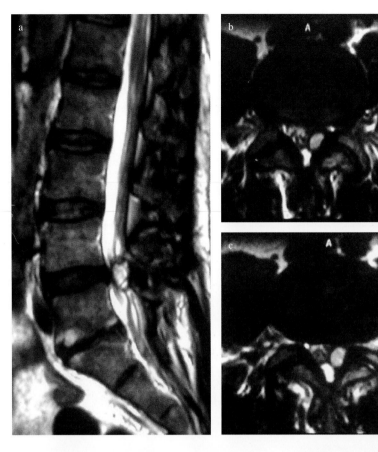

图 16.2　术前MRI检查。矢状（a）和轴向（b，c）T2加权像显示源于左侧L4-L5小关节突的滑膜囊肿

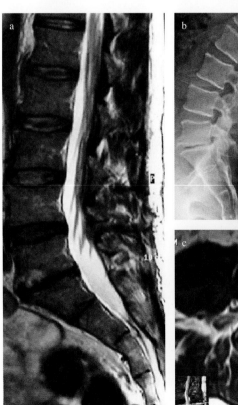
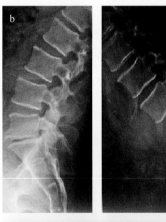
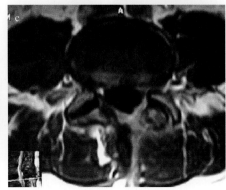

图 16.3　系图16.2同一病例。术后MRI矢状（a）和轴向（c）T2加权像示滑膜囊肿完整切除并且保留了关节突关节。术后2年的动态X线随访提示脊柱稳定性良好（b）

根或马尾神经减压术的风险很低，完整切除囊肿并且保留小关节突关节的手术预期效果很好。每个患者术前、术中正确的外科判断对于决定是否同期术中进行脊柱融合手术很有必要。如果术前动态 X 线影像提示腰椎稳定，且手术对骨组织影响很小，没有必要进行脊柱融合。

保留关节突关节内侧三分之二的椎板切开术是一种微创显微外科方法，并发症及复发率较低，是一种可行的治疗方法。

（何玉保　译　张彤童　审校）

参考文献

1. Artico M, Cervoni L, Carloia S, et al. Synovial cysts: clinical and neuroradiological aspects. Acta Neurochir (Wien). 1997; 139:1176–81.

2. Howington JU, Connolly ES, Voorhies RM. Intraspinal synovial cysts: 10-year experience at the Ochsner Clinic. J Neurosurg Spine. 1999; 91:193–9.

3. Savitz M. Synovial cysts of the lumbar spine: a review. Br J Neurosurg. 1998;12:465–6.

4. Lyons MK, Atkinson JL, Wharen RE, et al. Surgical evaluation and management of lumbar synovial cysts: the Mayo Clinic experience. J Neurosurg Spine. 2000; 93:53–7.

5. Kjerulf TD, Terry WD, Boubelik RJ. Lumbar synovial or ganglion cysts. Neurosurgery. 1986; 19:415–20.

6. Henriet M, Nubourgh Y. Hemorragie dans un kyste synovial lombaire avec compression polyradiculaire aigue. Rachis. 1998; 10:89–90.

7. Howling SJ, Kessel D. Case report: acute radiculopathy due to haemorrhagic lumbar synovial cyst. Clin Radiol. 1997; 52:73–4.

8. Kaneko K, Inoue Y. Haemorrhagic lumbar synovial cyst. A cause of acute radiculopathy. J Bone Joint Surg Br. 2000; 82:583–4.

9. Summers RM, Quint DJ. Case report 712. Hemorrhagic synovial cyst arising from right L2-3 facet joint. Skeletal Radiol. 1992; 21:72–5.

10. Tatter SB, Cosgrove GR. Hemorrhage into a lumbar synovial cyst causing an acute cauda equina syndrome. Case report. J Neurosurg. 1994; 81:449–52.

11. Kock AE, Polverini PJ, Kunkel SL, et al. Interleukin-8 as a macrophage-derived mediator of angiogenesis. Science. 1992; 258:1798–801.

12. Brown RA, Weiss JB, Tomlinson IW, et al. Angiogenic factors from synovial fluid resembling that from tumors. Lancet. 1980; 1:682–5.

13. Fritz P, Klein C, Mischlinski A, et al. Morphometric analysis of the angioarchitecture of the synovial membrane in rheumatoid arthritis and osteoarthritis. Zentralbl Pathol. 1992; 138: 128–35.

14. Ramieri A, Domenicucci TM, Seferi A, Paolini S, Petrozza V, Delfini R. Lumbar hemorrhagic synovial cysts: diagnosis, pathogenesis, and treatment. Report of 3 cases. Surg Neurol. 2006; 65:385–90.

15. Sabo RA, Tracy PT, Weinger JM. A series of 60 juxtafacet cysts: clinical presentation, the role of spinal instability and treatment. J Neurosurg. 1996; 85:560–5.

16. Brisch A, Payan HM. Lumbar intraspinal extradural ganglion cyst. J Neurol Neurosurg Psychiatry. 1972; 35:771–5.

17. Radatz M, Jakubowski J, Cooper J, et al. Synovial cysts of the lumbar spine: a review. Br J Neurosurg. 1997; 11:520–4.

18. Franck JI, King RB, Petro GR, et al. A posttraumatic lumbar synovial cyst. Case report. J Neurosurg. 1987; 66:293–6.

19. Reust P, Wendling D, Lagier R, et al. Degenerative spondylolisthesis, synovial cyst of the zigapophyseal joints, and sciatic syndrome: report of two cases and review of the literature. Arthritis Rheum. 1988; 31:288–94.

20. Onofrio BM, Mih AD. Synovial cysts of the spine. Neurosurgery. 1988; 22:642–7.

21. Yarde WL, Arnold PM, Kepes JJ, et al. Synovial cysts of the lumbar spine: diagnosis, surgical management and pathogenesis. Report of eight cases. Surg Neurol. 1995; 43:459–65.

22. Eyster EF, Scott WR. Lumbar synovial cysts: report of eleven cases. Neurosurgery. 1989; 24:112–5.

23. Pendleton B, Carl B, Pollay M. Spinal extradural benign synovial or ganglion cyst: case report and review of the literature. Neurosurgery. 1983; 13:322–6.

24. Cameron SE, Hanscom DA. Rapid development of a spinal synovial cyst. Spine. 1992; 17: 1528–30.

25. Paolini S, Ciappetta P, Santoro A, Ramieri A. Rapid, symptomatic enlargement of a lumbar juxtafacet cyst: case report. Spine. 2002; 27(11):E281–3.

26. Rosseaux P, Durot JF, Pluot M. Kystes synoviaux et synovialomes du rachis lombaire. Aspects histo-pathologiques et neuro-chirurgicaux à propos de 8 observations. Neurochirurgie. 1989; 35:31–9.

27. Jackson DE, Atlas SW, Mani JR, et al. Intraspinal synovial cysts: MR imaging. Radiology. 1989; 170:527–30.

28. Yuh WT, Drew JM, Weinstein JN, et al. Intraspinal synovial cysts. Magnetic resonance evaluation. Spine. 1991; 16:740–5.

29. Lemish W, Apsimon T, Chakera T. Lumbar intraspinal synovial cysts: recognition and CT diagnosis. Spine. 1989; 14:1378–83.

30. Landi A, Marotta N, Tarantino R, Ruggeri AG, Cappelletti M, Ramieri A, Domenicucci M, Delfi ni R. Microsurgical excision without fusion as a safe option for resection of synovial cyst of the lumbar spine: long-term follow-up in mono-institutional experience. Neurosurg Rev. 2012; 35:245–53.

31. Bydon A, Xu R, Parker SL, McGirt MJ, Bydon M, Gokaslan ZL, Witham TF. Recurrent back and leg pain and cyst reformation after surgical resection of spinal synovial cysts: systematic review of reported postoperative outcomes. Spine J. 2010; 10:820–6.

32. Nouzhan S, Khoo LT. Holly LT treatment of lumbar synovial cysts using minimally invasive surgical techniques. Neurosurg Focus. 2006; 20(3):E2.

索 引